건강하고 아름다운 체형을 가꾸는
실전 다이어트 스트레칭

육조영 교수의 생활스포츠마사지 ❽
건강하고 아름다운 체형을 가꾸는
실전 다이어트 스트레칭

초판발행 2011년 2월 8일

지 은 이 육조영
펴 낸 이 최종숙
펴 낸 곳 글누림출판사

편집기획 이홍주
진　　행 이태곤
디 자 인 안혜진
편　　집 임애정 · 오수경
마 케 팅 문택주

주　　소 서울시 서초구 반포4동 577-25 문창빌딩 2층(137-807)
전　　화 02-3409-2055(대표), 2058(영업), 2060(편집)
팩　　스 02-3409-2059
전자메일 nurim3888@hanmail.net
홈페이지 www.geulnurim.co.kr
등록번호 제303-2005-000038호(2005. 10. 5)

정가 16,000원
ISBN 978-89-6327-103-3 14510
ISBN 978-89-6327-056-2(세트)

* 이 책의 판권은 저작권자와 글누림출판사에 있습니다. 서면 동의 없는 무단 전재 및 복제를 금합니다.
* 잘못된 책은 바꿔드립니다.

ⓒ 글누림출판사, 2011. Printed in Seoul, Korea

육조영 교수의 생활스포츠마사지 8

건강하고 아름다운 체형을 가꾸는

실전 다이어트 스트레칭

육조영 지음

글누림

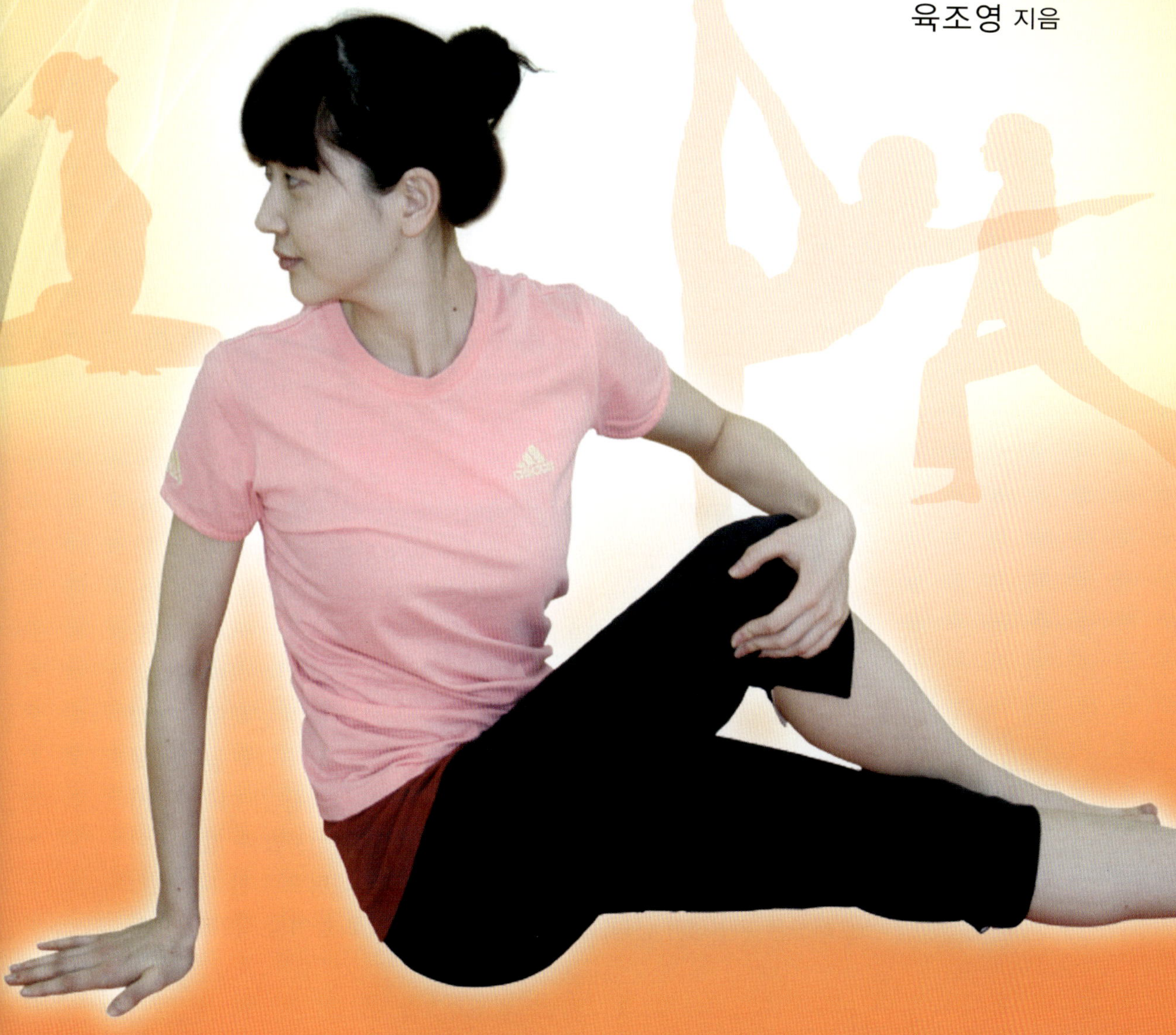

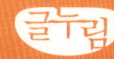

머리말

생명은 움직임이다. 움직임이 없는 물질은 죽은 것과 다름없다. 어린 아이부터 노인에 이르기까지 왕성한 움직임은 건강한 생명 현상의 다른 모습이라고 할 수 있다. 그러나 오늘날 도시문명 속에서 왕성한 움직임은 머나먼 옛날이야기가 되고말았다. 움직임이 잦아들면서 많은 질병들이 생겨났는데 그 중 하나가 비만이다. 운동역학의 차원에서 보면 우리의 몰이해도 한 몫 한 듯싶다. 인체의 대사기능에 대한 이해나 운동역학, 영양학의 관점에서 다이어트는 흥미로운 연구 대상의 하나이다. 한때 배우나 모델을 비롯한 연예인들이 다이어트 프로그램의 소개자로 나온 적이 있었다. 일반인들은 그들의 다이어트를 선전하는 대로 믿고 따라하다가 제풀에 지쳐 포기하는 경우가 많았다. 그 원인은 과연 무엇일까. 많은 다이어트 프로그램이 운동 효과를 고려한 이해에서 시작하지 않고 광고 효과에만 현혹되어 상업적인 이벤트로 활용될 뿐이기 때문이다. 또한 일반인들이 다이어트에 맹목적으로 가세하는 것도 실패하는 원인이라고 할 수 있다.

이 책은 운동역학의 관점에서 다이어트에 성공하는 법을 소개하고 있다. 식사량을 줄이는 방식이 아니라 스트레칭 효과를 극대화함으로써 다이어트에 성공할 수 있다는 점을 전제로 한다. 올바른 운동법을 통한 다이어트는 모델의 아름다운 체형을 선망하는 것으로 그치지 않고 자신의 삶으로 만들어보자는 것을 기본 취지로 삼는다. 운동을 통한 다이어트 실패는 대부분 잘못된 운동 방법에서 비롯된 것이다. 우리는 먼저 근육의 유연성을 키우고 근력을 강화하여 근지구력을 높인 다음 심폐지구력을 높이는 운동 순서를 제안한다. 근육의 특성과 에너지의 소비 효과를 잘 이해하면서 운동의 기본 순서를 지켜나간다면 다이어트에 반드시 성공할 수 있을 것이다. 최소한의 운동역학 지식과 운동생리학 지식을 바탕으로 한 다이어트 스트레칭은 유연성과 근력, 신체 밸런스를 최대치로 높여줄 것이다. 다이어트를 위한 스트레칭 동작은 탄력있고 아름다운 체형을 만들어 삶을 자신감 있게 가꾸는 사람으로 다시 태어나게 만들 것이다.

이 책은 크게 세 부분으로 구성되어 있다. 먼저 다이어트 스트레칭에 대한 기초지식을 쌓는 1장에서는 모델 체형의 비밀이 무엇인지를 살펴보고 다이어트의 메커니즘을 근육과 관련된 지식을 통해 알아본다. 그다음 우리 신체 상태를 체크하여 적절한 컨디셔닝 방법을 찾아나가도록 구성했다. 2장에서는 최신 운동을 통해서 신체의 중심축을 세우고 탄력있고 날씬한 몸매를 가꾸는 방법을 익히도록 했다. 3장에서는 일상에서 쉽게 할 수 있는 스트레칭 동작을 신체 부위별, 증상별, 부위별 기능 향상을 위한 내용으로 정리했다.

평소 다이어트에 실패하여 좌절한 독자나 여가활동으로 운동을 하지만 만족하지 못하는 독자들이 이 책을 다이어트와 체형 관리의 지침서로 삼아 많은 효과를 얻기를 바란다.

저자 육 조 영

목차

머리말 | 04

Section 1 다이어트 스트레칭의 기초지식

1. 실전 다이어트 스트레칭 | 12
2. 다이어트 스트레칭 호흡법과 동작 | 13
3. 아름다운 체형의 비밀 | 15
4. 다이어트의 원칙 | 20
5. 다이어트와 근육과의 관계 | 24
6. 유연성과 컨디션 | 30
   1. 유연성과 컨디셔닝 | 30
   2. 근력과 컨디셔링 | 33
   3. 밸런스와 컨디셔닝 | 35

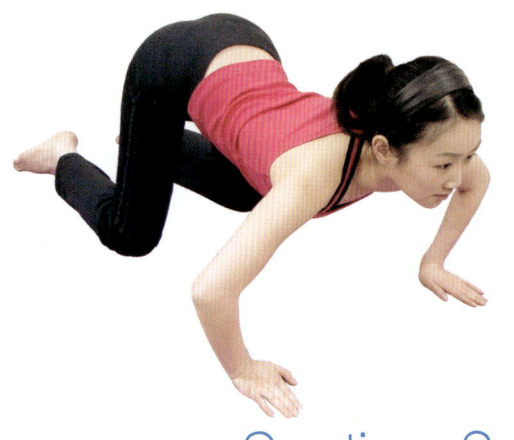

Section 2 다이어트 스트레칭 최신 운동편

1. 아름다운 체형을 가꾸는 다이어트 스트레칭 | 42
   1. 복근운동 | 42
   2. 허리에 필수적인 근육 | 42
   3. 복사근 스트레칭 | 43
      1) 복직근 스트레칭 Ⅰ | 43
      2) 복사근 스트레칭 Ⅰ | 45
      3) 복직근 · 복사근 스트레칭 Ⅰ | 46
      4) 복직근 · 복사근 스트레칭 Ⅱ | 47
      5) 복직근 스트레칭 Ⅱ | 51
      6) 복사근 스트레칭 Ⅱ | 53
   칼럼 : 다이어트를 성공시키는 영양학 | 54
2. 섹시한 엉덩이와 대퇴 | 55
   1. 엉덩이선을 단련하고 지방도 연소한다! | 55
   2. 엉덩이선은 다이어트의 결정체 | 55
   3. 다이어트의 열쇠는 엉덩이 | 55
   4. 대전근 · 대요근 스트레칭 | 57
      1) 대전근 · 대요근 스트레칭 Ⅰ | 57
      2) 대전근 · 대요근 스트레칭 Ⅱ | 59
      3) 대전근 스트레칭 | 60
      4) 대전근 · 대요근 스트레칭 Ⅲ | 61
3. 섹시한 다리만들기 | 63
   1. 장딴지가 두꺼운 원인 | 63
   2. 속옷을 입으면 흐트러지는 스타일 | 64
   3. 비복근 · 대퇴근 · 비장근 스트레칭 | 65
      1) 비복근 · 전근 스트레칭 | 65
      2) 비복근 · 대퇴근 · 전근 스트레칭 | 67
      3) 비복근 스트레칭 | 70

4. 날씬하고 균형있는 팔 만들기 | 71
   1. 팔을 가늘게 하려면 어깨 운동을! | 71
   2. 어깨결림은 비만의 신호 | 71
   3. '팔씨름'은 최고의 운동 | 73
   4. 상완삼두근 · 견반 · 삼각근 스트레칭 | 74
     1) 상완삼두근 · 갑근 스트레칭 | 74
     2) 상완삼두근 · 견갑근, 삼각근 스트레칭 Ⅰ | 76
     3) 상완삼두근 · 견갑근, 삼각근 스트레칭 Ⅱ | 77
     4) 상완삼두근 · 견갑근 스트레칭 | 79

5. 탄력있는 몸 만들기! | 82
   1. 과학적으로 증명된 워킹의 효과 | 82
   2. 최적의 워킹법 | 83
   3. 전근 · 대요근 스트레칭 | 84
   4. 신체에 중심축이 생겼을 때 | 88
   5. 몸의 불균형을 해소하는 스트레칭 | 89
     1) 척주기립근 · 복직근 · 요근 스트레칭 | 89
     2) 척주기립근 · 견갑근 · 대둔근 스트레칭 | 90
     3) 척주기립근 · 대둔근 스트레칭 | 91
     4) 척주기립근 · 외복사근 · 견갑근 스트레칭 | 92
     5) 견갑근 · 외복사근 · 골반 스트레칭 | 94
     6) 몸의 불균형 강화법 | 96

Section 3   다이어트 스트레칭 실전편

   1. 일상생활에서의 스트레칭 | 100
     1. 목 스트레칭 | 100
     2. 어깨 · 팔 스트레칭 | 103
     3. 가슴 · 복부 스트레칭 | 105
     4. 골반 · 외복사근 · 견갑근 스트레칭 | 106
     5. 등 · 허리 스트레칭 | 108
     6. 안면부 스트레칭 | 110
     7. 다리 스트레칭 Ⅰ | 111
     8. 다리 스트레칭 Ⅱ | 113
     9. 맵시 스트레칭 | 115
     10. 의자를 사용한 스트레칭 | 117
     11. 인체 부위별 스트레칭 | 121

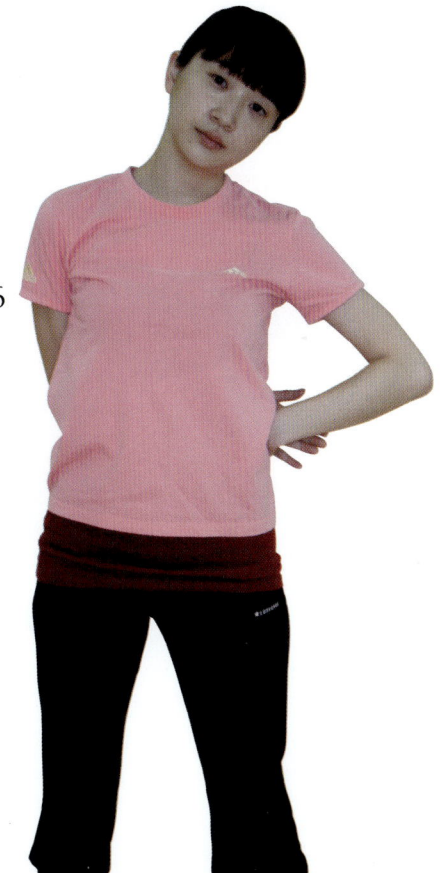

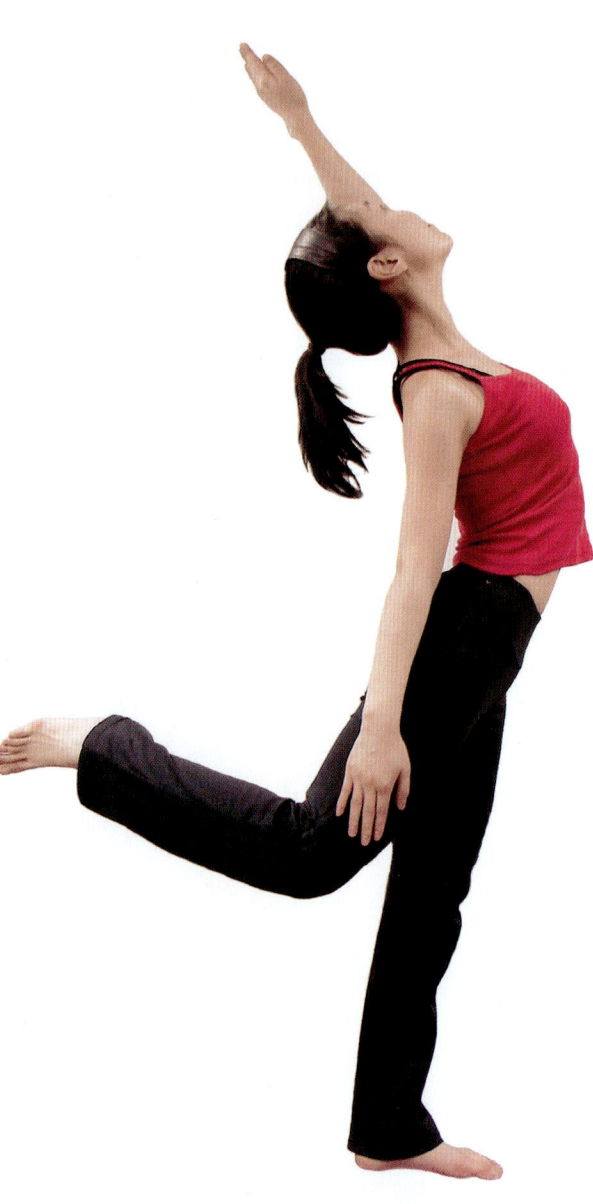

2. 통증 해소를 위한 스트레칭 | 125
  1. 어깨 스트레칭 | 125
  2. 허리 통증을 해소하는 스트레칭 | 127
  3. 변비 해소 스트레칭 | 129
  4. 생리통을 해소하는 스트레칭 | 131
  5. 냉증과 부종 해소를 위한 스트레칭 | 133
  6. 내장기능을 강화하는 스트레칭 | 135
  7. 스트레스에 효과적인 스트레칭 | 137

3. 부위별 다이어트 스트레칭 | 144
  1) 골반 기능을 향상시키는 스트레칭 | 144
  2) 엉덩이선을 살려주는 스트레칭 | 144
  3) 어깨선과 허리선을 살려주는 스트레칭 | 145
  4) 경추와 흉추, 요추의 안정을 위한 스트레칭 | 145
  5) 하지장과 골반의 유연성을 향상시키는 스트레칭 | 146
  6) 가슴선과 엉덩이선을 살려주는 스트레칭 | 146
  7) 골반의 안정과 유연성을 향상시키는 스트레칭 | 147
  8) 허리선을 살려주는 스트레칭 | 147
  9) 목의 유연성과 피로 회복을 위한 스트레칭 | 148
  10) 어깨선을 살려주는 스트레칭 | 148
  11) 외측 대퇴부의 유연성을 높여주는 스트레칭 | 149
  12) 골반의 유연성을 향상시키는 스트레칭 | 149
  13) 골반을 안정시켜주는 스트레칭 | 150
  14) 엎드린 자세로 안정 | 150
  15) 하퇴부와 요추의 유연성을 높이는 스트레칭 | 151
  16) 허리의 유연성을 높이는 스트레칭 | 151
  17) 다리의 유연성과 골반 강화를 위한 스트레칭 | 152
  18) 어깨결림과 어깨선을 살려주는 스트레칭 | 152

19) 어깨와 견비통을 해소하는 스트레칭 | 153
20) 어깨를 만드는 스트레칭 | 153
21) 어깨의 유연성과 근력을 높이는 스트레칭 | 154
22) 등과 엉덩이선을 살려주는 스트레칭 | 154
23) 어깨와 허리 정체를 위한 스트레칭 | 155
24) 등과 허리, 골반의 피로를 해소해주는 스트레칭 | 155
25) 옆구리선과 골반선을 살려주는 스트레칭 | 156
26) 등과 허리선을 살려주는 스트레칭 | 156
27) 어깨와 엉덩이선을 살려주는 스트레칭 | 157
28) 골반을 편안하게 해주는 스트레칭 | 157
29) 골반과 정강이선을 살려주는 스트레칭 | 158
30) 골반과 대퇴선을 살려주는 스트레칭 | 158
31) 무릎과 대퇴부선을 살려주는 스트레칭 | 159
32) 발목의 유연성과 근력을 강화하는 스트레칭 | 159
33) 예쁜 어깨선을 만드는 스트레칭 | 160
34) 골반을 편안하게 해주는 스트레칭 | 160
35) 허리선과 어깨선을 살려주는 스트레칭 | 161
36) 허리와 엉덩이선을 살려주는 스트레칭 | 161
37) 요통과 변비를 예방해주는 스트레칭 | 162
38) 팔과 손을 아름답게 만드는 스트레칭 | 162
39) 어깨선을 살려주는 스트레칭 | 163
40) 매력있는 허리를 만드는 스트레칭 | 163
41) 고관절을 강화하는 스트레칭 | 164
42) 예쁜 엉덩이로 바꿔주는 힙업 스트레칭 | 164
43) 복부를 강화하고 허리선을 살려주는 스트레칭 | 165

참고문헌 | 166
인체의 경혈 | 177

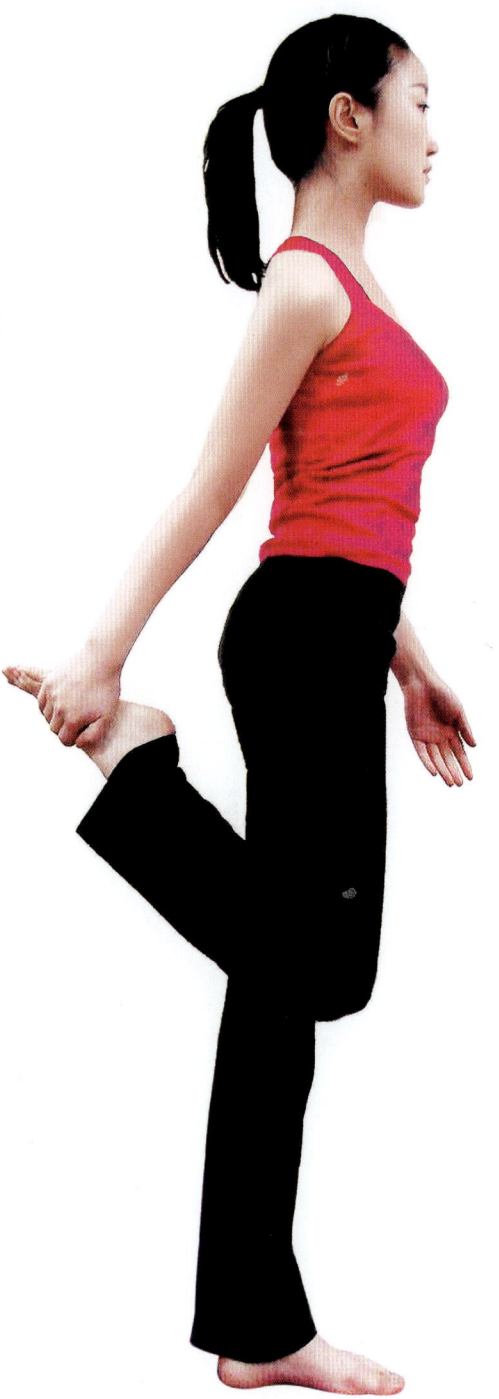

육조영 교수의 생활 스포츠마사지

Section 1

다이어트 스트레칭의 기초지식

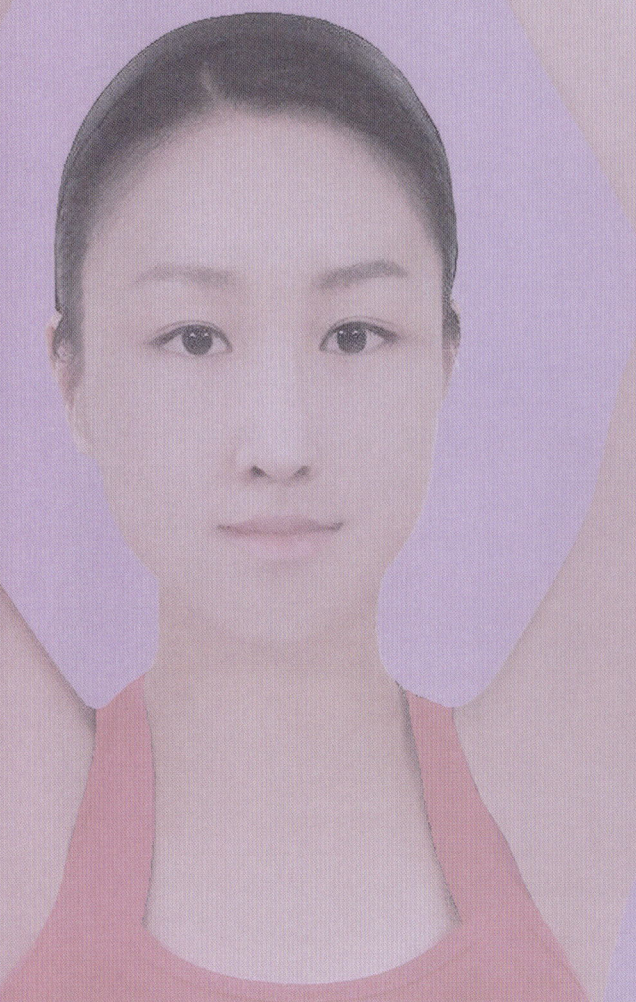

Section 1

1. 실전 다이어트 스트레칭

스트레칭만으로도 아름다운 체형을 유지하고 건강을 증진시킬 수 있다.

실전 스트레칭이란 근육을 기분 좋게 신전시키는 것을 말한다. 아침에 일어났을 때 기지개를 펴는 것도 스트레칭의 한 동작이다.

운동부족 현상이 심각한 현대사회에서 간단한 동작만으로 건강을 유지하는 데는 한계가 있다. 다양한 근육을 활용하며 무리하지 않고 건강한 삶을 영위할 수 있는 운동이 스트레칭이다.

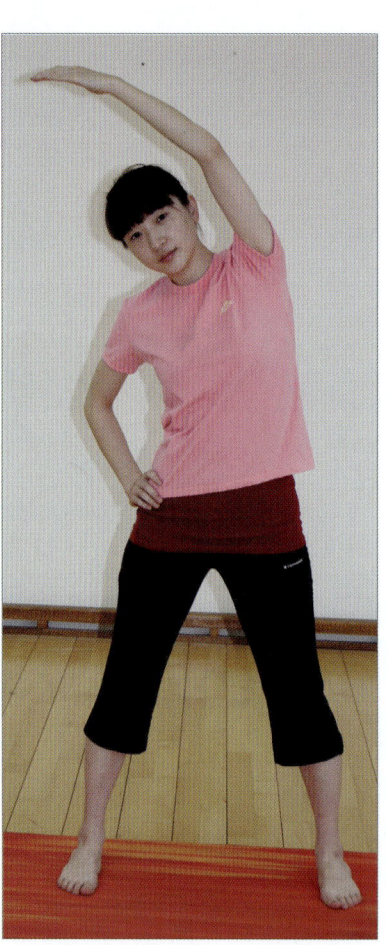

운동을 한 후에 스트레칭을 하지 않는 사람과 하는 사람은 근육통의 발생 빈도가 많이 차이난다. 확실하게 스트레칭을 하면 근육통이 거의 발생하지 않는다. 스트레칭을 행하면 혈액의 흐름이 좋아지고 몸 안의 피로물질이 배출되기 때문이다.

스트레칭을 할 때 안정되지 않은 근육은 펴지 않는다. 천천히 숨을 내쉬면서 기분 좋게 통증을 느끼는 곳까지 펴고나서 여유 있게 호흡을 한다. 이것을 반복하면 언젠가 마음의 긴장과 근육의 피로도 사라져 버릴 것이다.

2. 다이어트 스트레칭 호흡법과 동작

호흡법에는 여러 가지가 있지만 일반적으로는 스트레칭을 하는 동안은 호흡을 멈추지 않도록 한다. 숨을 내쉬면서 근육을 펴고 몸을 본래상태로 되돌리면서 숨을 들이마신다.

먼저 결리는 부분을 펴서 스트레칭의 효과를 실감한다. 이렇게 하면서 천천히 전신을 스트레칭을 한다.

일반적으로 스트레칭을 할 때는 힘을 주고 근육을 펴지 않는다. 많이 펴려고 할 때 근육을 긴장시키고 아프게 하기 때문이다.

목에는 중요한 신경이 많이 모여 있다. 목이 약한 사람은 신경을 아프게 하지 않기 위해서 뒤로 젖히는 것을 멈추고 주의 해서 행한다.

파트너와 하는 스트레칭은 서로 의사소통을 하면서 시행하면 더욱 효과적이다. 그러나 몸의 유연성과 체중의 차이를 고려하여 실행해야 한다.

스트레칭을 보다 효과적으로 하기 위해서는 근육을 올바르게 펴는 방법을 숙지하여야 한다. 펴는 범위도 넓히고 동작도 보다 아름답게 만든다. 가끔 거울로 동작을 체크하면서 실행하여 본다.

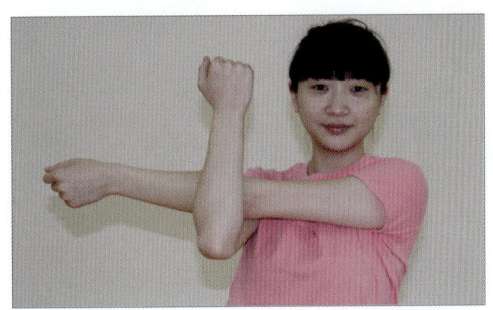

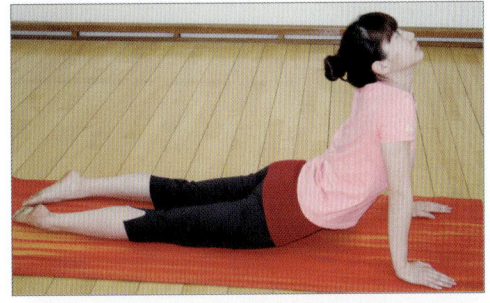

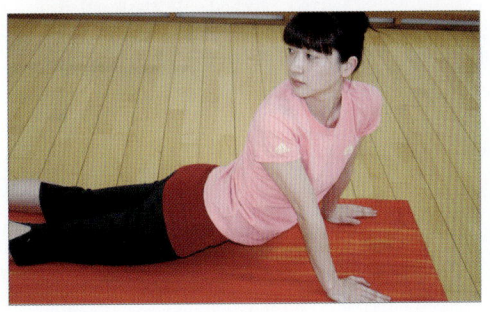

Section 1

■ 앞으로 숙일 때의 동작

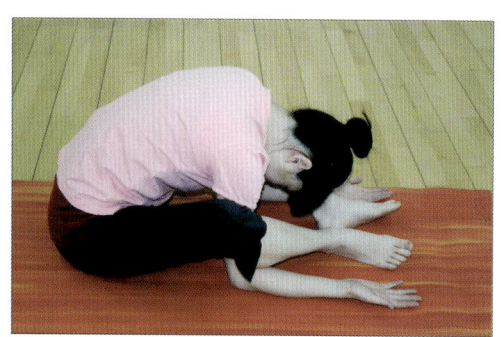 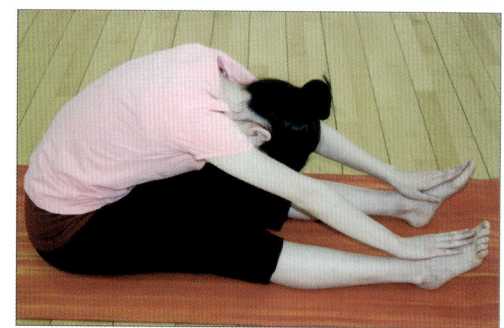

■ 근육 펴는 방법

천천히 숨을 내쉬면서 기분 좋게 통증을 느낄 때까지 근육을 편다. 그리고 동작을 20~30초간 유지한다. 이것을 몸의 상태에 맞는 횟수로 행한다.

■ 몸을 비틀 때의 동작

■ 좌우 균형 있는 스트레칭

사진의 동작에 맞추어 행하여 보자. 반대측의 근육도 펴준다.

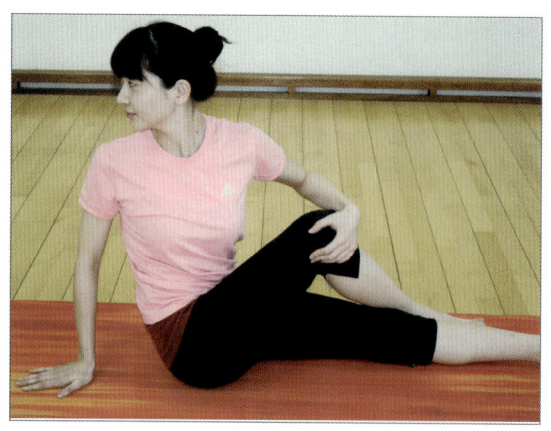

3. 아름다운 체형의 비밀

1 체형은 바뀐다!

남녀노소 누구나 간단하고 효율적으로 할 수 있도록 개량한 것이 '다이어트 스트레칭'이다.

> ◆ '다이어트 스트레칭'이 왜 좋은가?
>
> 다이어트 스트레칭의 비밀은 바로 근육을 유연하게 하는데 있다. 근육은 움직이지 않으면 서서히 굳어지기 때문에 대사기능이 떨어지고 지방이 쌓이게 된다. 딱딱한 근육을 빨리 풀어주기 위해서는 수축과 이완을 반복하는 것이 중요하다.

다이어트에 성공하려면 운동을 지속하는 것이 가장 중요하다. '다이어트 스트레칭'을 지속한다면 반드시 자신이 설정한 목표에 도달할 수 있을 것이다.

2 체력 없는 사람도 확실히 목표달성

'다이어트 스트레칭'의 기본은 근육을 수축, 이완하는 것이다. 수축과 이완에 관하여 이 책에서는 그 부하를 강화시켜 기대 이상으로 큰 다이어트 효과를 노리도록 구성하였다. 또한 '다이어트 스트레칭'은 체형을 아름답게 가다듬고 어깨 결림이나 요통, 신체의 불균형 등, 기능회복에도 많은 효과를 발휘한다.

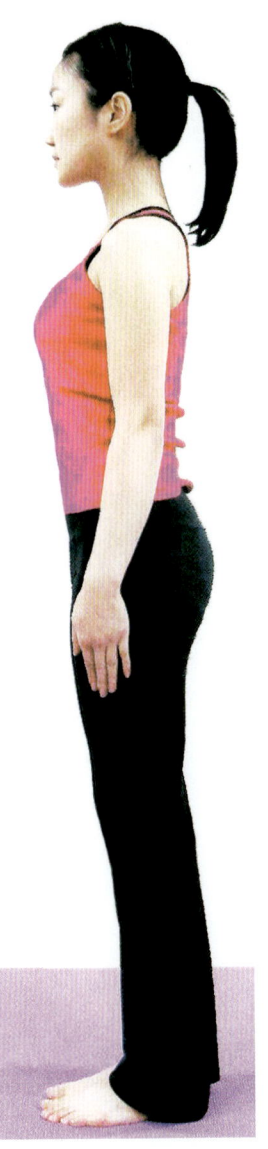

Section 1

이 책에서는 체력수준에 따라 저부하 운동부터 근육부하를 높인 저항운동까지 운동생리학에 근거하여 과학적으로 바른 단계를 밟도록 구성하였다. 따라서 체력이 없는 사람이라도 지속적으로 실행한다면 누구나 목표까지 도달할 수 있을 것이다. 운동방법은 단순하다. 그러나 실제로 신체를 움직여보면 생각 이상으로 부하가 있음을 실감할 것이다. 간단하면서도 높은 효과를 올릴 수 있는것이 '다이어트 스트레칭'의 장점이다.

> ◆ '다이어트 스트레칭'의 장점
> 혈액의 역할은 산소를 운반하는 것 뿐만 아니라 피부나 근육을 만드는 재료를 몸의 구석구석까지 운반하고 피로와 나른함의 원인이 되는 노폐물을 회수하는 것이다. 즉 살이 쉽게 찌거나 피부의 노화, 몸의 피곤함 역시 혈액순환과 관계 있는 것이다. 스트레칭은 혈액의 흐름을 촉진하고 유연성을 향상시킬뿐 아니라 매끄러운 피부를 만들어준다.

3 근육의 비밀

사람은 무슨 일을 시작하고자 할 때 계기가 반드시 필요하다. 아름답고 균형있는 체형을 가꾸고 싶다는 목표를 세우는 것은 다이어트를 시작하는 첫걸음이다. 특별한 동기나 목표 의식 없이 다이어트를 시작하면 효과를 기대하기는 힘들다.

이 책에서 자신의 가능성을 알고 확실한 목표를 세웠다면 이제 다이어트는 거의 성공한 것이나 다름없다. 단순히 체중을 줄이고자 하는 것은 건강한 다이어트법이 아니다. 몸속부터 바꾸어가도록 해야 한다. 신체의 변화를 실감하면 기분도 상쾌하고 건강해진다. 몸과 마음의 건강을 위하여 '다이어트 스트레칭'을 시작해보자.

4 스트레스 해소에도 도움 되는 다이어트

인간의 세포는 약 74~76조 개 정도 되는데 매일 새로워진다. 혈액 속의 적혈구도 120일이면 모두 교체된다. 백혈구의 교체주기는 적혈구보다 짧은 5일 정도이다. 성장기를 지나면 더 이상 자라지 않는 뼈도 약 2년이면 새로워진다. 이것이 신진대사라 불리는 작용이다. 신진대사 작용의 결과, 1년 전 세포는 거의 없어진다. 1년 전의 자신과 현재의 자신은 똑같아 보이지만 세포수준에서는 새로운 자신이 되어 있는 것이다. 다음 1년이 지나면 뼈를 포함한 신체는 모두 새로운 세포로 형성되어 있을 것이다. 만일 지금 운동부족으로 지방이 많은 신체라 하더라도 바른 컨디셔닝을 실시하면 신진대사에 따라 수 주 후, 길게는 6개월이면 누구나 '야무진 체형'으로 변신할 수 있다.

오래 전부터 살이 찐 사람의 경우는 변화 속도가 늦을지 모른다. 그러나 보통 사람과의 차이는 불과 2~3개월 정도이다. 그런데도 대부분의 사람들은 힘든 운동을 지속할 수 없다고 생각하고 처음부터 포기하는 경우가 적지않다.

그러나 '다이어트 스트레칭'은 기분 좋은 운동이다. 화장실에서도 간단하

Section 1

게 실행할 수 있다. 생활 속에서 확실히 습관화되어 있으면 '유익하고 재미있다' → '컨디션이 좋아진다' → '하지 않으면 컨디션이 나빠진다' 라는 사이클로 바뀌면서 스트레스를 해소하게 된다.

> ◆ **'다이어트 스트레칭'의 원칙**
>
> **1. 근육을 수축시키고 이완시킨다.**
>   과격하지 않으면서도 효율적으로 대사를 높이는 것이 스트레칭의 신비한 비밀이다. 근육의 펌프작용으로 혈액순환을 통제하고 산소를 많이 섭취하도록 돕는다.
>
> **2. 호흡을 멈추지 않는다.**
>   지방을 연소하기 위해서는 산소를 충분히 마셔야 한다. 스트레칭 중에는 항상 5초간 충분히 내쉬고 5초간 충분히 들이 마신다.
>
> **3. 꾸준히 실시한다.**
>   높아진 대사능력도 시간이 경과하면 떨어지기 마련이다. 날씬한 체형을 유지하기 위해서는 식사를 거르지 말고 꾸준히 실시하는 것이 중요하다.

5 식사 제한은 다이어트의 적

'체중을 줄인다', '체지방을 줄인다' 는 말은 다이어트를 할 때 반드시 등장한다.

체중을 줄이려면 식사량을 제한해야 한다는 사고방식을 가진 사람이 많다. 하지만 식사량을 줄이면 근육량도 감소하게 된다. 근육이 감소하면 대사가 저하되고 요요현상이 일어난다. 요요현상으로 늘어난

체중은 지방의 비율이 많기 때문에 다이어트하기 전보다 체중감소가 더욱 어렵다.

식사제한에 따른 '다이어트'는 '근육량 저하'라는 흐름에 크게 문제가 있다. 체중이 증가하는 원인은 사실 과식이 아니라 활동 저하나 대사 저하 때문이다. 따라서 섭취 에너지량에 집중하기 전에 소비에너지 저하에 주목해야 한다. 살이 찌는 것은 신체를 움직이지 않는 생활습관이 주된 원인이다. 따라서 생활습관에 변화를 가하는 것만으로도 다이어트의 효과를 얻을 수 있다. 예를 들면 소비에너지가 적은 보행에서 소비에너지가 큰 보행으로 바꾸는 것만으로도 다이어트 효과를 누릴 수 있는 것이다. 그렇기 때문에 특별한 계획은 세울 필요가 없다.

6 스타일 유지는 주 2회 운동으로

'다이어트 스트레칭'은 근육을 수축하고 이완하는 것이 기본이다. 이 운동에 따라 이상적인 스타일을 획득하고 동시에 신체의 여러 가지 기능저하를 복원할 수 있다.

인간의 신체는 날마다 놀라우리만큼 변화한다. 그 변화는 실제로 '다이어트 스트레칭'을 시작하면 불과 3~4주간 정도면 체감할 수 있다. 결국 신체의 변화가 큰 즐거움이 되어 한 걸음 한 걸음 목표에 근접하는 성취감으로 충만할 것이다.

> ◆ '다이어트 스트레칭'과 식사
> 건강과 미용을 위해서 과식은 금물이다. 그렇다고 무작정 식사를 제한하면 지방을 연소시켜주는 중요한 근육이 빠져 대사 능력이 떨어지고 오히려 지방이 연소되지 않는다. 따라서 몸의 지방이 점차 연소되도록 대사 능력을 높이는 것이 장기적으로 건강에도 체형관리에도 이롭다.

4. 다이어트의 원칙

1 수분을 섭취하여 부드러운 근육으로!

인간의 신체를 구성하고 있는 것은 대부분 '수분'이다. 수분은 신체의 60~70%를 차지한다. 그러나 성인을 기준으로 어릴 적에는 수분의 비율이 75%였으나 서서히 시들어 유통기한이 지난 과일 같이 신선함을 상실하게 되는 것이다.

체형을 가다듬는다는 것은 골격을 지탱하여 신체의 균형을 유지하는 일이다. 축 처진 근육으로는 체형을 유지할 수 없다. 신체의 밸런스를 유지하기 위해서는 처진 근육을 탱탱한 상태로 개선할 필요가 있다. 그러기 위해서는 근육 내에 수분을 보충하여 신선하고 유연한 근육을 만들어야 한다.

같은 물이라도 근육 바깥으로 빠져나간 혈액성분이 조직액이 되어 체류하면 살이 찌게 된다. 뿐만 아니라 냉증이나 만성피로로 이어진다. 부은 다리는 혈관이 압박을 받아 혈류를 저하시킨다. 혈행이 나빠지면 대사능력이 떨어져 지방이 축적되고 살이 찌는 악순환에 빠지게 된다.

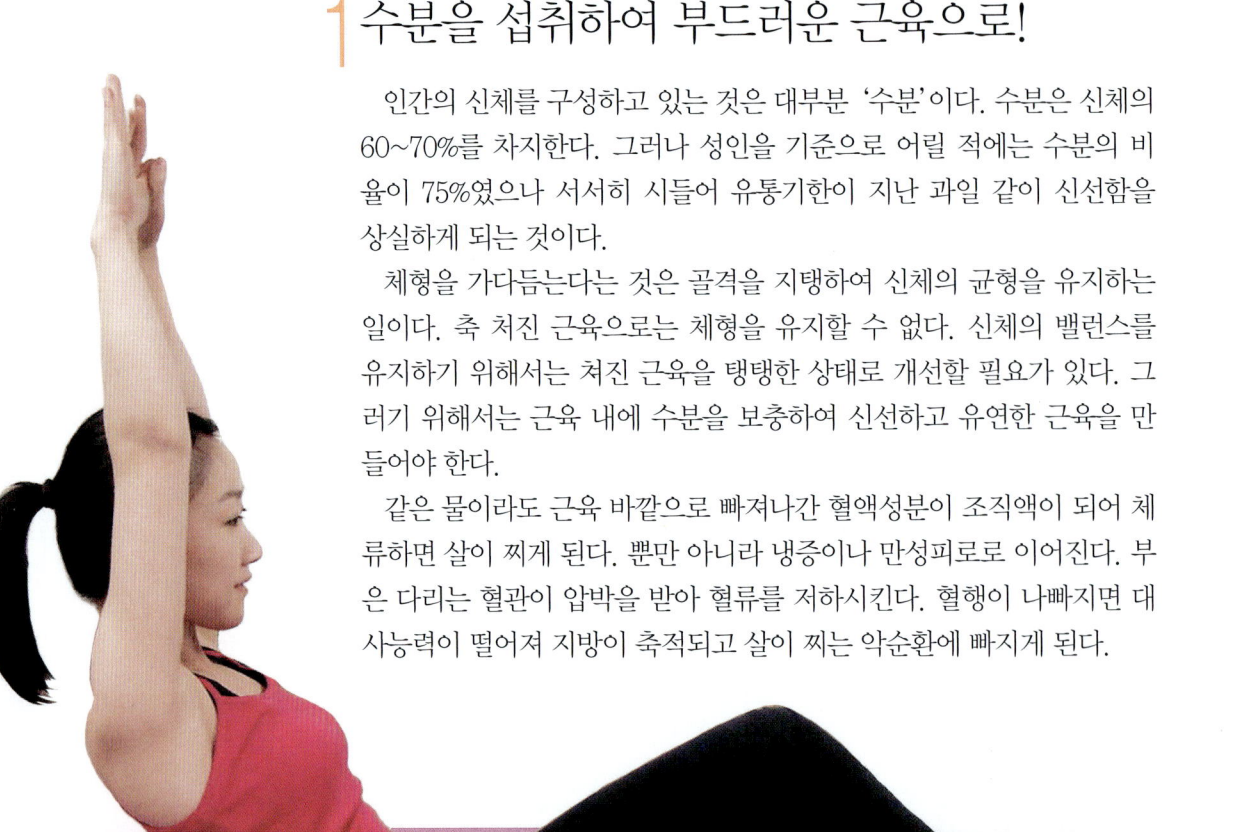

> ◆ '다이어트 스트레칭'의 효과를 높이는 방법
>
> 몸에 붙어있는 지방을 연소시키는 최적의 시간은 아침식사 전, 점심식사 전, 저녁식사 전으로 공복시에 가장 효과적이다. 또한 지방이 잘 연소되는 체질로 바꾸기 위해서는 하루에도 몇 번씩 스트레칭을 반복해야 한다. 언제 어디서든 가벼운 스트레칭을 생활화하는 습관이 중요하다.

2 다이어트에는 체간부 운동이 효과적

신체는 뼈 206개와 근육 600여 개로 구성되어 있으며 이들은 신체의 약 64%를 차지하고 있다. 뼈와 뼈를 잇는 부분이 관절이다. 관절의 수는 약 1000개나 된다.

스타일의 기본은 이 뼈와 근육에 따라 결정된다. 근육은 신체를 긴장시키며 신체의 중심축을 이룬다. 근육을 단련하면 신체 전체가 곧아져 '불균형'이 개선된다. 신체를 지탱하는 근육에 따라 밸런스와 기본적인 스타일이 만들어지는 것이다. 또 활성화된 근육은 어깨 결림이나 요통, 냉증, 부종으로부터 해방시켜준다.

효과적으로 골격을 안정시키려면 신체의 핵 부분(체간부)을 중심으로 하는 운동이 필요하다. 평소 이 부분을 움직이지 않으면 체형이 흐트러져 '불균형'이 발생하고 어깨 결림이나 요통 등의 통증을 유발한다. 이렇게 되면 신체의 기능이 제한되어 버리므로 대사가 저하하여 완전한 비만이 되어버린다.

비록 현재는 비만이 아닐지라도 근육이 없으면 머지않아 비만의 과정을 밟게 된다. 지금부터라도 운동을 시작하는 것이 매우 중요하다.

3 유산소 운동의 의미

근육 운동을 하지 않고 오직 유산소 운동만 하면 어떻게 될까? 신체가 산소를 섭취

Section 1

할 준비를 하고 있지 않으면 산소를 아무리 많이 섭취해도 흡수할 수 없다. 대사효율을 최대한으로 높이려면 산소를 충분히 섭취할 수 있는 근육을 만들고 나서 산소를 흡수시켜야 한다.

대부분의 피트니스 클럽에서는 근력 트레이닝 머신의 사용방법만 알려주고 있다. 머신의 사용방법을 아는 것만으로는 대사를 높일 수 없다. 다이어트를 위하여 입회하고 열심히 유산소 운동이나 근력 운동을 해도 바른 메뉴로 트레이닝을 하지 않기 때문에 체중이 감소하지 않아 쉽게 좌절해버리는 것이다. 회원 탈퇴율이 높은 피트니스 클럽은 정확히 지도해줄 트레이너를 고용해야 사업이 번창할 것이다.

4 체형과 산소의 관계

운동을 시작할 때 워킹이나 조깅부터 시작하는 사람이 많다. 실은 이 방법은 잘못된 것이다. 재활 중인 프로야구 선수가 힘든 표정으로 러닝을 하고 있는 모습을 떠올려보자. 그 선수 역시 트레이닝 자체가 기본적으로 잘못된 경우이다. 이러한 상황의 공통점은 근력레벨이 낮은 상태에서 갑자기 유산소 운동을 시작하고 있다는 점이다. 근육에 산소가 섭취되지 않아 유산이라는 피로물질만 근육에 쌓이는 상황인 것이다.

운동생리학적으로 말하면 이 상태는 인체가 산소를 받아들일 준비가 갖추어져 있지 않은 상태이다. 아무리 산소를 공급해도 결과적으로 산소를 이용하지 못한 채 피로해질 뿐이다. 또한 잘못된 운동방법은 근력이 부하를 견뎌내지 못하기 때문에 관절이나 근육, 건을 다치게 할 위험이 있다. 따라서 워킹이나 러닝 위주의 운동 프로그램은 그다지 효율적인 트레이닝이라고 할 수 없다.

프로 스포츠계에서도 이제껏 남아 있는 잘못된 통념이 있다. 근성을 강조하는 원시적 트레이닝이 고통을 줄수록 능력 향상에 효과가 있다고 착각하고 있는 것이다. 그러나 운동생리학적 측면에서 보면 이러한 트레이닝 방법은 시대에 뒤떨어진 것이다.

공기 중에는 산소가 21% 존재한다. 동물은 이 산소를 섭취하여 에너지로 변환시켜 생명을 유지한다. 실제로 21%의 산소 전부가 신체에 사용되는 것이 아니라 5% 전후만이 신체로 흡수된다. 대사가 낮고 운동부족인 사람은 신체에 들어온 산소 중 3% 정도밖에 사용하지 못하고 18%를 밖으로 내보낸다.

운동부족이나 노화에 따라 신체 메카니즘에 가장 필요한 산소 소비능력이 저하한다. 비만이나 어깨 결림, 요통, 냉증의 원인은 신체의 산소 소비능력이 떨어지는 대사능력의 저하 때문이다. 잘못된 방법으로는 아무리 힘든 운동을 해도 역효과를 얻을 수밖에 없다. 컨디션을 조절하고 건강을 위한 가벼운 운동이라도 올바른 방법이라면 비만을 해소하는 것이 가능하다. 기능을 회복하기 위하여 신체를 움직이는 것이 '모델체형'에 대한 확실하고 효과적인 프로세스라는 것이다. 인간은 뇌에 산소가 몇 분만 전달되지 않아도 사망에 이른다. 1분간 숨을 참아보면 누구나 괴로움을 느낄 수 있다. 따라서 산소는 인간에게 가장 중요한 원소임을 알 수 있다. 운동부족은 산소가 신체에 잘 전달되지 않는 상태인 것이다.

다이어트나 컨디셔닝, 재활에서 가장 중요한 것은 산소나 영양소를 흡수할 수 있는 근육의 상태를 만드는 일이다. 그러기 위해서는 산소나 영양소를 효율적으로 끌어낼 수 있는 인수처를 충분히 늘려야 한다. 다시 말해 근육의 질을 높여야 하는 것이다. 질이 높은 근육이 적절히 몸에 붙기 시작하면 날씬한 몸매를 얻을 수 있는 것이다.

◆ '다이어트 스트레칭'은 면역력을 높인다.
감기에 걸려 열이 나거나 온몸이 으슬으슬한 증상은 세균에 감염되어 나타나는 현상이다. 이럴 때는 마음을 안정시키고 스트레칭을 실시하면 체내의 대사기능이 촉진되어 면역력을 높일 수 있다.

5. 다이어트와 근육과의 관계

1 근육의 유연성을 기르자!

 잘록한 허리, 업된 엉덩이, 늘씬한 팔과 다리, 균형 잡힌 몸매 등과 같이 구체적인 부위를 가다듬을 때 가장 중요한 포인트는 바른 순서로 근육 운동을 하는 것이다.

 ① 유연성, ②근력, ③근지구력, ④심폐지구력 순으로 단계적인 운동을 해야 한다. 이 순서에 따라 실시하면 살이 잘 찌지 않는 몸으로 다시 태어날 수 있다.

 먼저 필요한 기능은 유연성이다. 유연성은 신체를 움직이기 위하여 필수불가결하다. 근육 내에 혈액이 잘 흐르는 길을 만들어주기 때문이다.

 근육의 유연성을 길렀으면 다음에 해야 할 일은 근육에 대한 부하를 높이고 근력을 키워 근지구력으로 유연한 근육을 만드는 일이다. 근지구력을 증진시키자. 몸이 날씬해진다는 것은 '대사를 높이기 위하여 필요한 장소를 확보하는 과정'이다. 다이어트에 실패하는 것은 산소를 받아들일 곳이 없는데 무리한 운동을 시작했기 때문이다.

 마지막은 심폐지구력이다. 신체를 덮고 있는 피하지방이나 내장지방 같은 군살을 빼려면 심폐지구력에 따라 체지방을 효율적으로 연소해야 한다. 심폐지구력을 높여 체지방을 연소시키는 사이클을 반복하게 된다. 한 단계 높인 근육을 만들면 새로운 체형으로 변하게 된다.

 목표까지 확실히 도달하는 길은 운동을 단계별로 프로그램을 짜서 실행하는 것이다.

◆ '다이어트 스트레칭'은 혈액의 흐름을 활발하게 하고 대사능력을 높인다.

다이어트 스트레칭의 포인트는 근육의 유연성이다. 근육이 뻣뻣한 사람일수록 다이어트의 조건은 불리하다. 근육은 원래 유연하지만 일상생활에서 몸을 움직이지 않고 근육을 사용하지 않는 습관 때문에 뭉치게 되는 것이다. 근육도 방치하면 마치 고무와 같이 뻣뻣해진다. 뻣뻣해진 근육은 혈액의 흐름을 방해하고 대사기능을 떨어뜨린다.

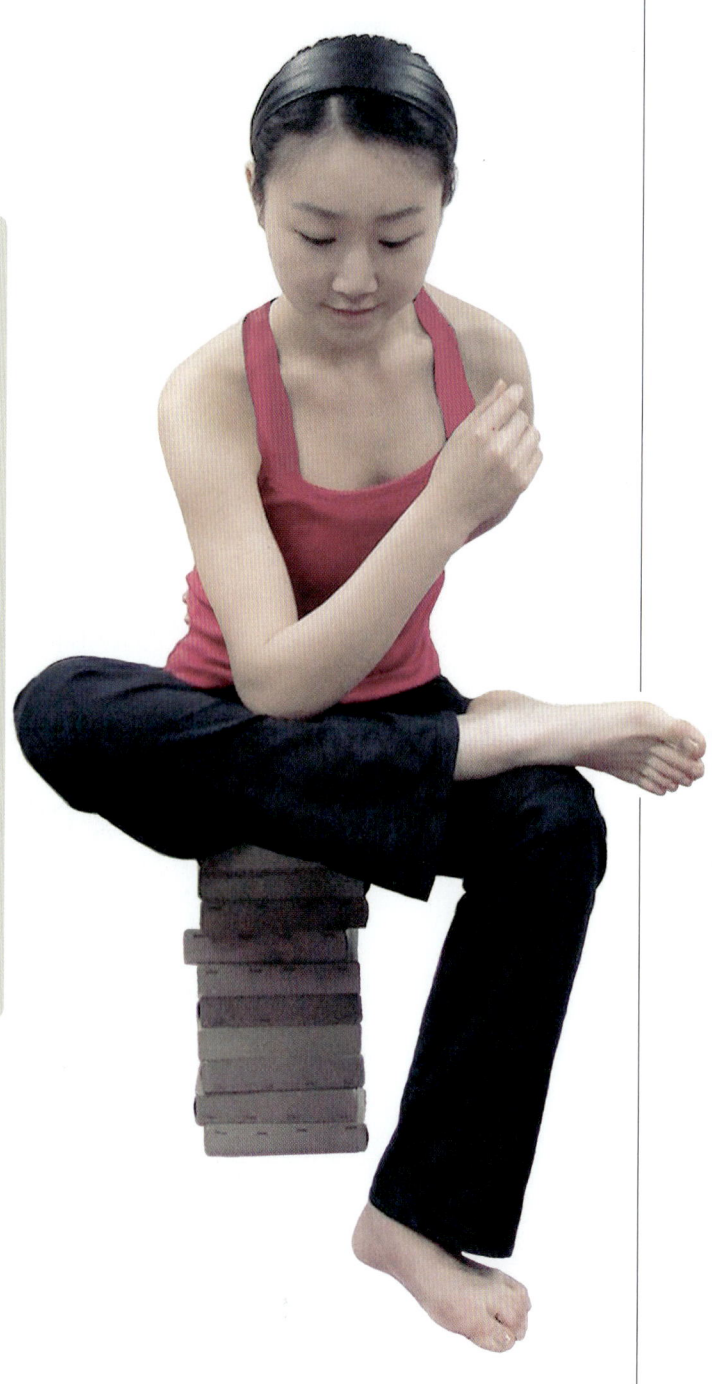

Section 1

2 근육의 특성을 알고 운동하면 체지방이 줄어든다!

인간의 근육에는 지구력을 가진 적근섬유와 순발력을 가진 백근섬유가 있다. 두 근섬유의 비율에 따라 운동능력의 차이가 생기게 된다. 장거리 선수는 아무리 노력해도 단거리 선수에게 이길 수 없다. 장거리 선수는 유전적으로 적근섬유를 보다 많이 지니고 있기 때문이다.

근육의 이러한 특성을 이해하는 일은 다이어트에서 매우 중요하다. 예를 들면, 상자 들었다 놓기를 반복한다고 해서 근육이 단련되는 것은 아니다. 가사나 책상업무 정도의 운동도 마찬가지이다. 그 이유는 최대근력(MVC) 20% 이하의 부하로는 근력이 향상되지 않기 때문이다. 20% 이하의 근력 부하로 같은 동작을 반복하면 오히려 모세혈관에 대한 혈류가 저하되어 근육에 유산이 쌓이면서 피로를 느끼게 된다.

3 종아리가 중요한 이유

근육의 특성을 이해하는데 중요한 또 하나가 혈류, 특히 모세혈관이다. 혈액이 흐르는 메카니즘은 근육이 수축함에 따라 혈관도 수축하여 혈액이 압박을 받아 짜낸다는 것이다.

짜낸 오래된 혈액과 조직액은 정맥이나 림프관을 지나 심장으로 되돌아가고, 근육에는 동맥에서 모세혈관을 지나 산소나 영양소를 충분히 포함한 새로운 혈액이 지난다. 길이 1mm 정도의 모세혈관 속으로 1cc 혈액이 흐르는데는 5~7시간이나 걸린다. 모세혈관의 굵기가 5~7㎛인데 비하여 적혈구의 직경은 8㎛으로 크기 때문이다.

혈관보다 큰 적혈구가 혈관 속을 흘러 산소를 운반할 수 있는 것은 스트레칭 등에 따른 근육의 수축으로 근육의 내압이 높아져 적혈구가 변형되기 때문이다. 안정한 상태에서는 모세혈관이 대부분 막혀 있기 때문에 산소나 영양소를 근육 내 세포까지 운반할 수 없다. 안정을 취할 때 대사가 낮은 것은 이러한 모세혈관 메카니즘 때문이다. 따라서 '다이어트 스트레칭'을 하루 5회 실시하여 모세혈관의 활동을 자극하면 안정을 취할 때 대사를 증진시킬 수 있다. 그렇게 되면 다이어트 효과도 한층 높아질 것이다.

운동한 후 가벼운 조깅 등으로 쿨링다운을 실시하는 것은 장딴지를 수축시켜 오래된 혈액과 조직액을 심장으로 되돌리기 위한 운동 동작이다. 이와 같이 심장에서 가장 먼 장소에 있는 장딴지에서도 혈액이 되돌아오도록 돕는다. 장딴지에는 오래된 혈액과 조직액을 심장으로 되돌리는 기능이 있다. 그러므로 장딴지를 잘 관리하면 피로가 해소되고 대사가 증진되어 다이어트 효과도 있다. 장딴지가 '제2의 심장'인 것이다.

4 공복감을 없애는 운동

인간의 신체는 운동을 하면 혈액이 골격근으로 흘러들어간다. 그렇기 때문에 운동 부하를 너무 세게 하면 골격근에 대한 혈류가 증가하고 반대로 피부에 대한 혈액공급량이 감소한다. 따라서 촉촉한 피부를 유지하기 위해서는 가벼운 운동이 필요하다. 가벼운 운동은 피부의 혈류를 증가시켜주기 때문이다.

'다이어트 스트레칭' 등의 운동 패턴도 부하가 그다지 강하지 않기 때문에 다이어트를 하면서 피부도 아름답게 만들어준다. 또 하루 5회, 기본적으로 식사 전에 '다이어트 스트레칭'을 실시하는 목적은 운동으로 공복감을 해소하기 위해서이다. 다이어트를 할 때에 가장 좋지 않은 것은 움직이지 않는 일이다. 배가 고플 때 가만히 있으면 위를 비롯한 내장에 혈액이 모이기 때문에 공복감을 보다 강하게 느낀다. 이로 인해 과식하는 일이 반복되면 다이어트를 도중에 단념하는 계기가 되어버리기 때문에 주의해야 한다.

다이어트를 할 때에는 확실한 공복대책을 세울 필요가 있다. 배가 고플 때 신체를

Section1

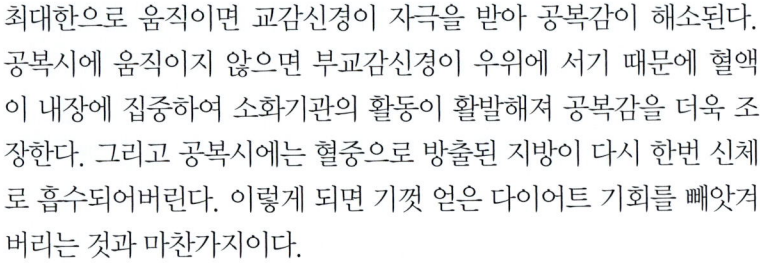

최대한으로 움직이면 교감신경이 자극을 받아 공복감이 해소된다. 공복시에 움직이지 않으면 부교감신경이 우위에 서기 때문에 혈액이 내장에 집중하여 소화기관의 활동이 활발해져 공복감을 더욱 조장한다. 그리고 공복시에는 혈중으로 방출된 지방이 다시 한번 신체로 흡수되어버린다. 이렇게 되면 기껏 얻은 다이어트 기회를 빼앗겨 버리는 것과 마찬가지이다.

5 체중감보다 사이즈를 줄이자.

다이어트에 많이 좌절하는 고비는 시작 후 1, 2주간 후이다. 처음 무렵에는 1kg 정도 간단히 체중을 줄일 수 있다. 그러나 그 내용을 살펴보면 대부분 체내 수분 감소에 의한 것이다. 그 후에는 좀처럼 체중이 줄지 않는다. 결과가 구체적인 수치로 나타나지 않기 때문에 프로그램을 지속할 수 없게 되는 것이다.

체중이 가장 감소하는 기간은 다이어트를 시작하고 나서 약 3주간 후이다. 그때까지 체중에 변화가 없어도 틀림없이 신체 내측은 변화하고 있다.

운동효과는 곧바로 나타나지 않는다. 운동을 시작하고 1주간 동안은 유연성이 길러져 몸의 움직임이 원활해지고, 2주가 되어야 근력이 조금씩 향상된다. 3주가 지나면 근력향상에 따른 가벼운 느낌을 실감할 수 있게 되고 그 후부터 지방이 연소되는 단계를 밟게 된다.

'다이어트 스트레칭'은 가벼운 운동이 중심인 다이어트 메뉴이다. 스트레스 해소나 피로회복, 기분전환을 목표로 매일 습관화하자.

3주 동안 체중이 2kg밖에 빠지지 않은 사람이라도 체지방을 측정하면 수치는 감소해 있고 엉덩이, 허리, 허벅지 사이즈가 줄어들어 있을 것이다. 사이즈 다운은 체중 감소보다 훨씬 중요하다.

인간의 근력은 '10회는 가능해도 그 이상은 불가능하다'라는 부하원리를 바탕으로 트레이닝을 하면 가장 효과적으로 근력을 단련할 수 있다. 나아가 트레이닝을 지속하면서 어느 정도 발달한 근육을 '30회는 가능해도 그 이상은 불가능하다'라는 부하원리로 단련하면 효율적으로 근지구력이 향상한다.

◆ **뻣뻣한 근육은 혈액순환에 장애를 일으켜 대사기능을 떨어뜨린다. '다이어트 스트레칭'으로 바른 체형을 유지하고 질병을 예방한다.**

몸속에는 혈관이 순환하고 있다. 몸안에 흐르는 혈액은 대동맥에서 모세혈관으로 나가면서 영양소나 산소를 신체 구석구석의 세포까지 운반하게 된다. 그리고 불필요한 노폐물을 회수하여 정맥을 지나 다시 심장으로 돌아간다. 문제는 모세혈관의 굵기이다. 그 직경은 10mm, 적혈구 직경 12mm보다도 가늘다. 자신보다 좁은 터널을 적혈구가 펌프와 같이 작용하면서 순환을 돕는다.

◆ **혈류가 나쁘면 대사능력은 왜 떨어지는 것일까?**

식사로 섭취한 지방이나 당분, 이미 몸에 붙어버린 체지방 등은 근육으로 연소된다. 지방이 연소될 때에는 산소가 필요하다. 근육이 굳고 모세혈관의 기능이 떨어지면 산소가 잘 운반되지 못한다. 그러면 당연히 대사능력이 떨어지고 살이 빠지지 않는 체질이 되는 것이다. 따라서 다이어트에 가장 확실하고 효과가 있는 방법은 스트레칭이다. 근육을 펴주면 혈관의 움직임이 왕성하게 되어 혈액의 흐름이 개선되고 지방의 대사효율이 올라가기 때문이다.

6. 유연성과 컨디션

1 유연성과 컨디셔닝

　인간의 신체는 연령이 높아지면서 근력이 저하되고 유연성도 차츰 없어진다. 운동부족이나 노화에 따라 유연성이 저하되면 대사능력이 떨어져 살이 찌기 쉬운 체질로 변한다. 신체가 뻣뻣하면 어깨결림이나 요통, 슬통, 냉증과 같은 생활습관병을 초래한다. 게다가 근육이 뻣뻣하면 모세혈관이 압박받아 세포가 영양이나 산소를 흡수하기 힘들어진다.

　유연성은 인간의 수명에도 영향을 미치고 있다. 일본뿐 아니라 세계적으로 여성이 남성보다 평균수명이 길다. 여성이 남성보다 오래 사는 것은 유연성이 높기 때문이다. 이처럼 유연성은 인간의 신체에 있어 중요하다.

　대사능력이 떨어지면 근육의 유연성이 저하된다는 점에서 유연성과 대사와 다이어트는 매우 깊은 관계가 있다.

　근육의 유연성은 단기간에 회복된다는 특징이 있다. 따라서 꾸준한 스트레칭만으로도 놀라우리만큼 유연성을 회복할 수 있다.

◆ **먹어도 살이 찌지 않는 신체의 비밀!**
　다이어트 스트레칭의 특징은 근육을 충분히 수축시키고 이완시키는 것이다. 근육을 충분히 수축시키면 쓸모없는 힘이 빠져 다음에 근육을 이완시켰을 때 펌프작용이 한단계 올라가 지방 대사가 매우 높아지는 것이다. 같은 음식을 먹는데도 왜 날씬할까? 그것은 기초대사가 높기 때문이다. 기초대사란 가만히 있을 때도 자연스럽게 소비되고 있는 칼로리를 의미한다. 기초대사가 높은 사람일수록 살이 빠지기 쉬운 체질이라는 것이다. 지방을 연소시키는 것은 근육이므로 근육량을 더 늘리면 대사

> 능력이 높아지고, 살이 잘 빠지는 몸이 될 수있다. 때문에 근육량을 늘리는 것이 다이어트의 핵심이다.

1) 견관절 스트레칭

견관절의 유연성을 체크한다. 양팔을 얼굴 앞에서 모으고 팔꿈치가 눈높이에 오도록 똑바로 올린다. 골프에서는 이 스트레칭을 사용하여 어깨 유연성이 저하되어 있을 때 스윙이 불안정해져 비거리가 떨어지거나 방향성이 흔들릴 수 있음을 미리 확인할 수 있다.

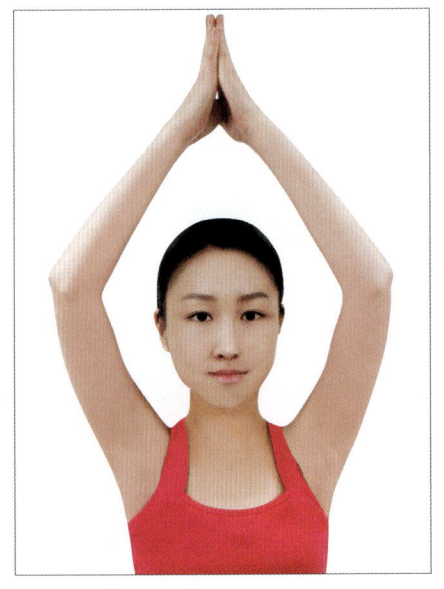

1 합장신전
양손을 합장하여 팔을 벌리고 팔꿈치를 눈높이까지 올린다.

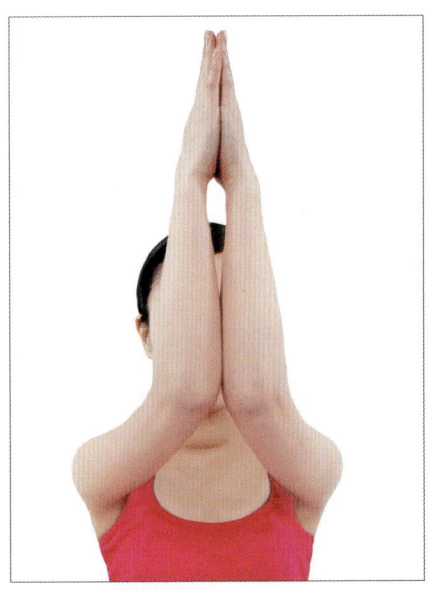

2 팔꿈치신전
좌우 팔꿈치가 눈높이에서 딱 붙으면 합격이다. 팔이나 팔꿈치가 내려가지 않도록 주의한다.

2) 대퇴 강화 스트레칭

대퇴 뒤쪽의 유연성을 체크한다. 이 부위의 유연성이 저하하면 엉덩이가 처질 뿐만 아니라 쉽게 피로해진다.

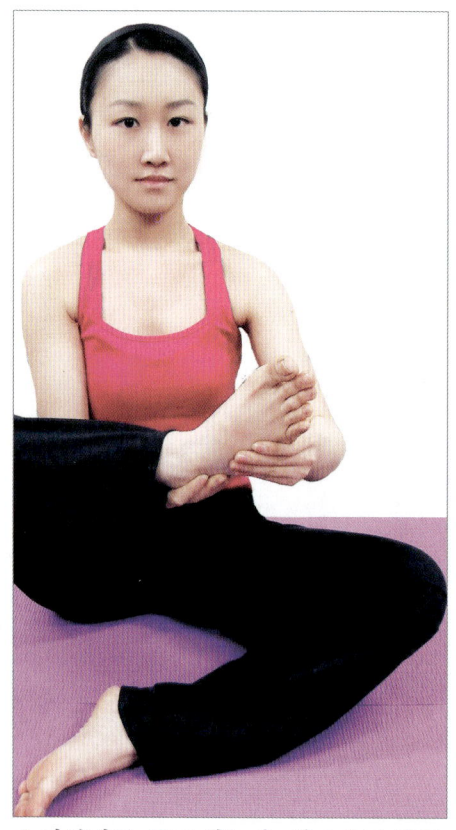 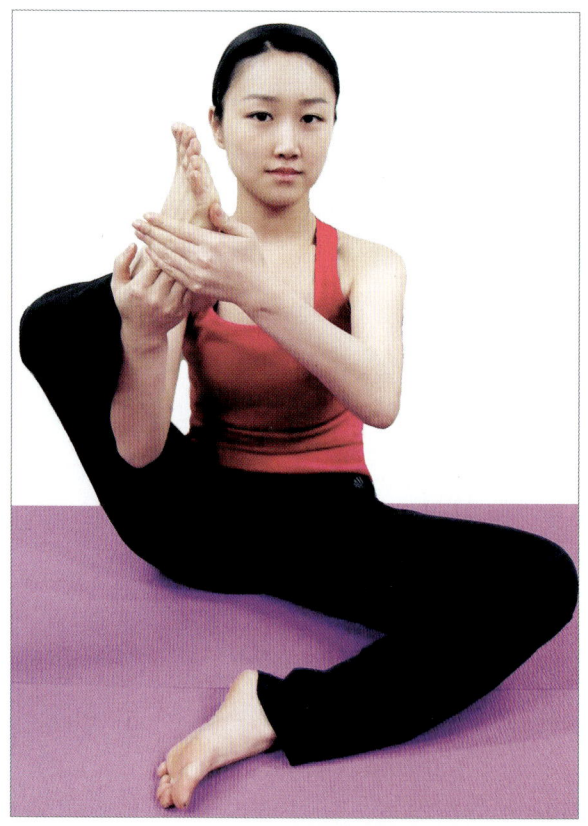

1 가부좌를 틀고 앉는다. 양손으로 발목을 끌어당기듯이 들어올린다.

2 상체는 똑바로 펴고 천천히 양손으로 발을 들어올린다. 발바닥 장심 부분이 귀에 붙으면 합격이다.

2 근력과 컨디셔닝

유연성 다음으로 중요한 포인트는 근력증진이다. 골격을 지탱하는 기본자세와 실루엣을 만드는 것이 근력이기 때문이다. 다이어트 효과를 높이려면 근육량을 증가시켜 산소나 영양소를 축적하기 위한 확실한 토대를 마련해야 한다.

근육이라는 기반을 만들기 전에는 워킹이나 조깅, 에어로빅과 같은 유산소 운동을 시작해도 효과가 없다.

여기에서는 엉덩이와 허벅지 근력을 체크해본다. 힙업에 가장 관계 깊은 근력이지만 하반신 근력이 저하하면 노화와도 관계한다.

1) 엉덩이 근력

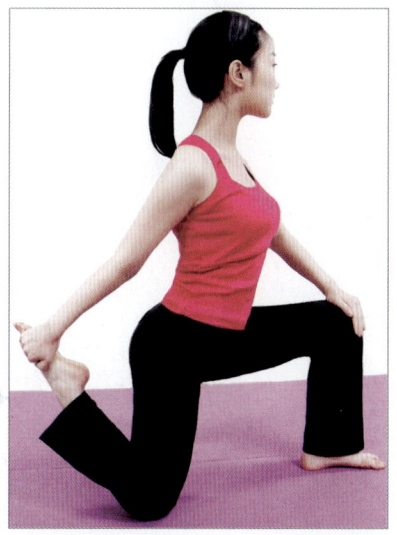
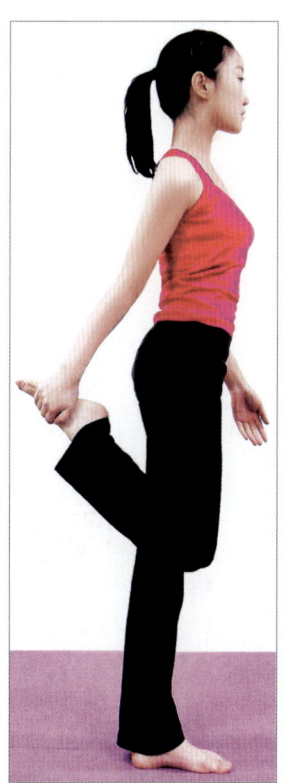

1 한쪽 다리를 구부려 발을 잡는다. 앞으로 내민 쪽 무릎 각도는 90도를 유지한다.

2 엉덩이와 대퇴의 힘으로 밸런스를 맞추면서 단숨에 일어난다.

Section 1

2) 대퇴부 근력

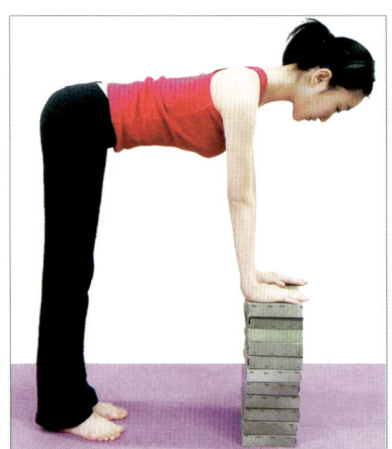

1 무릎을 펴서 책 위에 손을 붙인다. 어깨, 등, 허리선을 평행하게 한다.

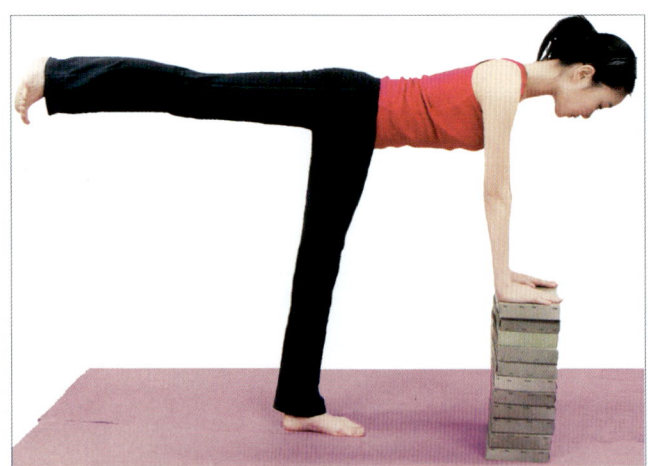

2 등을 수평으로 한 상태에서 한쪽 다리를 올린다. 양 무릎을 굽히지 않도록 한다. 한 다리를 올릴 때는 골반이 삐뚤어지지 않는 상태를 유지하고 지그시 올린다.

3 밸런스와 컨디셔닝

골격의 형태를 살펴보면 대부분의 사람의 신체는 불균형 상태에 있다. 불균형의 원인은 근육의 밸런스가 좌우전후로 깨져 있기 때문이다. 근육의 밸런스가 깨져버리면 매력적인 신체 스타일을 만들 수 없다. 신체 스타일이 나빠질 뿐만 아니라 신체의 여러 부위에 통증이 생기거나 대사능력이 저하하여 살찌기 쉬워진다.

골격의 불균형 개선에는 뒤에 기술할 '8자 스트레칭'과 '플라밍고'가 매우 효과적이다. 움직이는 법이 조금 어려울 수 있으나 정확히 기억해두자.

1) 균형력

눈을 감고 손을 활기차게 흔들고 발을 높이 들면서 제자리걸음을 한다. 전신의 밸런스와 불균형을 체크한다.

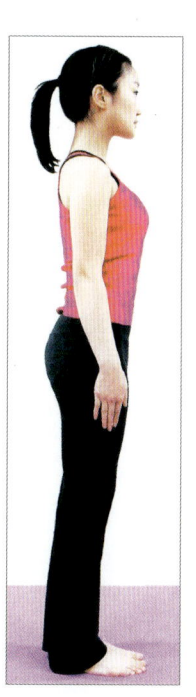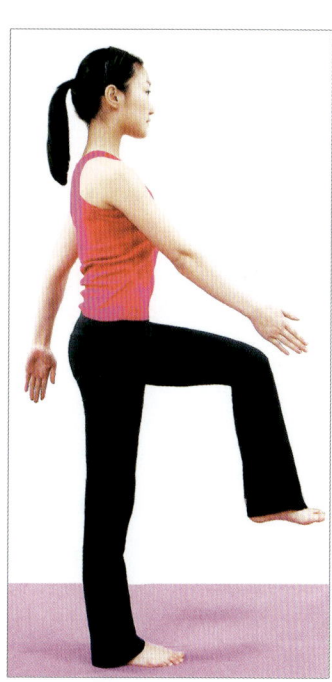

1 양발의 한가운데에 중심선이 오도록 배근을 펴고 선다.

2 눈을 감고 제자리걸음을 한다. 자세가 흐트러지지 않도록 허벅지를 높이 들고 양손을 리드미컬하게 흔들어보자.

3 사각형에서 밖으로 나가지 않도록 한다. 중심선을 의식하며 50보 제자리걸음을 한다.

Section 1

2) 스트레칭의 기본

'근육을 수축시키고 이완시켜 최대 효과를 얻는다.' 이것이 '다이어트 스트레칭'의 기본이다. 근육은 수축하고 나서 이완하면 산소나 영양소를 흡수하기 쉬운 상태가 된다. 대사능력이 증진되고 쉐이프 업이 효율적으로 가능해진다는 이야기이다.

이제까지 '다이어트 스트레칭'이라는 운동 패턴을 소개하였다. 이번에는 '비틀기'를 추가하여 보다 큰 효과를 얻을 수 있는 컨디셔닝 방법을 소개한다.

자세나 스타일에 깊이 관계하는 근육은 신체의 내측에 있는 심층근(inner muscle)이다. 심층근은 대사에 관계하는 동시에 어깨결림, 요통, 불균형, 냉증 등에 관계하는 근육이다. 스트레칭에 '비틀기'를 추가하는 것은 심층근을 이완시켜 자세나 스타일을 좋게 하는 것이 목적이다. 동시에 대사기능을 높여 다이어트 효과를 최대한 높이는 것이 목적이다.

운동을 할 때 일반적인 스트레칭은 신체의 외측을 덮고 있는 표층근을 이완시키는데, 다이어트에 직결되는 대사만큼은 심층근이 더 중요하다. 왜냐하면 대사기능의 저하와 함께 살이 찌는 원인은 심층근에 영양소나 산소가 공급되지 않기 때문이다.

그렇다고 해서 표층근을 스트레칭하지 않아도 좋다는 것은 아니다. 처음에는 표층근을 충분히 이완시켜 표층근을 스트레칭한다. 그런 다음 '비틀기'를 통해 심층근을 단련한다.

운동할 때 근육을 의식하면서 충분히 수축시키고 이완시킨다. 호흡은 천천히 그리고 가능하면 깊게 실시한다.

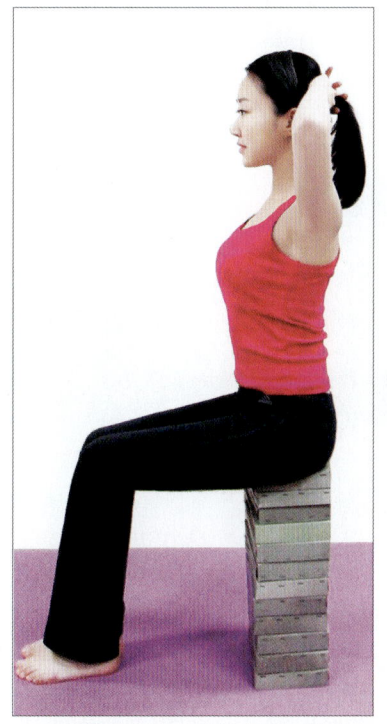

1 배근을 펴고 릴랙스한 자세로 의자에 앉는다. 양손을 머리 뒤에서 깍지 끼고 천천히 숨을 내쉰다.

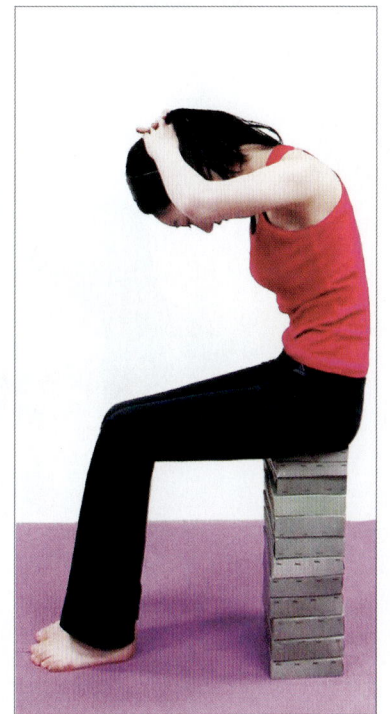

2 신체가 앞으로 기울지 않도록 하여 가슴 위만 둥글게 만다. 호흡을 멈추지 말고 복직근에 힘을 주면서 7초 유지한다.

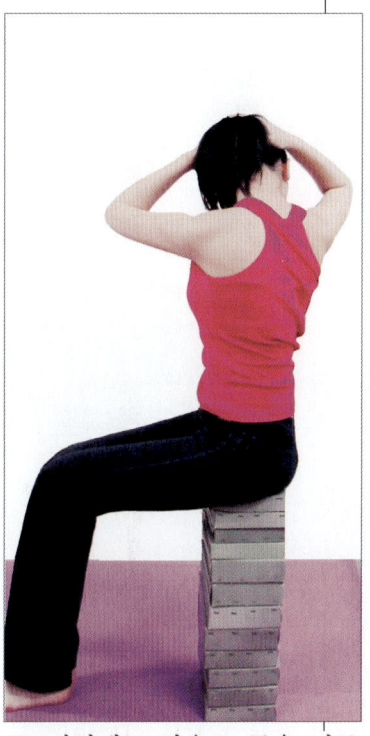

3 이번에는 좌우로 몸을 비튼다. 배 옆 복사근에 힘을 주고 좌우 각각 7초 유지한다.

Section 1

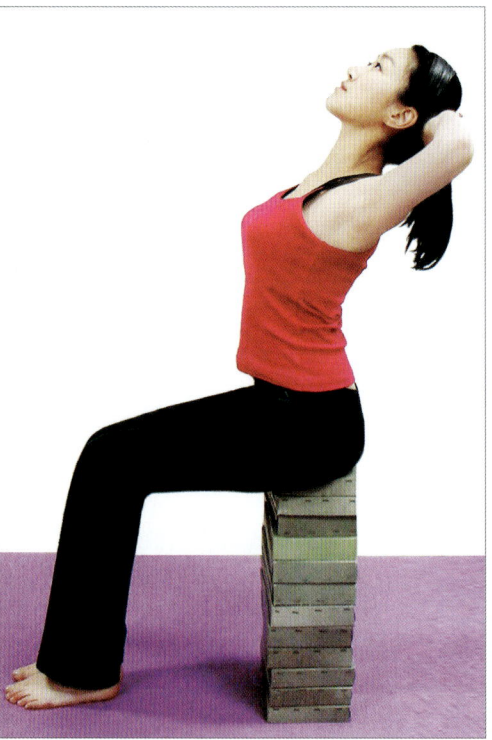

4 다리를 모으고 등을 젖혀 복근 전체를 이완시킨다. 스트레칭은 13초 유지한다. 허리는 펴고 무릎은 벌어지지 않도록 한다.

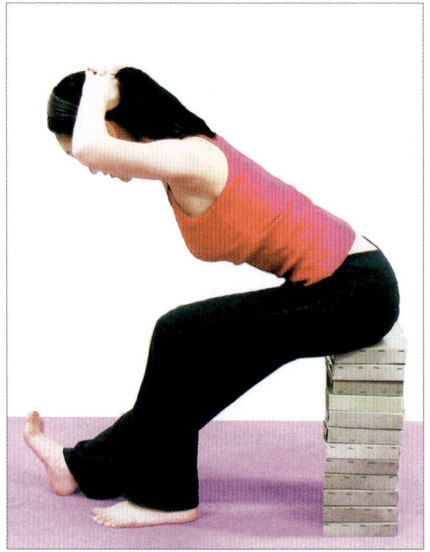

5 깍지를 낀 상태에서 허리를 펴고 한쪽 다리를 뻗은 다음 발끝을 위로 젖혀 아킬레스건을 이완한다. 배근을 충분히 이완하고, 대퇴 뒤쪽 근육을 스트레칭한다. 이 자세를 13초 유지한다.

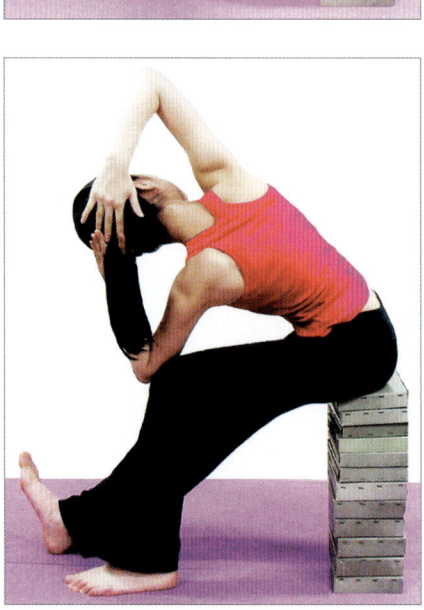

6 깍지를 낀 상태에서 허리를 펴고 상체를 좌우로 비튼다. 이 자세를 각각 13초 유지한다. 양 팔꿈치는 최대한 펴주고 뻗은 다리의 발은 몸쪽으로 당긴다.

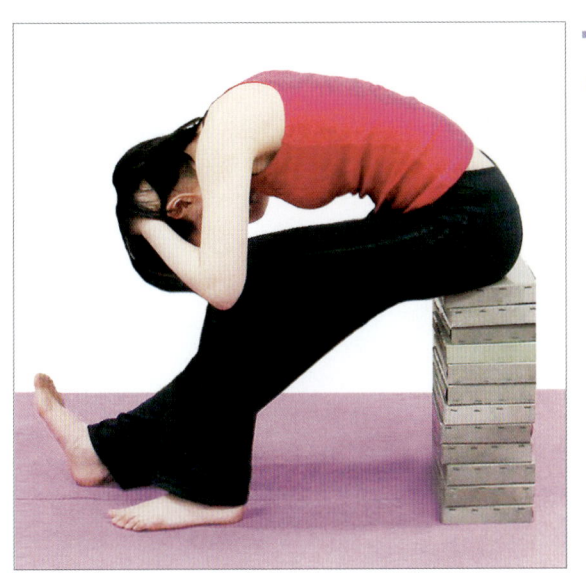

7 깍지를 낀 상태에서 등을 둥글게 말아 몸을 앞으로 기울인다. 편 다리의 발목은 몸쪽으로 당기고 무릎은 구부리지 않도록 한다.

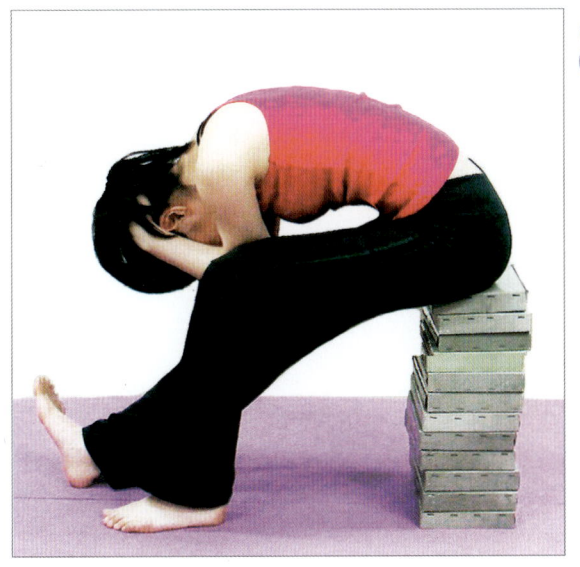

8 깍지를 낀 상태에서 한쪽 다리를 펴고 좌우로 비튼다. 이 자세를 좌우 각각 13초 유지한다.

육조영 교수의 생활 스포츠마사지

다이어트 스트레칭
최신 운동편

Section 2

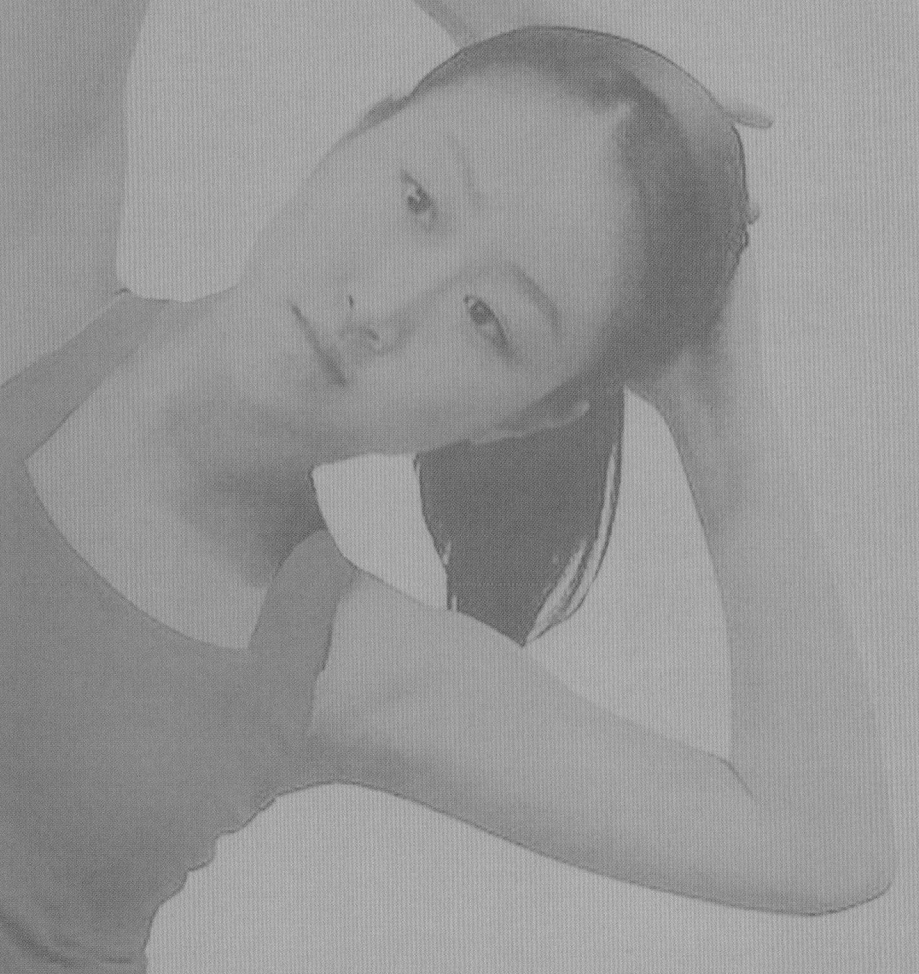

Section 2

1. 아름다운 체형을 가꾸는 다이어트 스트레칭

1 복근운동

날씬한 허리를 만들려면 복근을 단련해야 한다.

트레이닝을 해도 허리가 날씬해지지 않는 것은 잘못된 방법으로 운동을 하고 있기 때문이다. 방법이 어떻게 잘못된 것인지를 아는 것이 S라인 획득을 위한 첫걸음이라고 할 수 있다.

배 전체를 지탱하고 있는 것은 늑골과 근육이다. 근력이 저하하면 지탱할 수 없어져 배가 나오게 된다. 잘록한 허리를 만들기 위해서는 복직근과 복사근을 단련해야 한다.

2 허리에 필수적인 근육

단시간에 허리를 가늘게 보이고자 하면 숨을 멈추어 배가 들어가게 만든다. 이 때 내장을 끌어올리는 동작을 하는 근육이 바로 복횡근이다. 그러나 복횡근은 내장을 지탱할 만큼 확실한 근육은 아니므로 정말로 배를 들어가게 할 수는 없다. 복직근과 복사근을 단련해야 진정한 잘록함을 누릴 수 있다.

신체를 옆에서 보았을 때 복부가 날씬하다면 복직근이 단련되어 있다는 증거이다. 날씬한 복부를 '다이어트 스트레칭'으로 만들어보자.

여성이라면 청소나 세탁과 같은 가사가 많다. 그러나 가사는 부하가 낮기 때문에 운동효과가 거의 없다고 할 수 있다.

최대근력의 30% 이상인 부하를 주지 않으면 운동효과는 없다. 즉 '다이어트 스트레칭'을 하루 5회 실시하는 편이 훨씬 효과적이라는 것이다.

복사근 운동을 마스터하면 허리는 자연스럽게 날씬해진다. 복사근은 날씬해지는데 필수적인 근육이다.

3 복사근 스트레칭
1) 복직근 스트레칭 Ⅰ

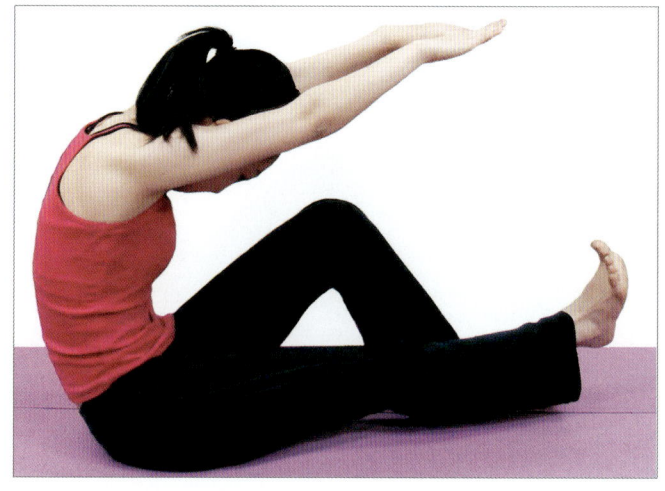

1
- 두손을 모아잡고 팔을 지긋이 편 상태를 유지하며 한쪽 다리를 펴서 약간 들어올린다. 등을 충분히 둥글게 말고 양팔은 귀 뒤로 쭉 뻗는다.
- 뻗은 다리의 발목은 몸쪽으로 향하고 무릎은 지속적으로 펴준다.

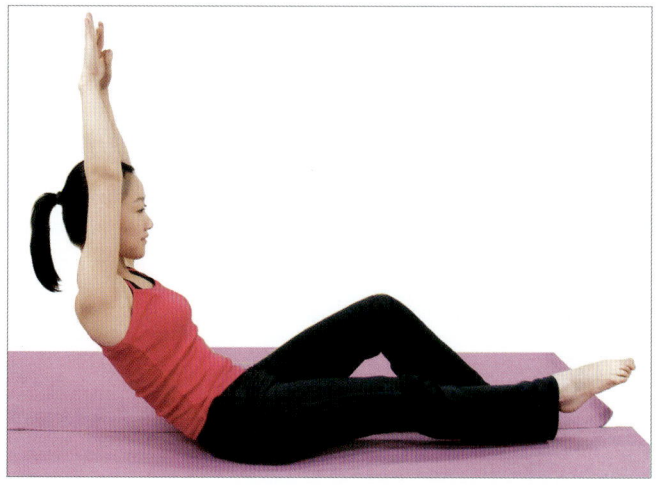

2
- 자세를 바꾸지 않은 상태에서 몸을 천천히 뒤로 쓰러뜨린다. 힘들 때에는 양팔을 전방으로 뻗어 부하를 가볍게 만든다.
- 양팔의 상완근은 귀 가까이 붙인다.

Section 2

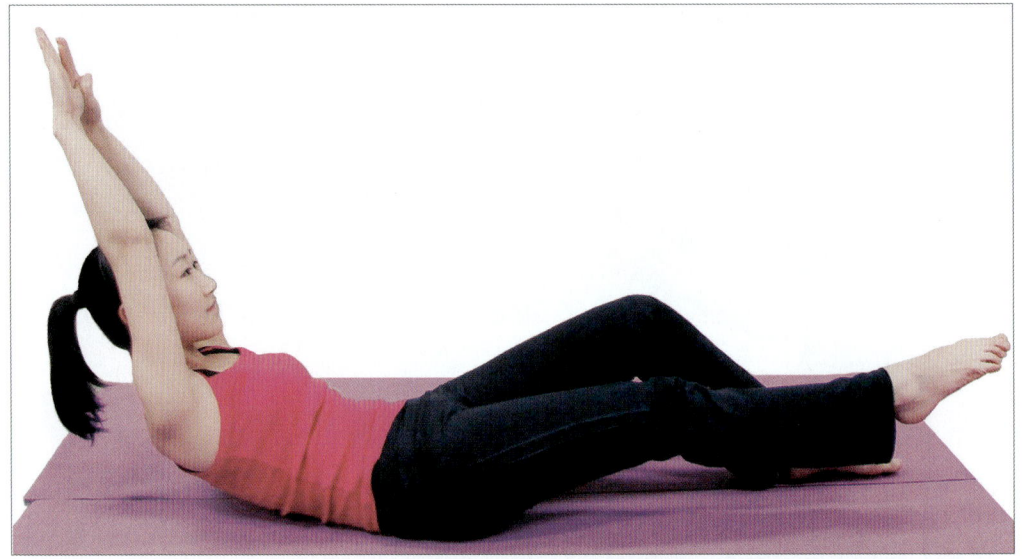

3 팔을 펴고 양손을 모은 상태에서 한쪽 다리를 펴서 약간 들어올린다. 등을 충분히 둥글게 말고 양팔은 귀 뒤로 쭉 뻗는다.

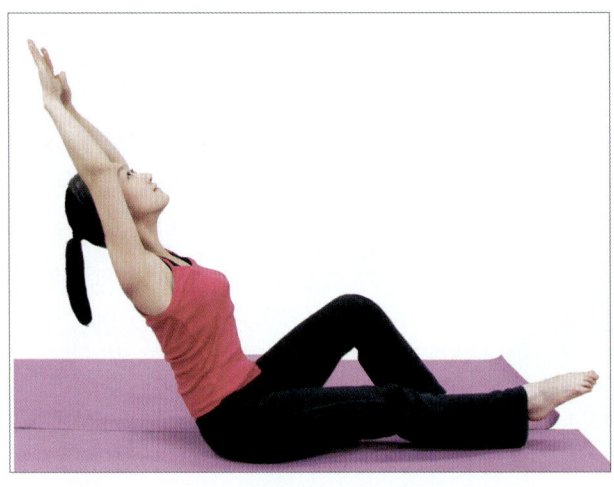

유의사항

눈의 시선은 전방 15°를 유지하고 허리와 등을 펴지 않는다. 이때 등을 젖히면 복근운동이 되지 않는다. 이 운동에서 허리에 당김을 느끼면 등이 이완되어 있다는 증거이다.

2) 복사근 스트레칭 Ⅰ

1 한쪽 다리를 편 상태에서 상체를 비틀어 등을 충분히 둥글게 구부린다. 뻗은 다리는 발끝을 펴주고 구부린 다리의 발바닥은 지면에서 떨어지지 않도록 한다.

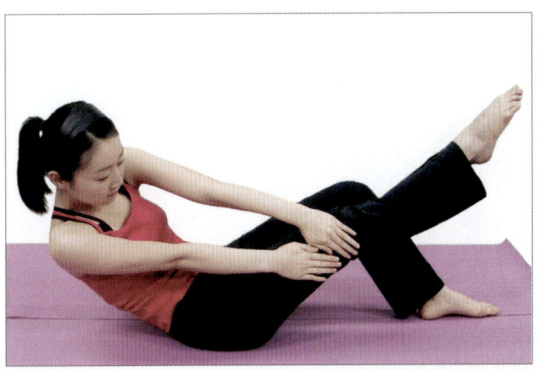

2 천천히 양팔을 귀 뒤로 뻗는다. 복직근과 마찬가지로 힘이 들 때에는 양팔을 전방으로 뻗어 부하를 조절한다. 구부린 다리의 발바닥은 지면에서 떨어지지 않도록 한다.

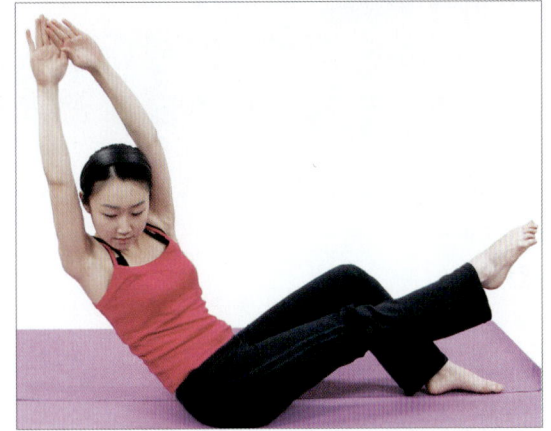

3 상체를 비튼 상태에서 서서히 뒤로 쓰러뜨린다. 등을 둥글게 구부린 자세에서 약 10초간 유지한다. 좌우 각각 5~10회씩 반복한다.
뻗은 다리는 발끝을 펴주고 구부린 다리의 발바닥은 지면을 끝까지 눌러준다.

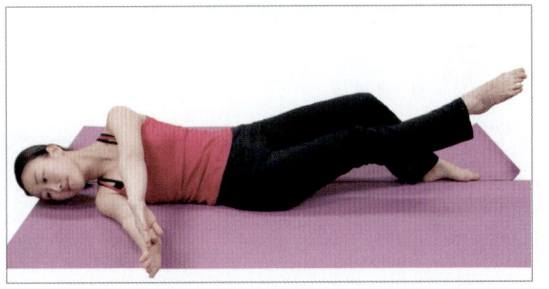

3) 복직근·복사근 스트레칭 Ⅰ

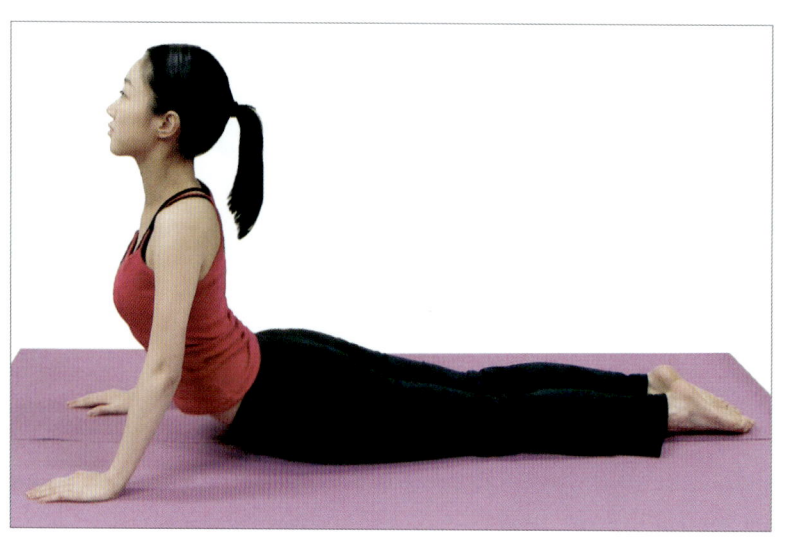

1 엎드린 상태에서 어깨 폭보다 약간 넓게 팔을 짚고 등을 젖히면서 상체를 들어올린다. 턱을 확실히 들어 복직근을 10~15초간 뻗는다.

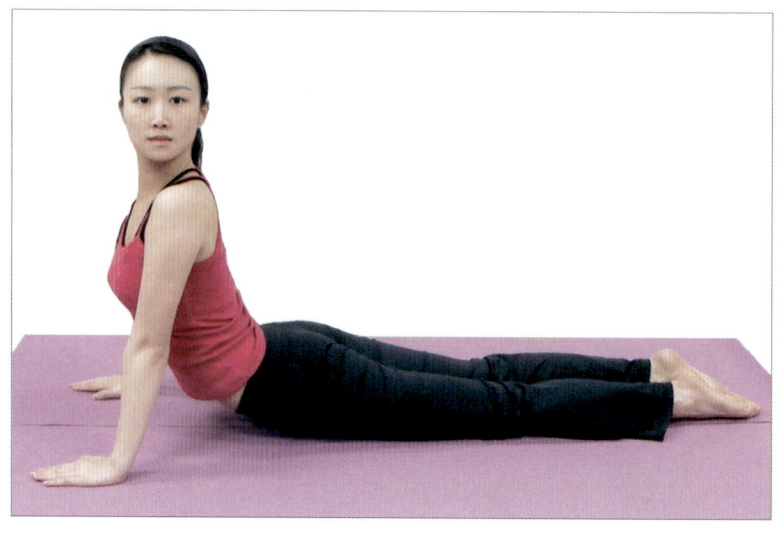

2 좌우로 각각 비틀어 복사근을 10~15초간 뻗는다. 발끝은 펴주고 엉덩이와 골반을 지그시 지면을 향해 밀어준다.

4) 복직근·복사근 스트레칭 Ⅱ

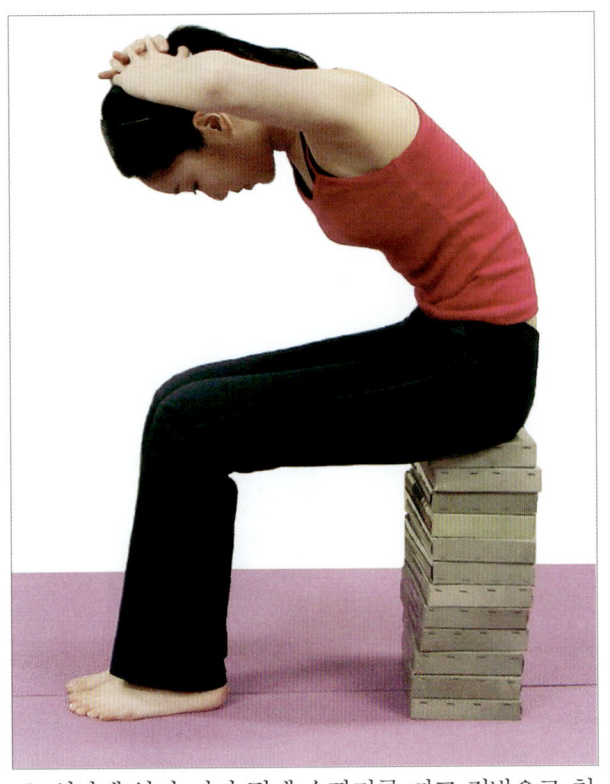

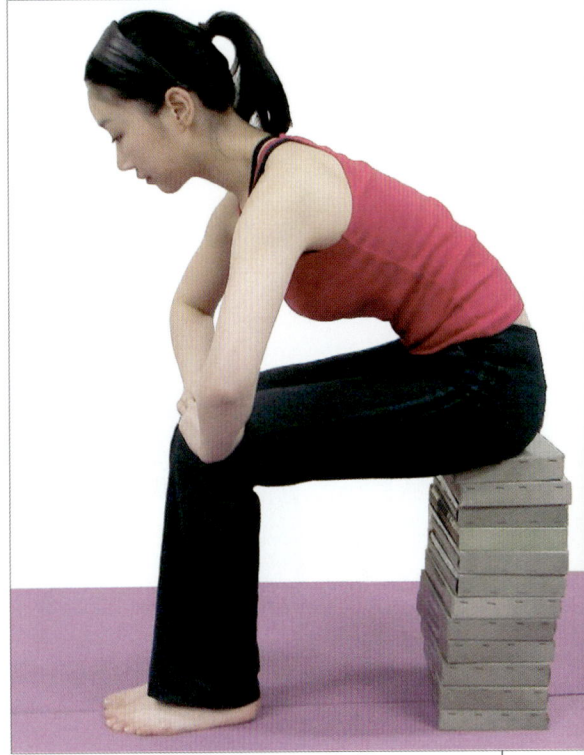

1 의자에 앉아 머리 뒤에 손깍지를 끼고 전방으로 천천히 상체를 구부린다. 복부의 근육을 한계까지 수축시킨다. 두 무릎과 발은 떨어지지 않도록 한다.

2 양손을 무릎 위에 두고 서서히 팔을 뻗어 상체를 일으킨다. 이때 가능한 한 복근의 힘으로 최대한 저항한다. 이때 무릎과 발은 떨어지지 않도록 한다.

Section 2

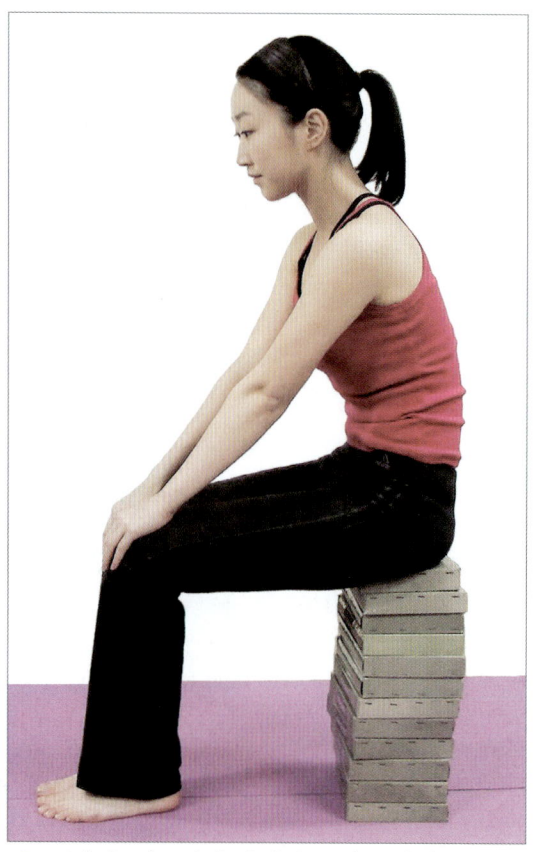

3 근육을 뻗으면서 부하를 주면 효과적으로 단련할 수 있다. 마지막까지 복직근에 힘을 준다. 무릎과 발은 일정하게 모으고 실시한다.

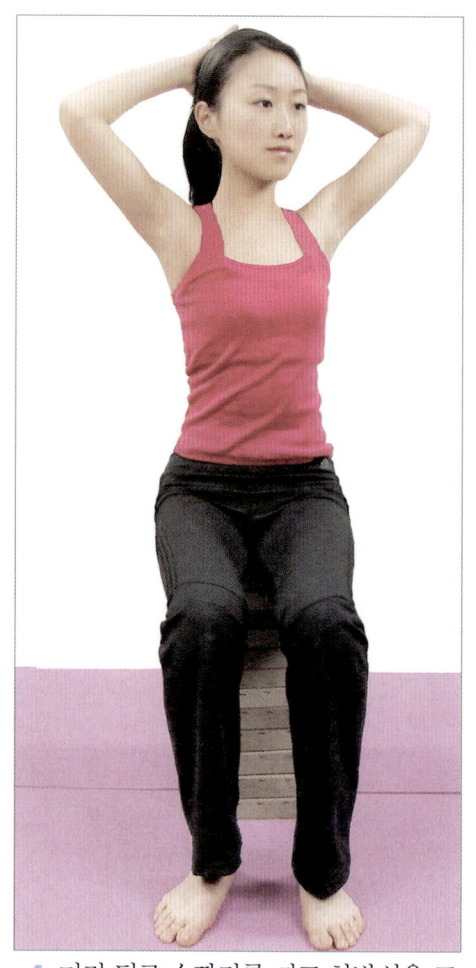

4 머리 뒤로 손깍지를 끼고 하반신을 고정한 상태에서 배근을 뻗어 천천히 상체를 비튼다. 이때 양 무릎이 비트는 쪽으로 따라가지 않도록 한다.

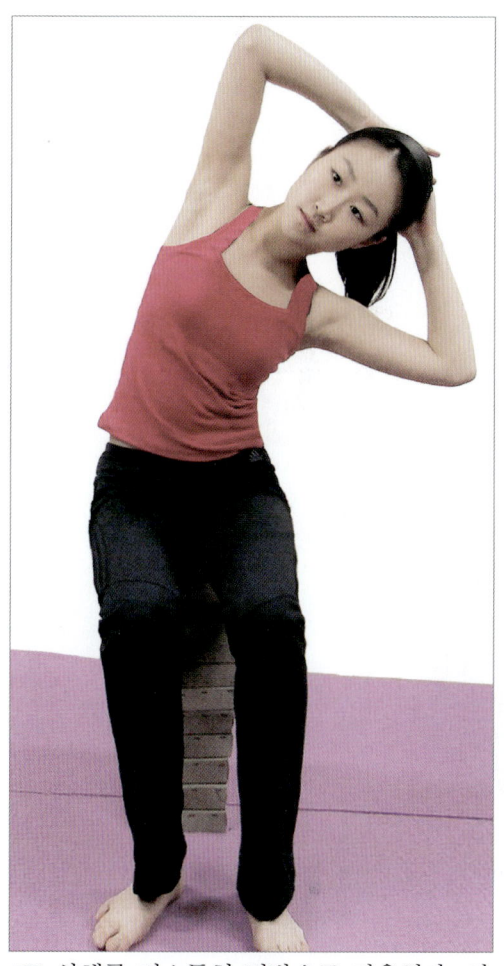
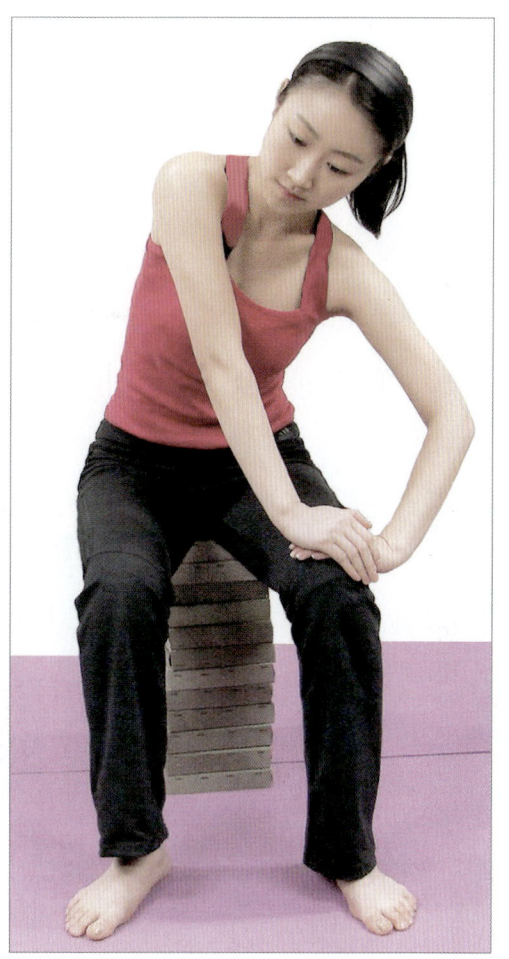

5 상체를 비스듬히 전방으로 기울인다. 이 때 양 팔꿈치를 뒤를 향해 지긋이 밀며 실시한다.

6 자세를 유지한 채 양손을 한쪽 무릎 위에 올린다. 가능한 한 복부 옆에 힘을 준다.

Section2

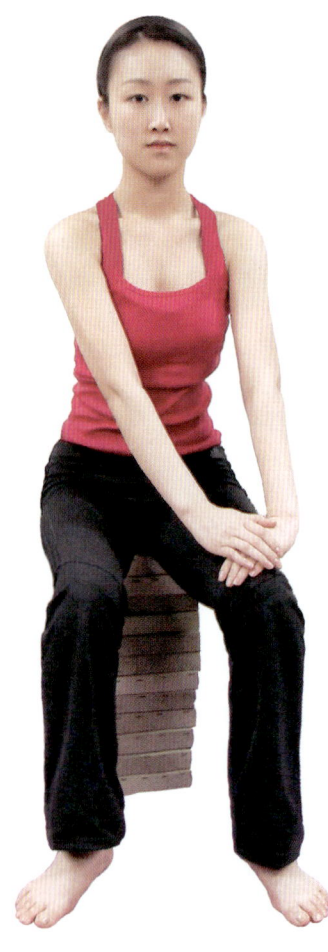
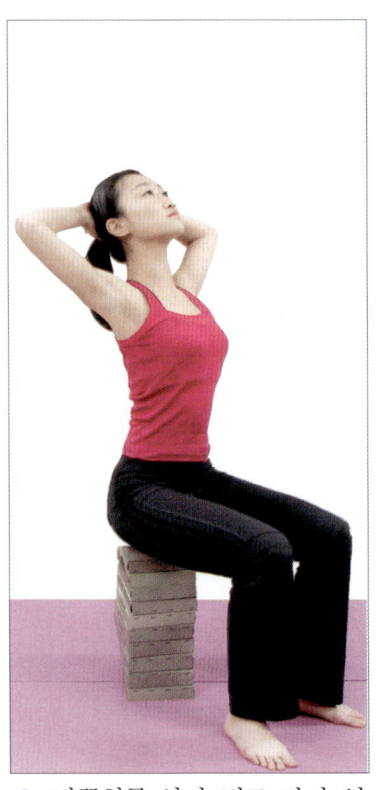
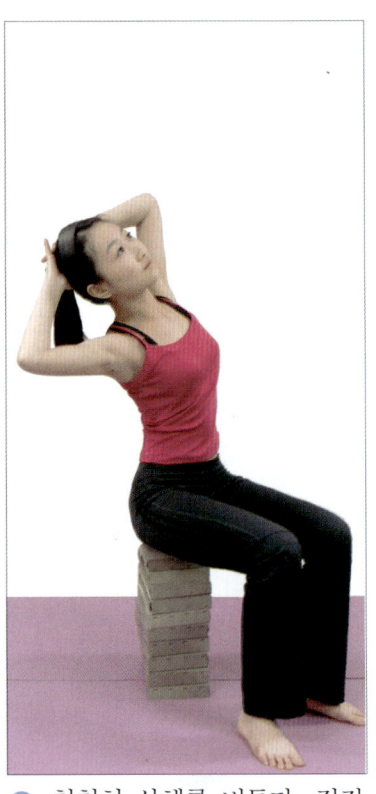

7 팔힘으로 상체를 서서히 일으킨다. 복사근으로는 일어나려고 하는 힘에 저항한다. 반대쪽도 같은 요령으로 실시한다.

8 팔꿈치를 약간 뒤로 당겨 얼굴을 들고 팔을 잡아당기듯 상체를 젖힌다. 복직근을 7초간 스트레칭한다.

9 천천히 상체를 비튼다. 점진적으로 복사근을 충분히 스트레칭한다.

5) 복직근 스트레칭 Ⅱ

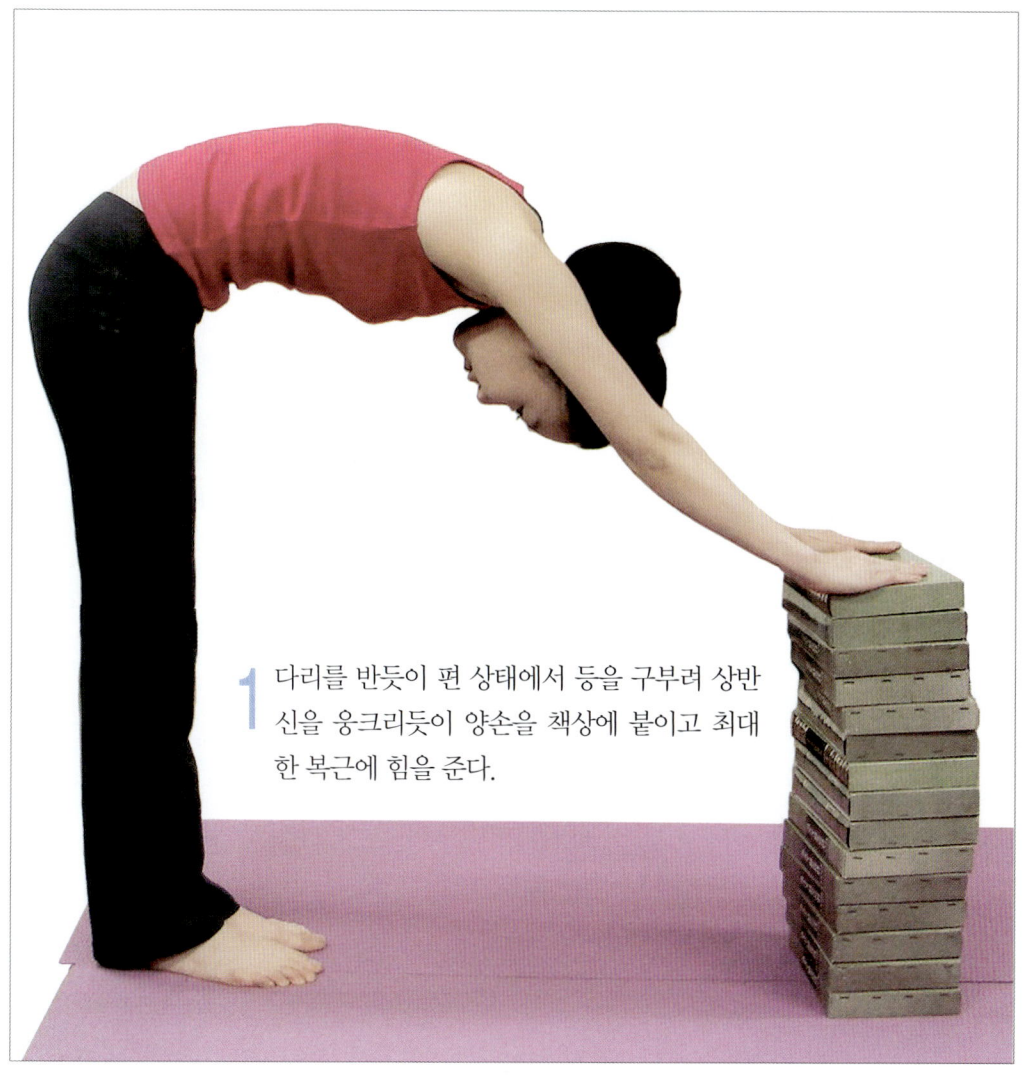

1 다리를 반듯이 편 상태에서 등을 구부려 상반신을 웅크리듯이 양손을 책상에 붙이고 최대한 복근에 힘을 준다.

Section2

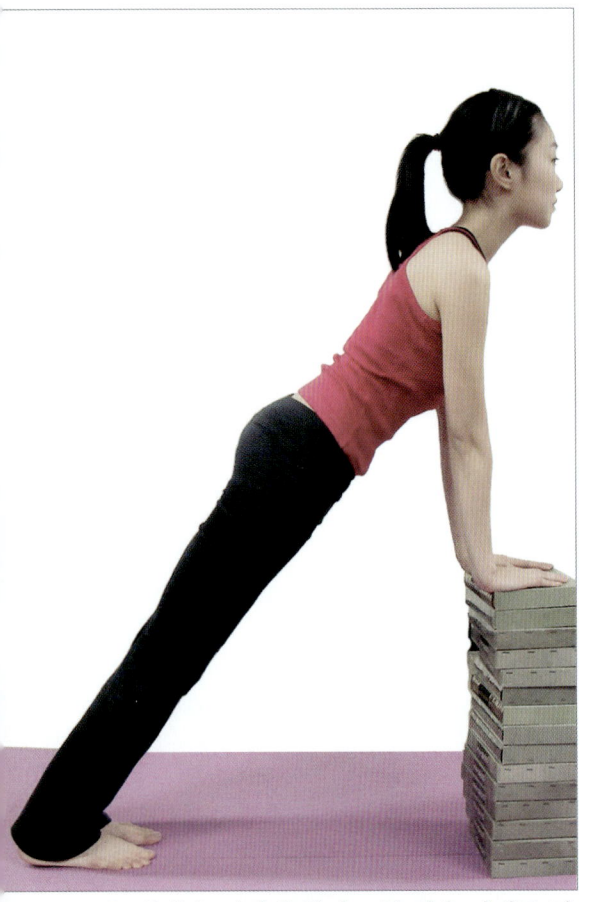

2 양발을 지면에 붙이고 두 팔을 아래로 밀 듯이 힘을 준 상태에서 천천히 10초간 신체를 뻗는다. 이 때 복부 근육으로 저항하면서 엉덩이를 끌어올리는 느낌으로 자세를 취한다. 등이 젖혀지지 않도록 주의한다.

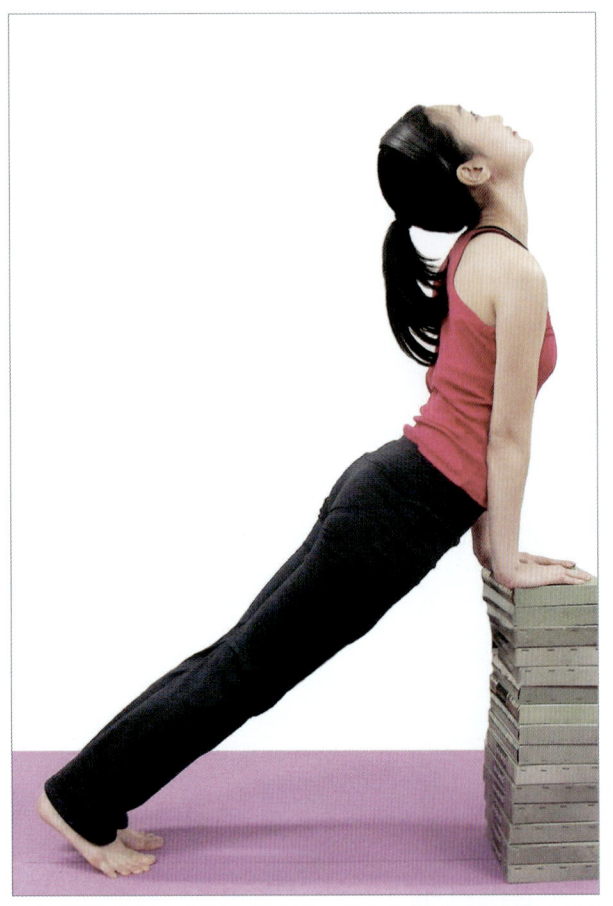

3 뒤꿈치를 띠면서 전신을 릴랙스하고 전신을 젖혀 복직근을 신전시킨다.

6) 복사근 스트레칭 Ⅱ

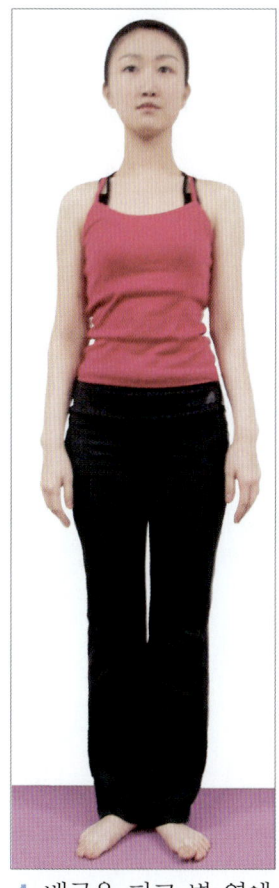
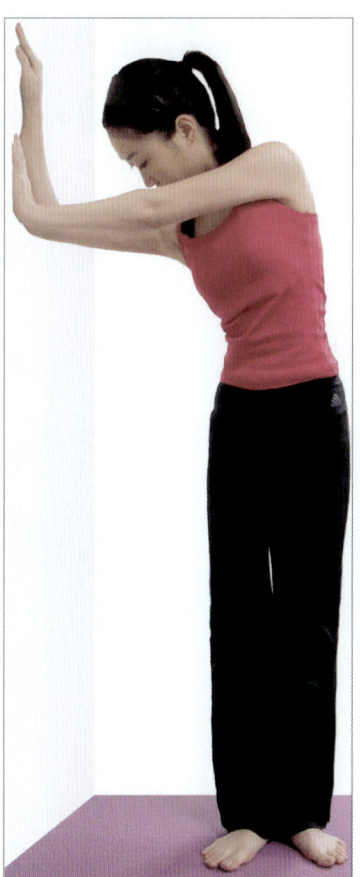
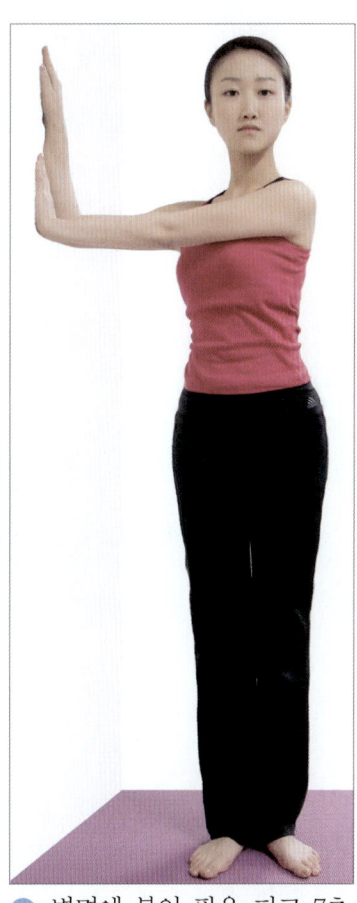

1 배근을 펴고 벽 옆에 선다.

2 상체를 비틀어 벽면에 양손을 붙인다. 등을 구부려 힘껏 복사근에 힘을 준다.

3 벽면에 붙인 팔을 펴고 7초간 상체도 함께 일으킨다. 복사근에 힘을 주고 저항한다. 동작을 10회 반복한다.

Section 2

Mono Column 1

다이어트를 성공시키는 영양학

　다이어트식을 생각할 때 가장 중요한 것은 대사능력을 증진시키는 일이다. 대사능력을 증진시키기 위해 가장 필요한 영양소는 단백질이다.

　단백질은 신체를 구성하는 영양소이다. 부족하면 근육량이 감소하기 때문에 다이어트를 도중에 그만두면 요요현상이 일어난다. 양질의 단백질을 어떻게 효과적으로 섭취할 것인지가 다이어트 성공의 열쇠가 된다.

　인간의 신체는 근육뿐 아니라 혈액, 뼈, 내장 등 대부분이 단백질로 구성되어 있다. 신진대사에 따라 세포가 매일 교체되는 것을 생각하면 최소한 필요한 단백질의 양은 저절로 정해진다. 단백질을 생각할 때 주목해야 하는 것이 아미노산이다. 아미노산은 단백질을 구성하고 있는 최소단위이다.

　인간의 신체를 구성하는 아미노산은 약 20종류가 있다. 이 중 체내에서 합성되지 않는 아미노산을 필수 아미노산이라고 한다.

　필수 아미노산은 성인에게 8종류, 소아에게 9종류가 있다. 신체가 스스로 만들 수 없기 때문에 식사로 섭취해야 한다. 아미노산 스코어에 유의하면 단백질을 효과적으로 섭취할 수 있다. 이 스코어는 우유나 계란, 고기가 100, 대두가 73, 정백미가 65, 식빵이 44, 시리얼이 16 등으로 되어 있다. 아미노산 스코어가 낮은 단백질을 효과적으로 섭취하려면 스코어가 높은 단백질과 함께 섭취하는 것이 좋다. 다시 말해 아미노산 스코어 65인 밥에 100인 계란을 얹어 섭취하면 밥의 아미노산 흡수율이 높아지는 것이다. 조금 변화를 준 조합이지만 우유와 밥을 함께 먹는 방법도 효과적이다.

　인간의 신체는 에너지원이 부족하면 근육을 분해하여 에너지로 바꾼다. 이것이 '당신생' 현상이다. 근육이 분해되면 당연히 대사능력도 떨어진다. 따라서 요요현상의 원인이 된다.

　대사능력을 떨어뜨리지 않으려면 신체의 지방을 연소시켜 에너지원으로 활용하는 것이 가장 효과적이다. 지방을 효과적으로 연소하기 위해서는 비타민 B2를 섭취하면서 '다이어트 스트레칭'으로 산소를 섭취하는 것이 가장 효과적이다. 이 조합으로 체지방은 점점 연소되어 가는 것이다.

　비타민 B군은 대사에 필요한 보효소이므로 다이어트를 할 때에는 의식적으로 섭취해야 한다. 간이나 치즈 등은 소량이라도 효과적으로 비타민 B군을 섭취할 수 있는 식품이므로 충분히 섭취해준다.

2. 섹시한 엉덩이와 대퇴

1 엉덩이선을 단련하고 지방도 연소한다!

예쁘게 올라간 엉덩이는 여성의 큰 매력이다. 여기에서 소개하는 것은 고관절을 중심으로 한 운동이다. 힙업 운동은 엉덩이를 예쁘게 할 뿐 아니라 산소를 최대한 효율적으로 흡수하여 지방을 연소시키는 '미토콘드리아'를 증가시킨다.

근지구력이 붙으면 지방을 연소하는 기능을 가진 미토콘드리아가 단시간에 증가한다. 미토콘드리아가 증가하면 근육에 산소가 충분히 공급되기 때문에 대사능력이 올라간다. 즉 다이어트 효과가 나타나는 것이다.

2 엉덩이선은 다이어트의 결정체

인간의 최대 특징은 직립보행이다. 직립하기 때문에 위를 향한 골반은 내장의 하수를 방지하기 위한 넓은 받침대가 된다. 골반의 위치를 유지하면서 고관절을 신전하여 걷거나 달리거나 하므로 대전근과 중전근이 발달하고 그 결과, 엉덩이의 위치가 높아진다.

3 다이어트의 열쇠는 엉덩이

직립보행은 대퇴 뒤쪽 근육의 역할을 저하하기 때문에 인간의 대퇴는 유인원에 비해 가늘어졌다. 즉 직립보행에 따라 대사능력이 높아진 인간은 힙업된 엉덩이와 탄탄한 대퇴를 얻게 된 것이다. 반대로 대사능력이 저하하면 엉덩이가 쳐지고 잘록한 허리도 가질 수 없다.

Section 2

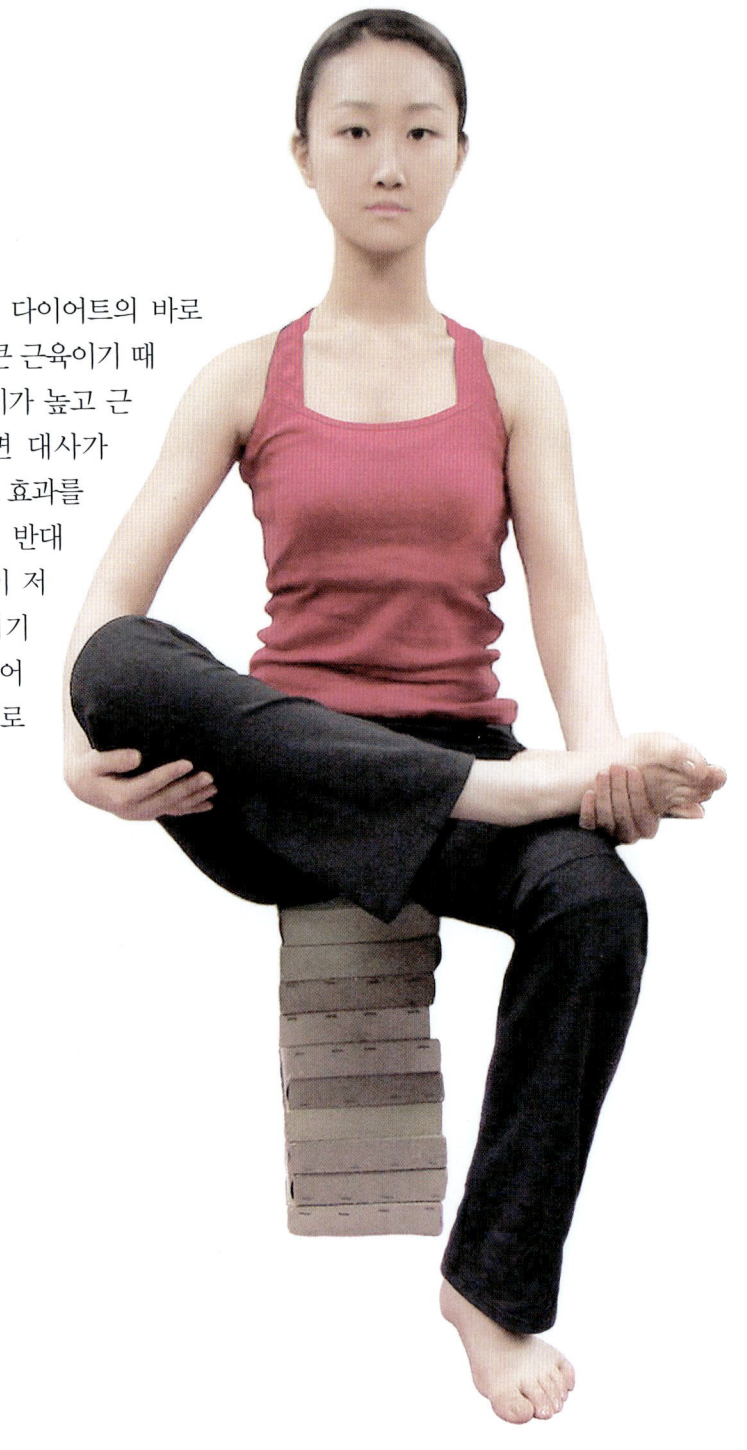

　엉덩이 근육은 다이어트의 바로미터이다. 매우 큰 근육이기 때문에 에너지 소비가 높고 근력을 증진시키면 대사가 올라가 다이어트 효과를 발휘할 수 있다. 반대로 엉덩이 근육이 저하하면 살이 찌기 쉬워진다. 다이어트의 열쇠는 바로 '엉덩이'이다.

4 대전근·대요근 스트레칭
1) 대전근·대요근 스트레칭 Ⅰ

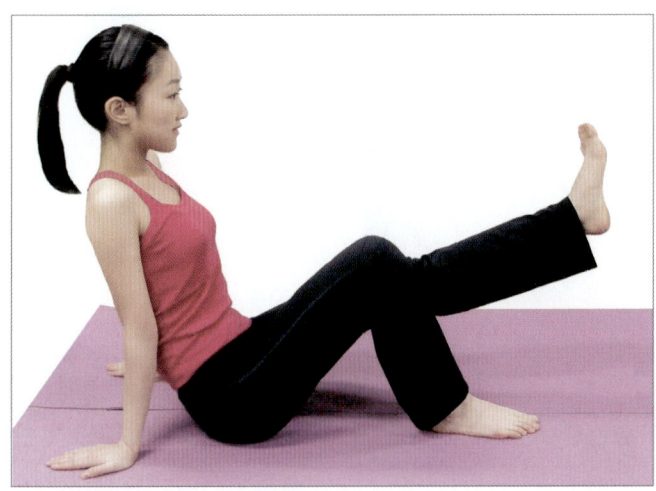

1 양손을 어깨 넓이로 벌리고 상체를 지탱한다. 허리를 낮추고 한쪽 다리를 펴서 들어올린다.

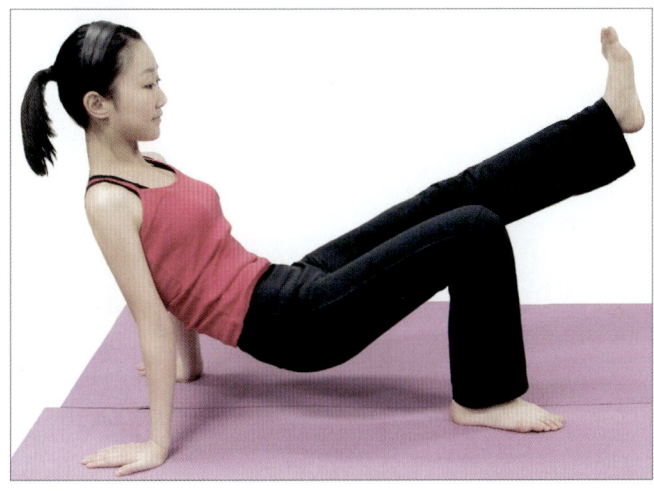

2 엉덩이와 대퇴 안쪽 근육에 힘을 주어 허리를 들어올린다. 이 동작을 10~15회 반복한다.

Section 2

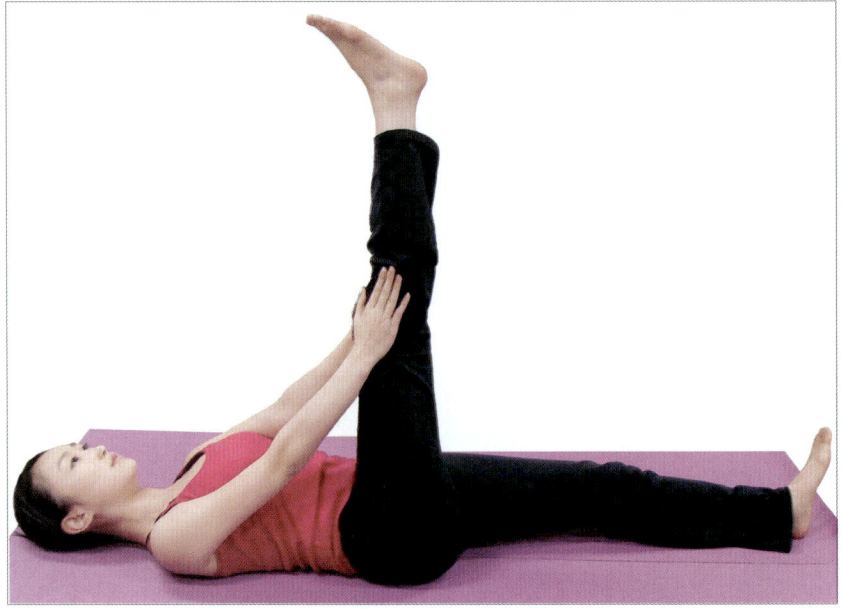

3 매트에 반듯이 누운 상태에서 한 발은 지면에 붙이고 다른 한 발은 90° 각도로 지그시 들고 양손은 무릎을 잡고 지탱한다.

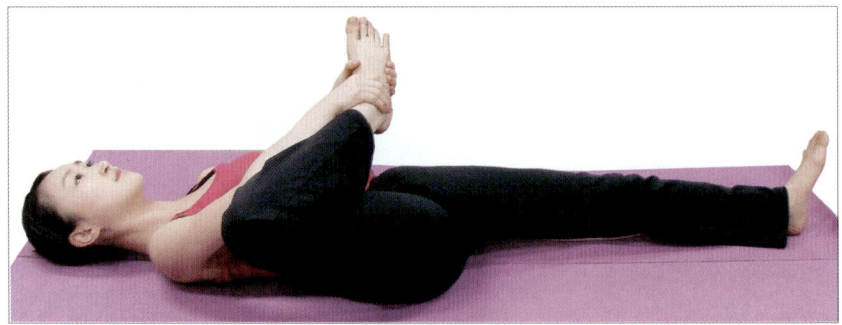

4 누운 상태로 무릎을 굽혀 발목을 손으로 잡는다. 가슴 쪽으로 발목을 끌어당기면서 엉덩이 근육을 서서히 신장시킨다.

2) 대전근 · 대요근 스트레칭 Ⅱ

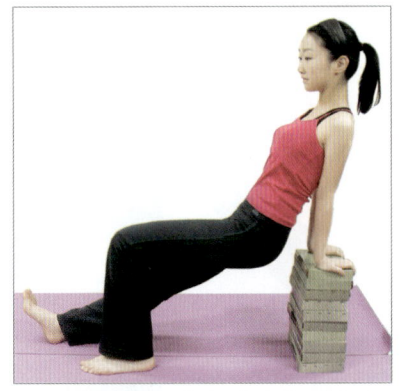

1 적당한 높이의 의자나 책을 놓은 후 양손으로 상체를 지탱하고 한쪽 다리를 뻗는다. 허리를 의자 높이보다 아래로 한다.

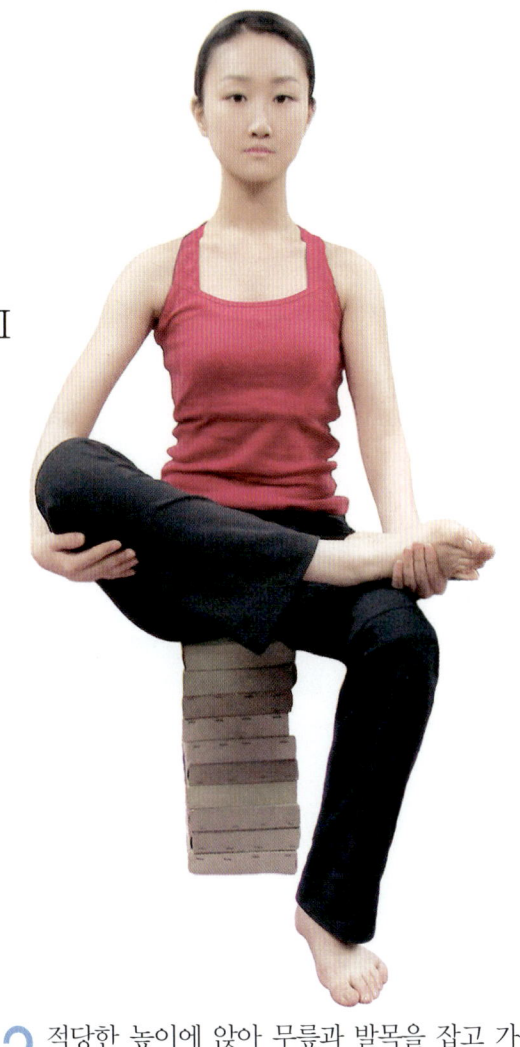

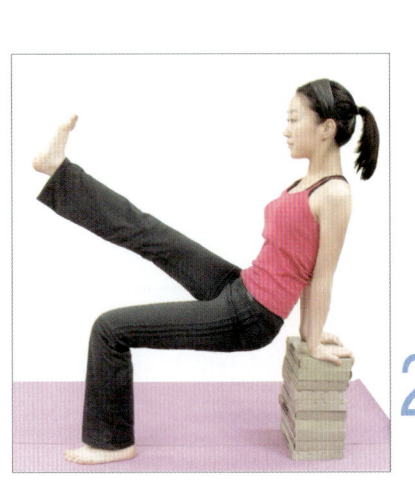

3 적당한 높이에 앉아 무릎과 발목을 잡고 가슴 쪽으로 끌어당긴다. 엉덩이 근육이 신전되고 있음을 의식하면서 좌우로 서서히 신전시킨다.

2 신체를 지탱하고 있는 대퇴 뒤쪽에 힘을 주면서 허리를 들어올린다. 뻗은 쪽 다리도 동시에 함께 들어올린다. 이 운동을 좌우 각각 5~10회 정도 실시한다.

3) 대전근 스트레칭

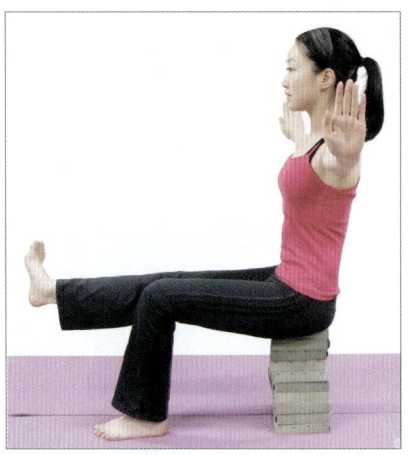

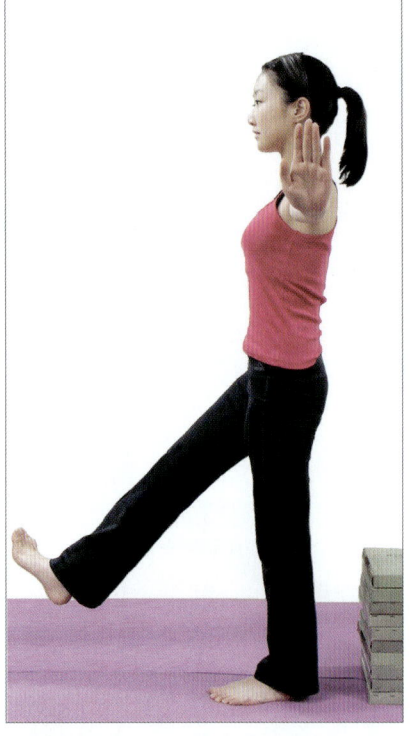

1 적당한 높이의 의자나 책을 놓은 후 배근을 펴고 양팔을 벌려 한쪽 다리를 전방으로 뻗은 후 들어올린다.

2 전신의 균형을 잡고 엉덩이 근육을 의식하면서 대퇴 전면 근육에 힘이 들어가지 않도록 단숨에 일어선다. 5~10회 정도 반복한다.

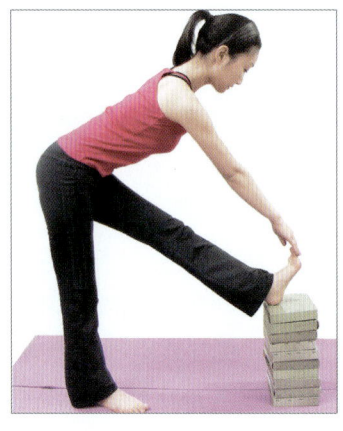

3 신전된 한쪽 다리를 적당한 높이에 올리고 무릎이 굽혀지지 않도록 상체를 전방으로 기울인다. 양손으로 발끝을 붙잡고 엉덩이와 허벅지 뒤 근육을 뻗는다. 좌우 각각 5~10초간 스트레칭한다.

4) 대전근·대요근 스트레칭 Ⅲ

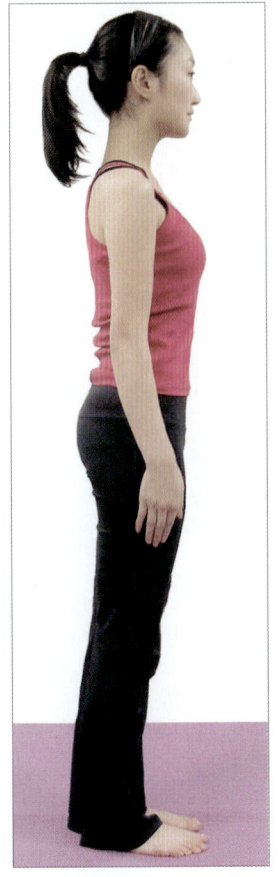

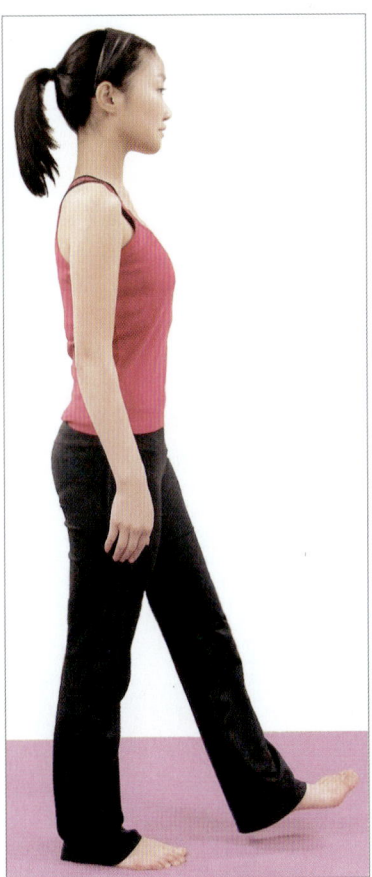

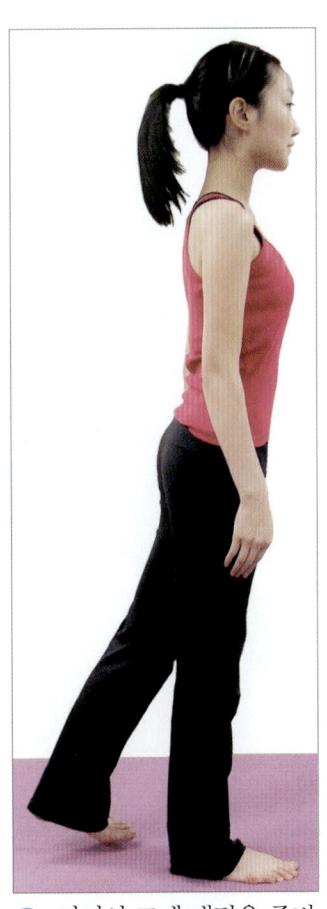

1 배근을 펴고 똑바로 선다.

2 한쪽 다리로 균형을 잡는다. 힘을 빼고 한쪽 다리를 시계추처럼 흔든다.

3 이어서 크게 내딛을 준비를 한다.

Section2

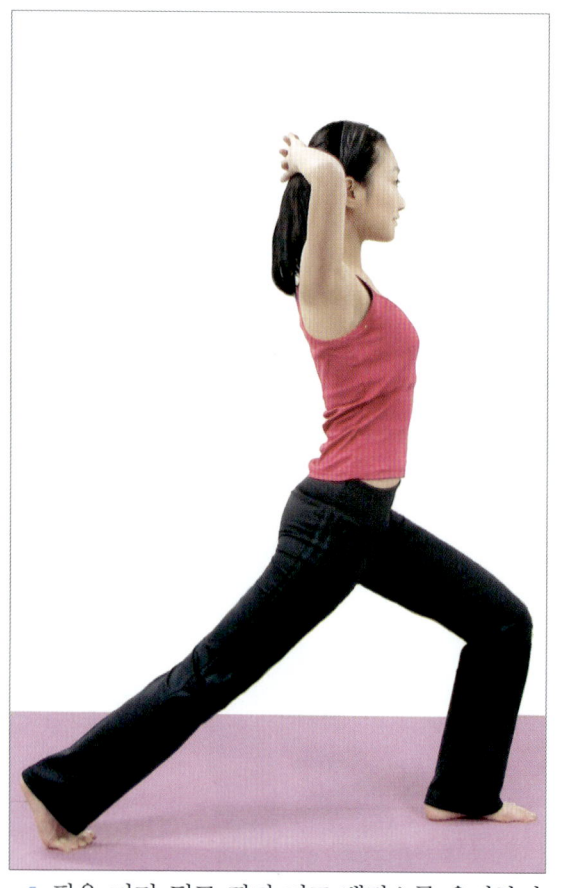 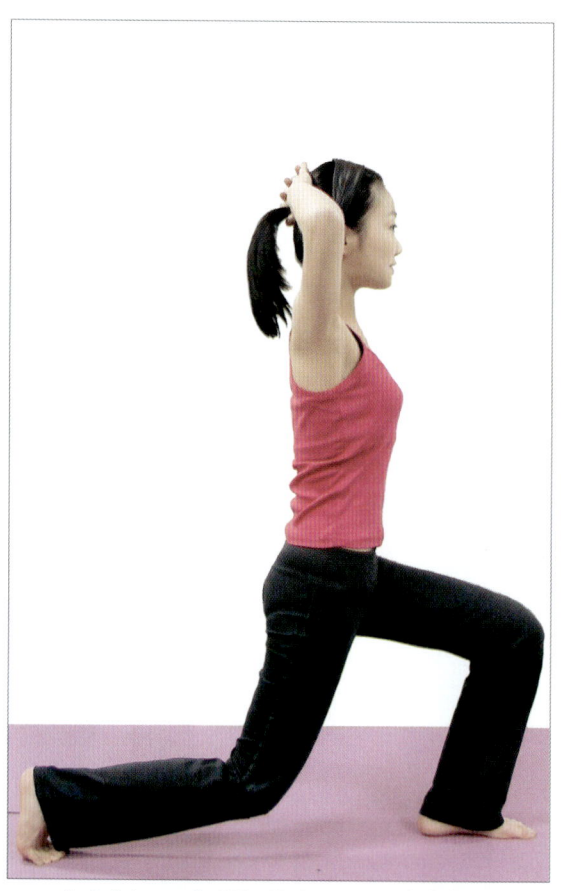

4 팔을 머리 뒤로 깍지 끼고 밸런스를 유지하면서 다리를 크게 내딛는다. 앞에 내민 다리의 대퇴 뒤쪽에서 엉덩이에 걸친 근육에 저항을 느낀다. 리드미컬하게 좌우 교대로 10회씩 실시한다.

5 마지막으로 허리를 내리고 스트레칭을 10초간 행한다.

3. 섹시한 다리만들기

1 장딴지가 두꺼운 원인

장딴지는 대사능력을 높이는 근지구력 역할이 큰 근육이다. 심장에서 먼 부위이기 때문에 중력의 영향을 받아 혈액이나 림프액 등이 세포 바깥에 정체한다. 장딴지가 두꺼우면 예쁜 구두를 신어도 돋보이지 않는다. 모델과 같이 가늘고 아름다운 발목을 얻기 위해서는 장딴지가 가장 중요하다.

양말을 벗으면 끝단 자국이 확실히 남아 있거나 저녁이 되면 장딴지가 부어 아파오는 경우가 있다. 이것은 중력의 영향으로 일어나는 '부종'이 원인이다. 여성이 하이힐을 신고 있을 때의 장딴지는 근육이 수축된 상태이다. 오랜 시간 앉아 있거나 서 있는 등, 근육을 움직이지 않는 상태가 지속될 때 부종이 일어난다.

부종의 원인은 혈액이 근육 밖으로 나가 조직액이 되어 세포 바깥에 쌓이는 것이다. 여성은 남성보다 장딴지 근육이 발달하지 않았기 때문에 붓기 쉬운 경향이 있다. 혈액 순환이 저하되면 대사능력이 떨어져 살이 찌기 쉬

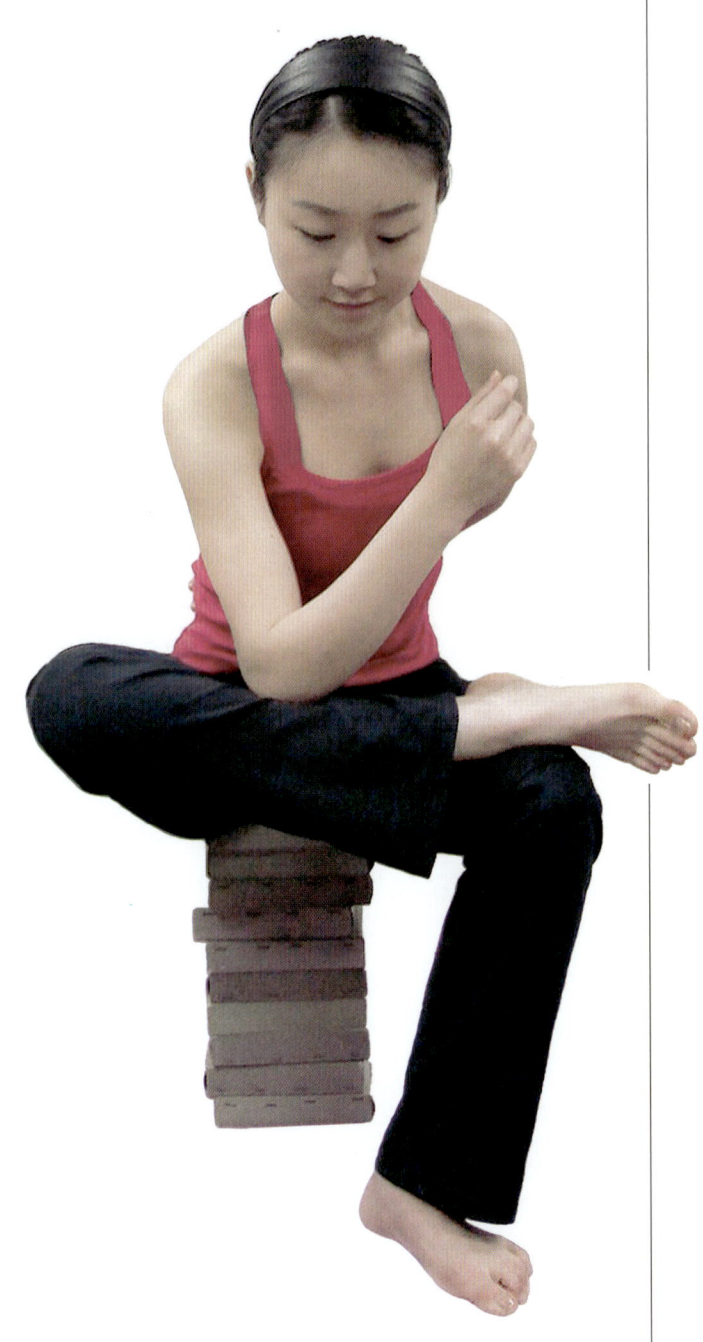

Section 2

워진다. 장딴지가 부으면 혈관이나 림프를 압박하기 때문에 혈액순환이 더욱 저하된다. 또한 피로물질이 축적되어 산소나 영양소 공급량이 저하하면서, 냉증이나 피로와 함께 더욱 대사가 떨어진다. 이렇게 되면 살이 찌기 쉬운 체질로 변해간다.

2 속옷을 입으면 흐트러지는 스타일

장딴지에 양말이나 스타킹 자국이 선명히 드러나 있는 것은 대사능력이 저하되었다는 증거이다. 장딴지가 붓는 것은 중력의 영향과 근육을 움직이지 않는 것이 주된 원인이다. 근육을 움직이지 않으면 인간의 신체에 심각한 악영향을 미친다. 예를 들면 보정속옷을 입고 있는 여성은 근육을 움직이지 않아 근력이 저하되고, 결과적으로는 스타일이 흐트러져버린다. 또한 요통치료로 코르셋을 계속해서 착용해도 마찬가지이다. 근력저하에 따라 코르셋 없이는 생활할 수 없게 되어 버린다.

장딴지를 가늘게 하고 발목을 아름답게 하는 스트레칭을 소개하고자 한다.

3 비복근 · 대퇴근 · 비장근 스트레칭

1) 비복근 · 전근 스트레칭

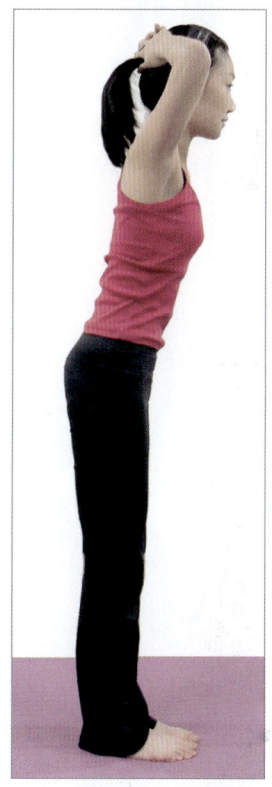
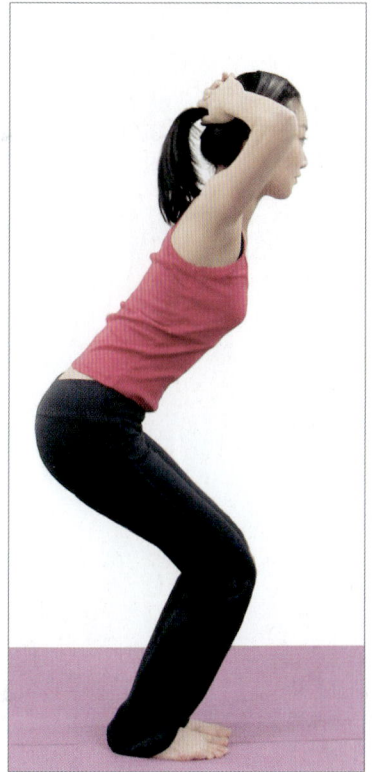
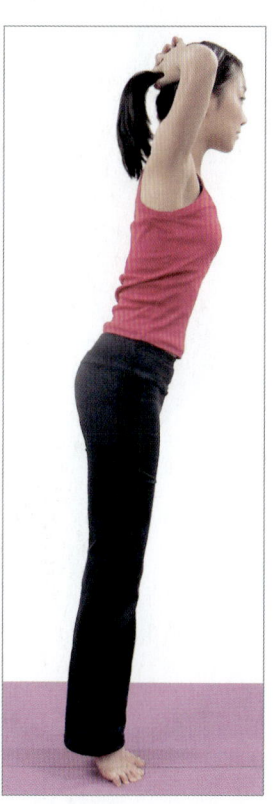

1 배근을 뻗고 상체를 약간 앞으로 내민다. 중심을 발끝 쪽으로 옮긴다.

2 자세를 흐트러뜨리지 말고 무릎을 굽혀 신체를 낮춘다. 엉덩이 근육으로 상반신의 체중을 받아들이는 것을 의식하자.

3 엉덩이 근육으로 굽힌 무릎을 편다. 발꿈치를 바닥에서 확실히 뗀다.

Section 2

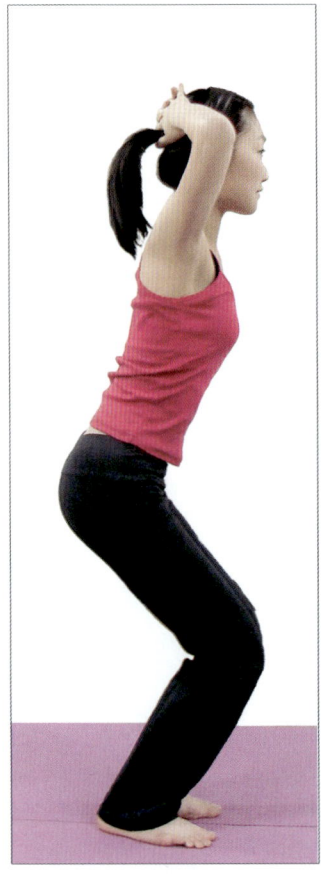

4 무릎을 두 번 굽혀 엉덩이 근육을 의식하면서 장딴지를 뻗는다. 이 운동을 10회 반복한다.

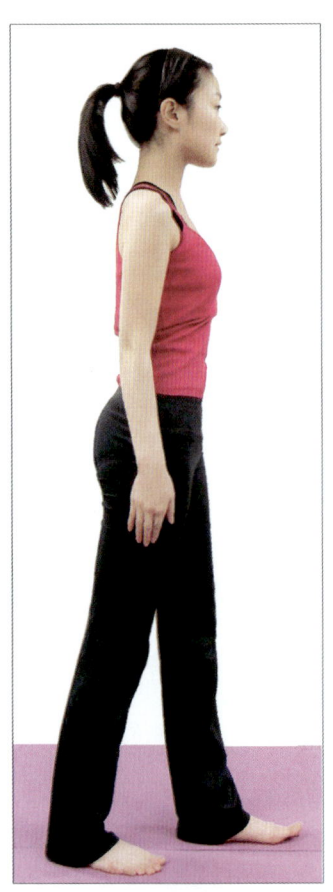

5 다리를 전후로 벌리고 뒷발 발꿈치를 지면에 붙인다. 장딴지 외측의 비복근 스트레칭이다. 좌우 각각 10초간 스트레칭한다.

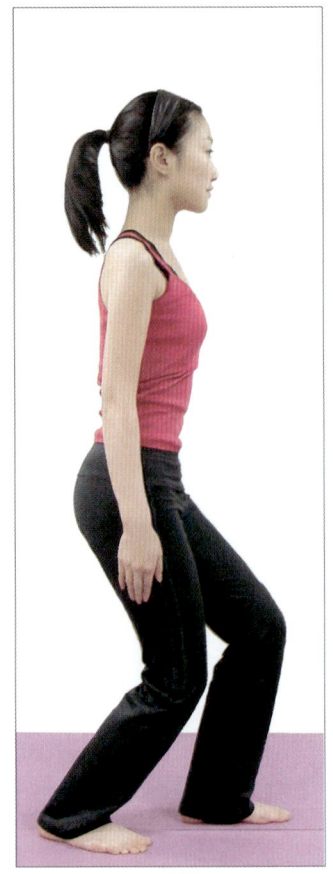

6 천천히 무릎을 굽혀 신체를 낮춘다. 뒷발 장딴지 내측의 히라메근을 좌우 각각 10초간 스트레칭한다.

2) 비복근 · 대퇴근 · 전근 스트레칭

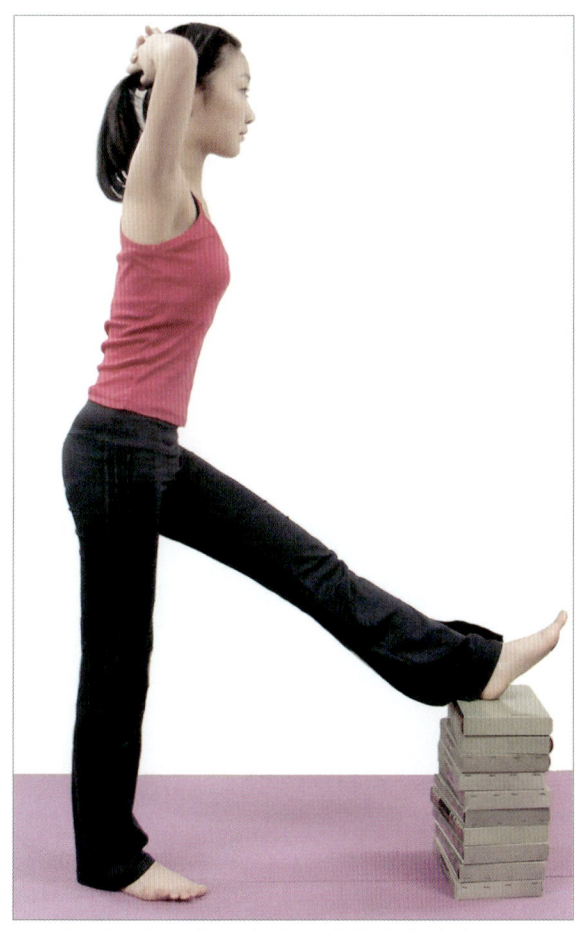

1 배근을 펴고 한쪽 다리를 의자에 올린다.

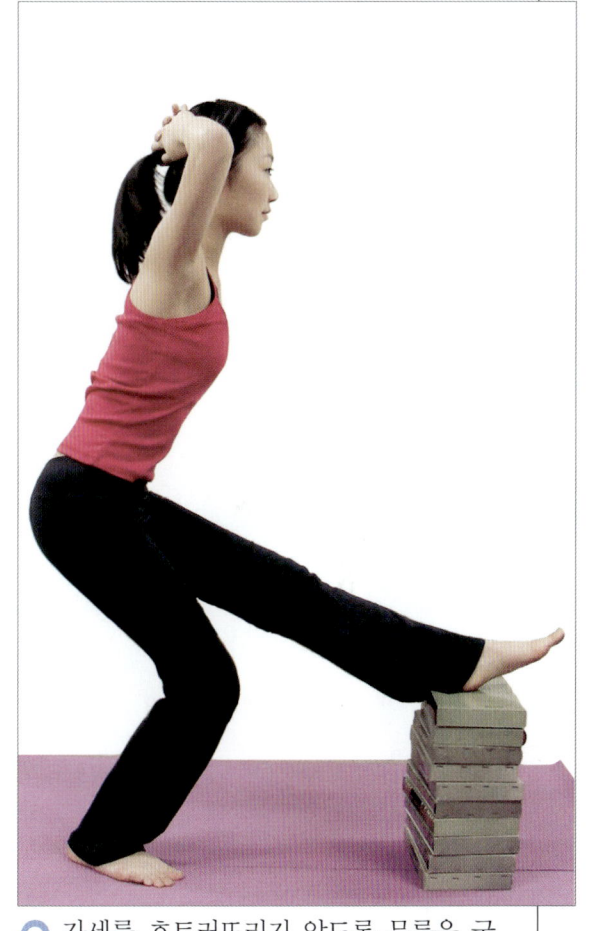

2 자세를 흐트러뜨리지 않도록 무릎을 굽히고 몸을 낮추어 발꿈치를 지면에 붙인다. 엉덩이 근육을 의식한다.

Section2

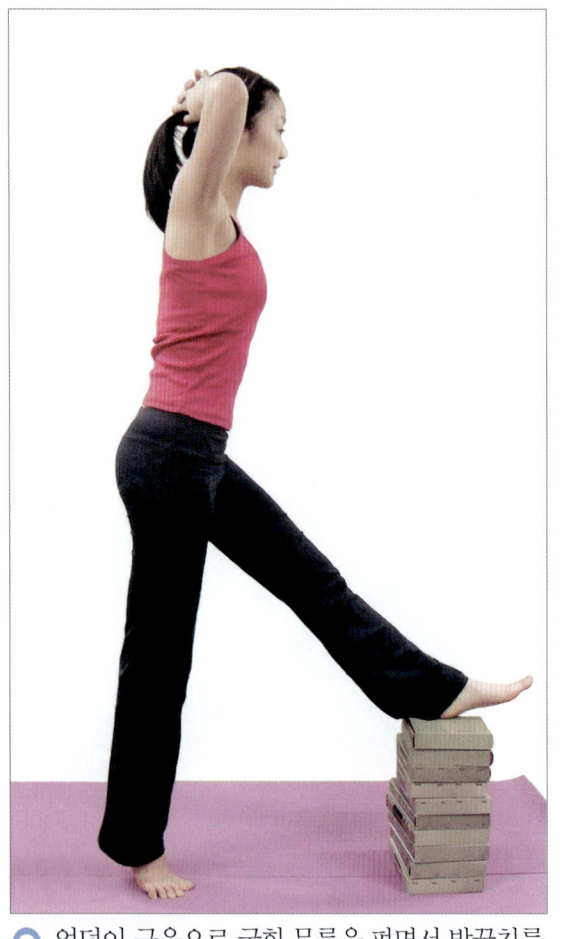

3 엉덩이 근육으로 굽힌 무릎을 펴면서 발꿈치를 확실히 바닥에서 띄운다.

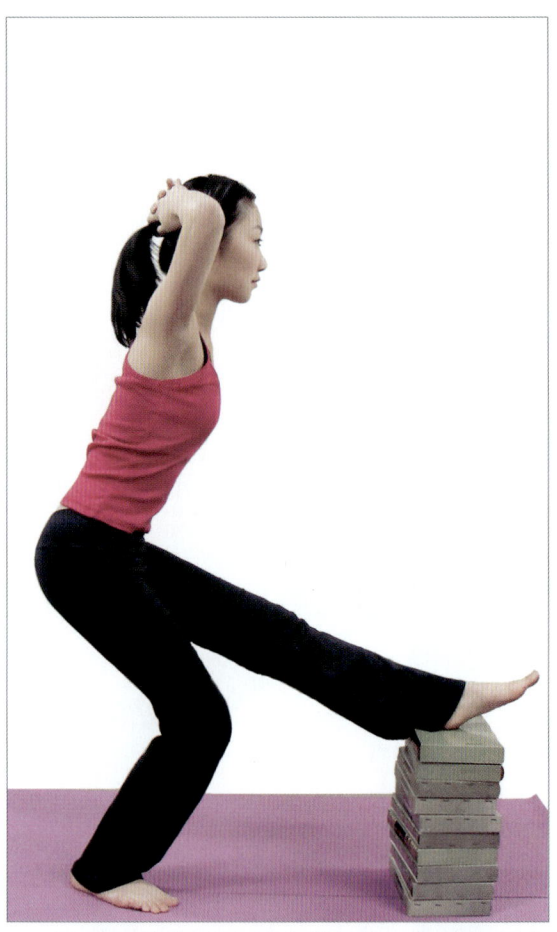

4 두 번 무릎을 굽혀 장딴지를 뻗는다. 이 운동을 좌우 각각 10회 반복한다.

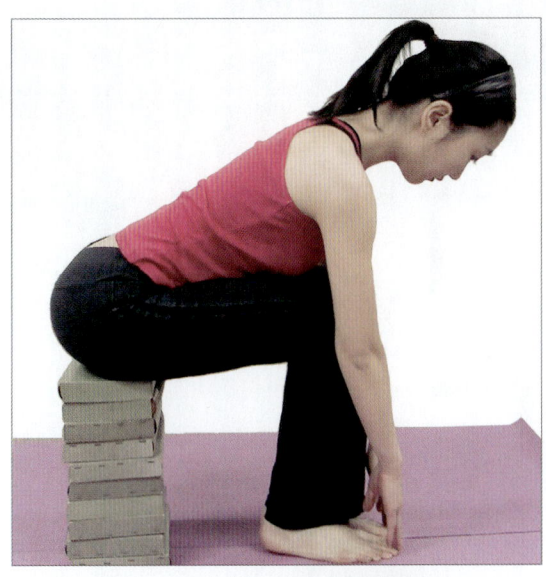

5 의자에 앉아 배근을 편 상태에서 무릎을 굽혀 한쪽 다리의 발끝을 양손으로 붙잡는다.

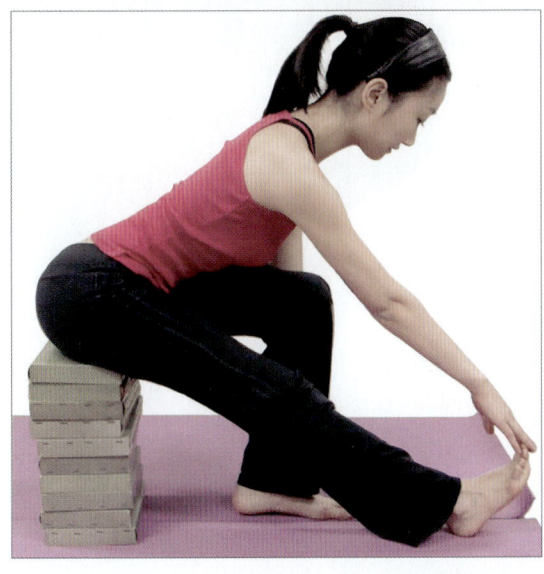

6 천천히 무릎을 펴고 대퇴 뒤쪽에서 장딴지에 걸쳐 스트레칭한다. 좌우 각각 10초간 유지한다.

Section 2

3) 비복근 스트레칭

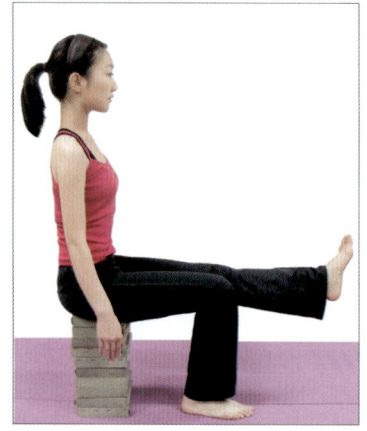

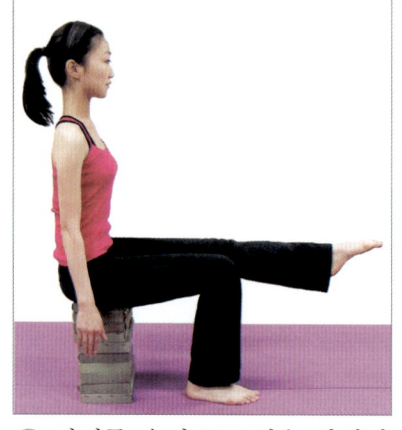

1 한쪽 다리를 수평으로 뻗고 발끝이 위를 가리키듯이 발목을 충분히 젖힌다. 장딴지가 신전되어 있음을 의식한다.

2 다리를 수평으로 뻗은 상태에서 발끝을 편다. 장딴지 수축과 다리 전면의 스트레칭이다. 좌우 각각 30회 실시한다.

3 팔꿈치로 장딴지를 압박한다. 발목 쪽에서 무릎을 향해 세 부위를 3초씩 압박한다. 심장에서 먼 부위부터 압박해 가는 것이 포인트이다.

4. 날씬하고 균형있는 팔 만들기

1 팔을 가늘게 하려면 어깨 운동을!

팔을 가늘게 하는 메커니즘은 다리를 긴장시킬 때의 원리와 같다. 팔의 경우도 미토콘드리아를 증가시키기 위하여 평소 잘 움직이지 않는 어깨 주변 근육과 두 팔 뒤쪽 근육, 즉 상완삼두근 운동을 통하여 근지구력을 증진시킨다. 팔 근육은 어깨뼈와 이어져 있어, 어깨를 움직이는 것이 팔 근육 운동으로 이어지게 된다.

아프리카 사바나를 질주하는 치타의 모습을 떠올리면 알 수 있듯이, 발이 빠른 동물은 체간부에 가까운 다리 부분이 발달해 있고 반대로 발목 쪽은 가늘다. 인간의 경우도 팔의 어깨 근육을 단련함에 따라 팔 자체를 가늘게 만들 수 있다. 어깨결림의 원인은 어깨 주변부 근육을 움직이지 않아 혈액이 말초근육까지 잘 전달되지 않는 것, 즉 혈류 저하 때문이다. 말초 혈류가 저하했기 때문에 손끝이나 발까지 차가워지는 것이다. 그렇기 때문에 팔을 가다듬기 위해 어깨 운동을 실시하면 결과적으로 어깨결림이나 수족 냉증도 해소된다.

어깨 관절은 팔꿈치 등의 관절과 달라 여러 방향으로 움직이고 움직이는 범위가 넓기 때문에 관절이 쉽게 빠지기도 하는데, 그것을 안정시키기 위하여 심부에 있는 많은 근육이 움직이고 있다. 날씬한 팔을 얻기 위해서는 이 근육의 대사능력을 증진시키는 것이 필요하며, 그러기 위해서는 먼저 미토콘드리아를 증가시켜야 한다.

손으로 물건을 운반하는 동작은 견관절 심부에 있는 근육을 자극하는데, 현대의 일상생활 속에서 이러한 동작을 하는 일이 점점 드물어지고 있다. 따라서 사용하지 않는 근육은 대사능력이 저하하고, 움직임이 적어진 팔에는 지방이 축적되어 팔뚝 살이 붙게 되는 것이다.

2 어깨결림은 비만의 신호

견관절에는 견반이라는 심층근이 있어, 컵에 물을 붓는 동작이나 볼을 던질 때 기

Section 2

능한다. 동시에 이 근육은 어깨결림이나 '사십견', '오십견'의 원인이 되기도 한다. 견반은 대사에 관계하는 등 매우 중요한 역할을 하는 심층근이다. 따라서 팔을 단련하기 위해서는 견반 운동을 실시할 필요가 있다.

견관절 심층근 대사가 저하된 것이 어깨결림이다. 이것은 신체가 살이 찌고 있다는 신호이기도 하다. 어깨가 결리면 적절한 운동으로 견관절의 심층근 대사를 높이고 피로를 해소해야 한다. 이렇게 하면 살이 찌기 쉬운

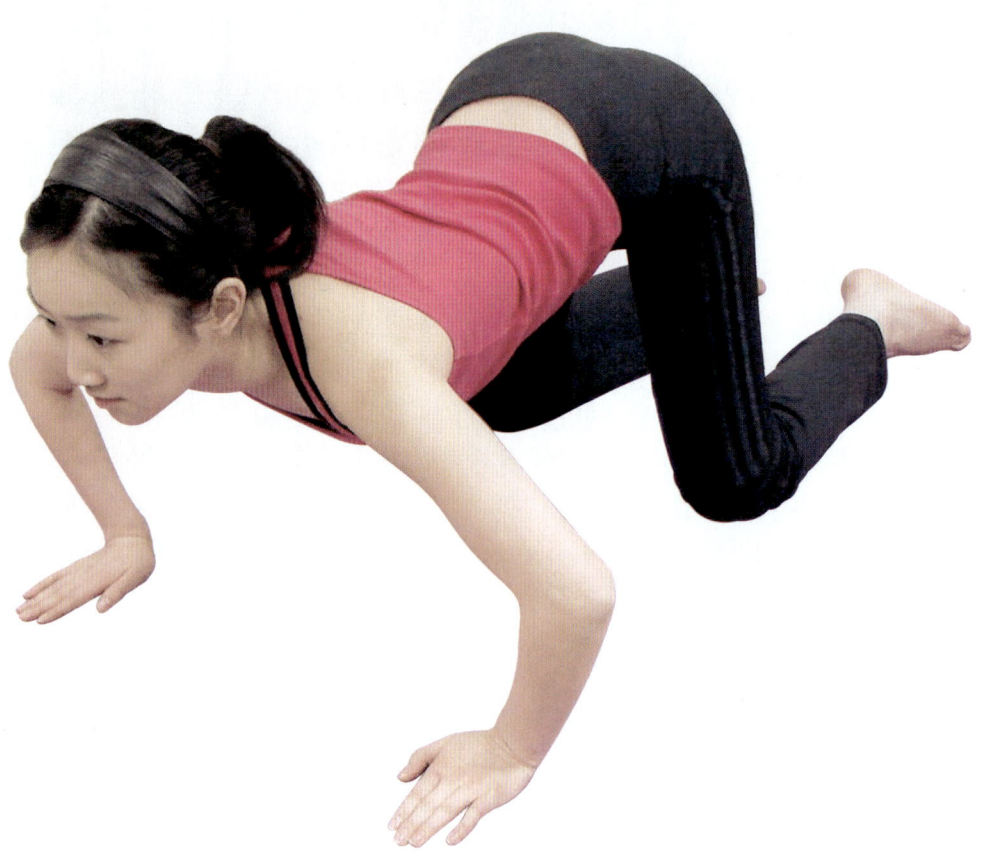

72 • 실전 다이어트 스트레칭

체질을 막아주어 다이어트 효과로 이어진다.

그러나 어깨가 결리면 어깨를 두드리는 사람이 많다. 결론부터 말하면 어깨를 두드리는 행동은 상태를 더욱 악화시킬 뿐이다. 같은 장소에 몇 번이나 부하를 가하여 자극하면 내출혈이 일어나 근육이 수축한다. 손을 위로 올려 어깨에 내리치는 강도는 손 무게의 10배 이상이 된다. 어깨가 결린다고 두드리면 근육이 굳어 어깨결림은 더욱 악화될 뿐이다.

어깨결림 해소의 특효약은 '다이어트 스트레칭'이다. 스트레칭은 어깨결림을 해소하고 대사능력을 높여주므로, 살이 잘 찌지 않는 몸으로 만들어준다. 어깨결림 해소와 다이어트가 동시에 가능해진다는 말이다.

근육의 '결림'을 측정하는 측정기 '근통계'를 개발하여 1만 명의 어깨결림을 측정한 바 있다. 그 결과, 마사지를 좋아하는 사람은 어깨가 굳는 경향이 있음을 알 수 있었다. 자극을 강하게 하면 근육이 굳는다는 사실을 측정 데이터에서 확인할 수 있었다.

3 '팔씨름'은 최고의 운동

날씬한 팔과 잘록한 허리를 만드는 운동으로 팔씨름만큼 이상적인 운동은 없다. 단, 팔 힘으로 실시하면 효과가 없어지므로 주의해야 한다.

바른 팔씨름 방법은 상대에 대해 반신에 오른손의 경우, 우측 어깨를 좌측 방향으로 튼다. 이렇게 하면 오른발은 우측으로 기울지 않는다.

시합 개시신호와 함께 상대는 힘을 주는데, 10초간 버텨본다. 부하를 가하는 힘에 대해 그에 저항하는 힘이 20% 강한 힘을 발휘할 수 있다. 이때의 저항을 통해서 삼각근과 대흉근을 단련할 수 있다. 팔씨름의 원리는 테니스나 골프, 야구와 같은 스포츠에도 응용할 수 있다.

4 상완삼두근 · 견반 · 삼각근 스트레칭
1) 상완삼두근 · 갑근 스트레칭

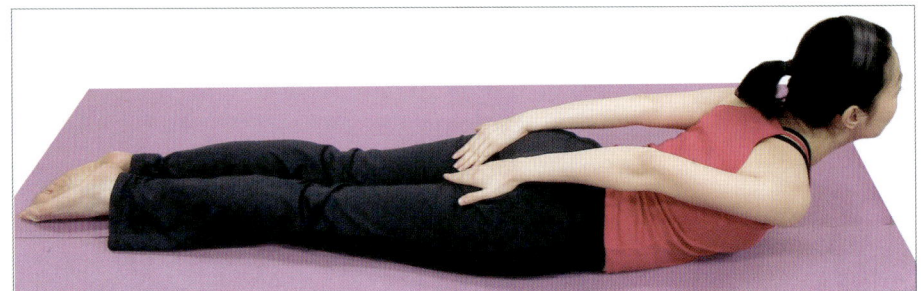

1 엎드린 자세에서 얼굴은 정면을 향하고 양팔은 굽히지 말고 편 상태에서 두 손바닥을 대퇴 후면부에 나란히 올려놓는다.

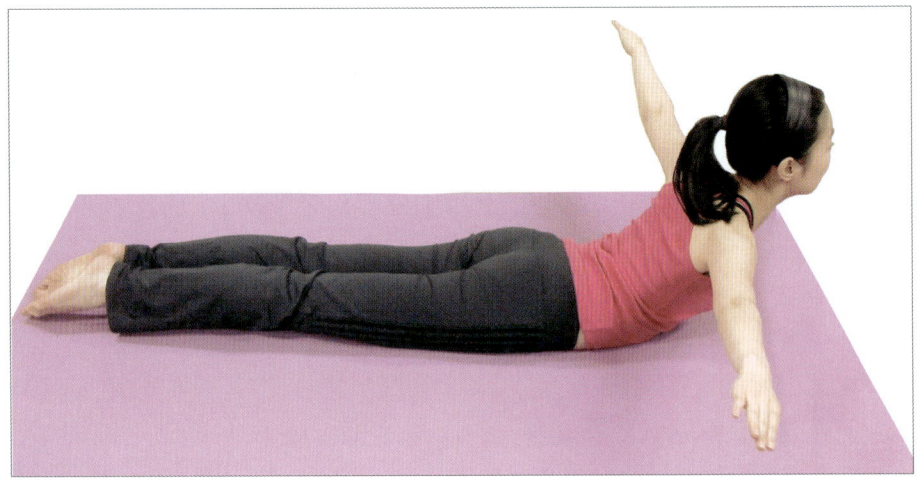

2 팔꿈치가 굽혀지지 않도록 팔을 천천히 회전한다. 팔이 바닥에 닿지 않도록 한다.

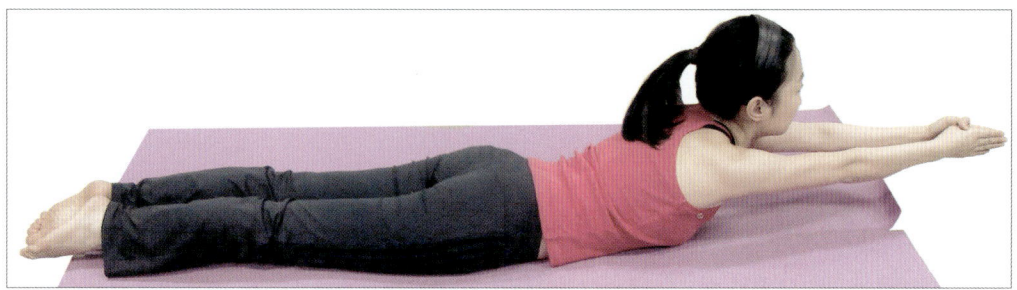

3 손바닥을 합장한다. 여기에서도 팔꿈치가 굽혀지지 않도록 주의한다. 꽤 힘든 운동이지만 정확히 10회 반복한다. 쉽게 10회 실시할 수 있게 되면 페트병을 양손에 잡고 실시해본다. 이 운동은 어깨결림을 해소하고 지방을 연소시키는데 효과적이다. 20~30회를 목표로 연습하도록 한다.

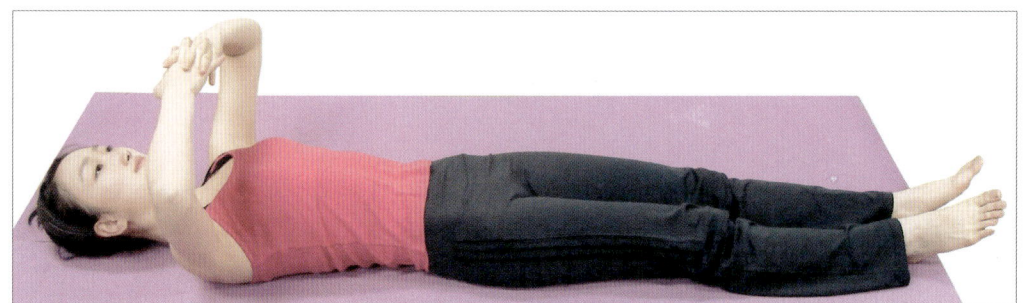

4 똑바로 누워 팔꿈치를 굽혀 가슴 앞에서 손을 모아 깍지를 끼운다.

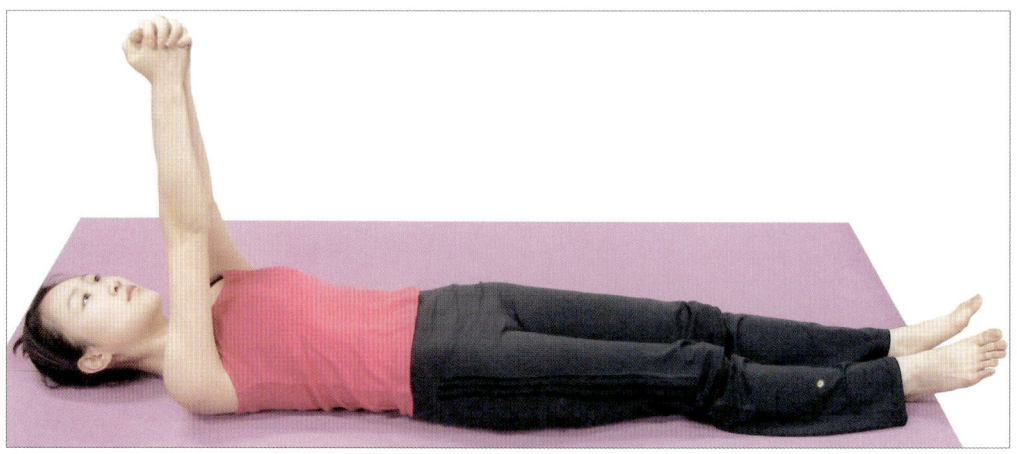

5 바로 누운 자세에서 양손을 깍지 낀 상태로 두팔을 쭉 뻗는다.

2) 상완삼두근 · 견갑근 · 삼각근 스트레칭 Ⅰ

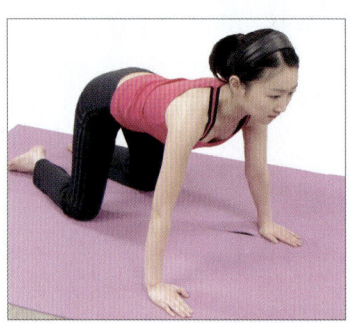

1 무릎을 붙이고 팔을 세워 엎드린다. 양 손의 간격을 어깨 폭보다 넓게 벌린다.

2 팔꿈치가 90도가 될 때까지 똑바로 굽힌다. 20회 반복한다.

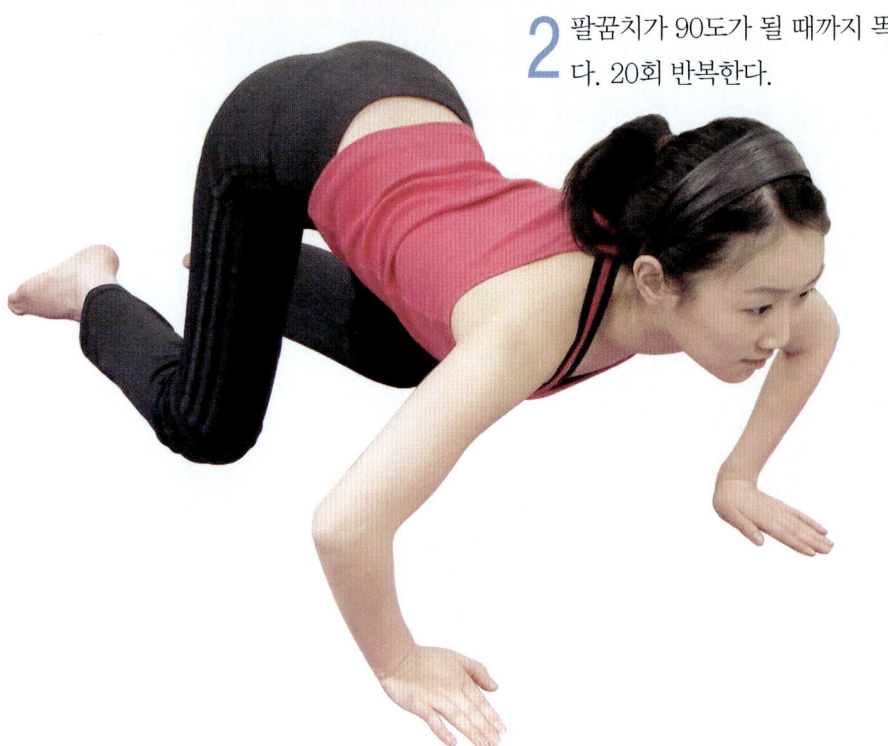

3) 상완삼두근 · 견갑근 · 삼각근 스트레칭 Ⅱ

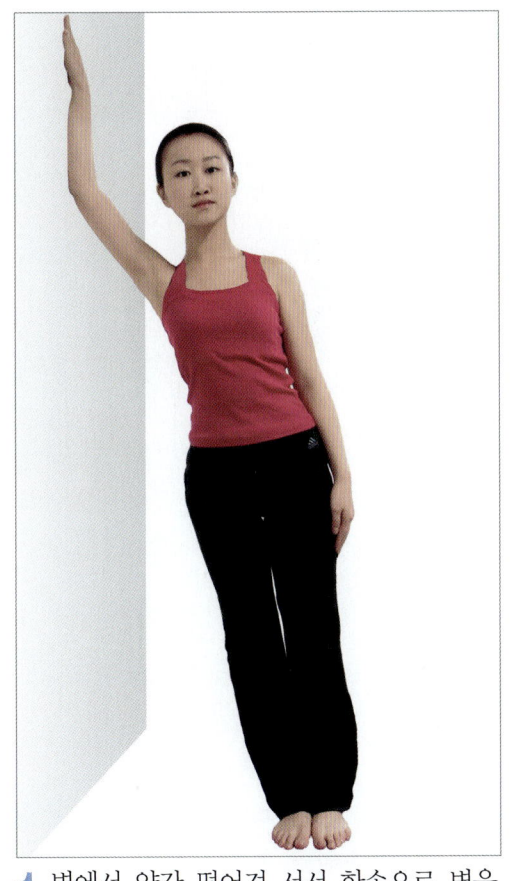

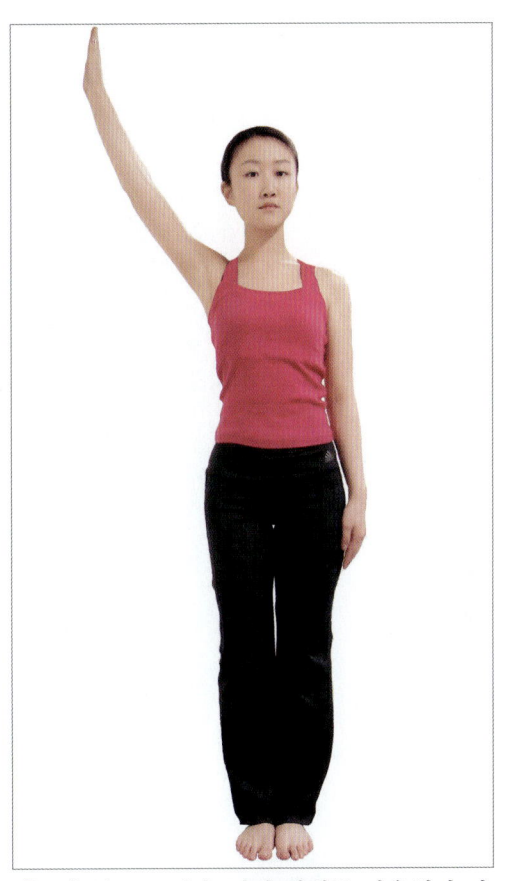

1 벽에서 약간 떨어져 서서 한손으로 벽을 짚고 선다.

2 팔 힘으로 벽을 밀어 신체를 기울였다 단숨에 일으킨다. 좌우로 각각 10~15회 반복한다. 처음에는 쉬운 것 같지만 10회 정도 반복하고 나면 힘든 운동임을 알 수 있을 것이다.

Section2

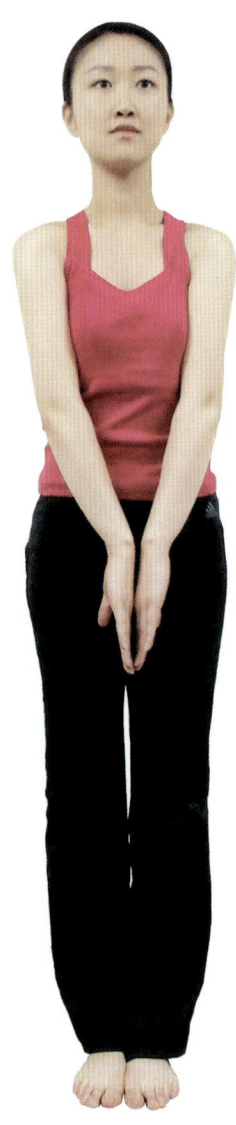

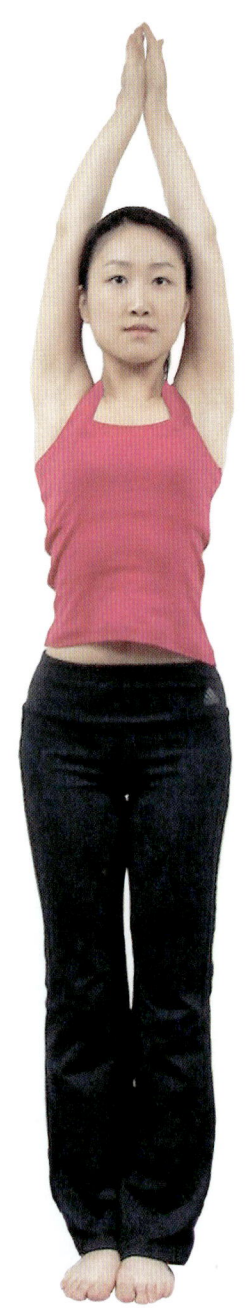

3 팔을 아래로 뻗어 손등을 마주 댄다. 상체를 똑바로 세우고 양 팔을 뻗어 팔꿈치가 굽혀지지 않도록 한다.

4 손등을 마주댄 상태에서 팔을 머리 위까지 회전하여 심층근을 스트레칭한다. 도중에 팔꿈치를 굽히지 않도록 주의하면서 15~20회 반복한다.

4) 상완삼두근 · 견갑근 스트레칭

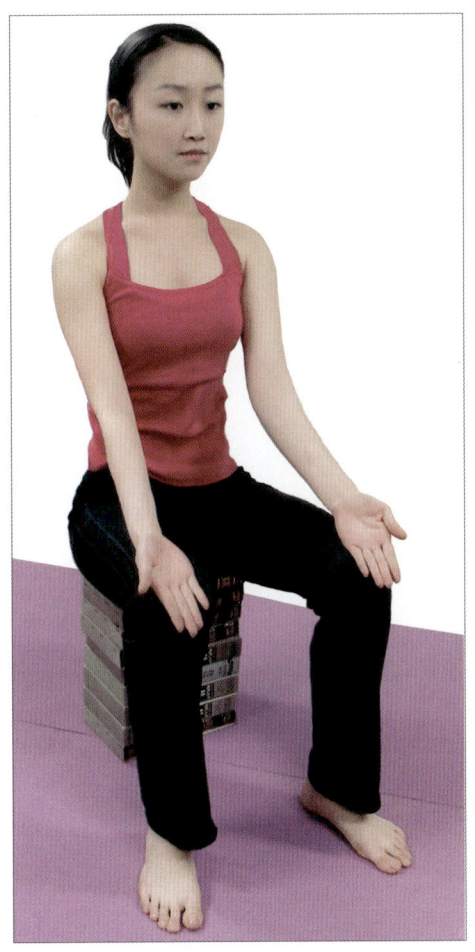 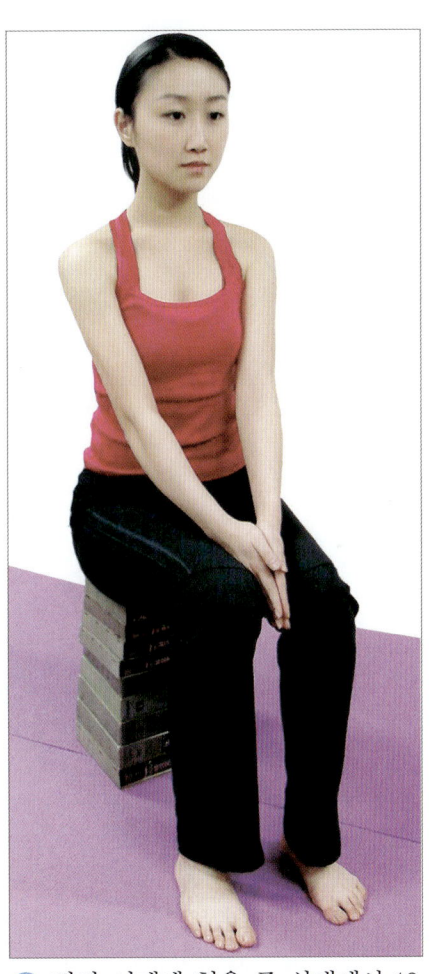

1 허리와 가슴을 펴고 앉은 상태에서 손 등을 무릎에 올려놓은 후 팔을 펴고 손 등을 무릎쪽으로 서서히 힘을 준다.

2 팔과 어깨에 힘을 준 상태에서 10초간 무릎을 붙인다.

Section2

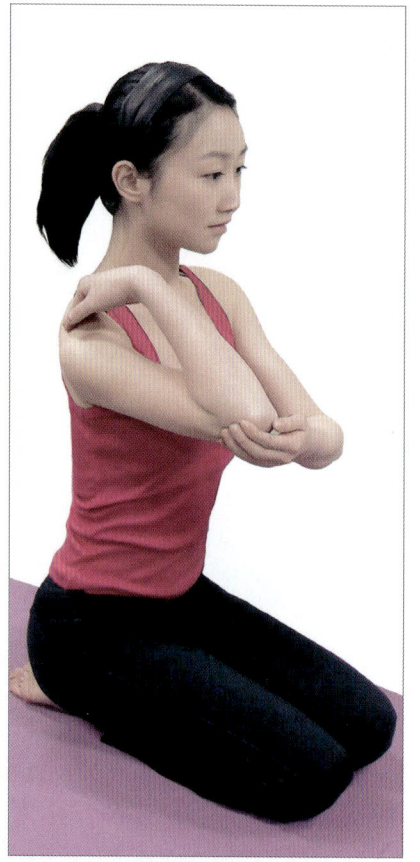 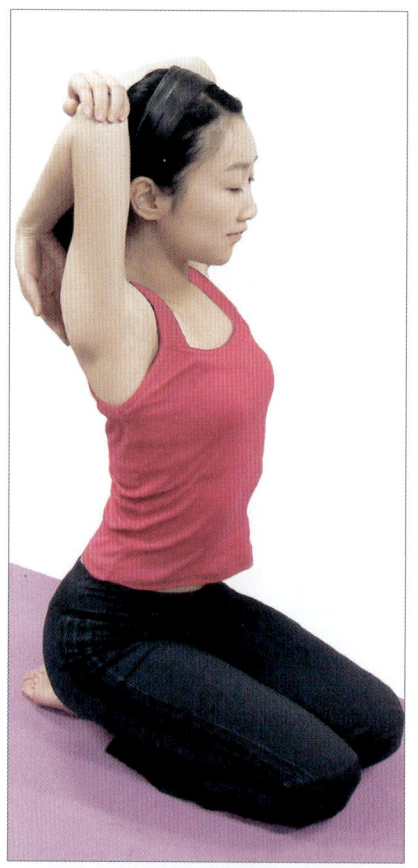

3 한쪽 팔은 타원형 원을 유지하고 반대쪽 손은 원을 만든 팔꿈치를 잡고 위를 향해 최대한 들어 올려 신전시킨다.

4 천천히 팔을 올려 머리 뒤로 넘긴다. 팔 뒤쪽을 5~10초간 스트레칭한다.

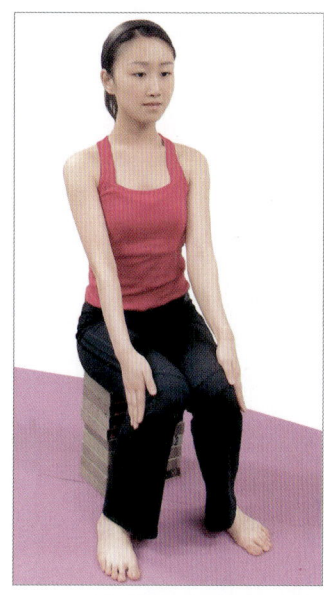
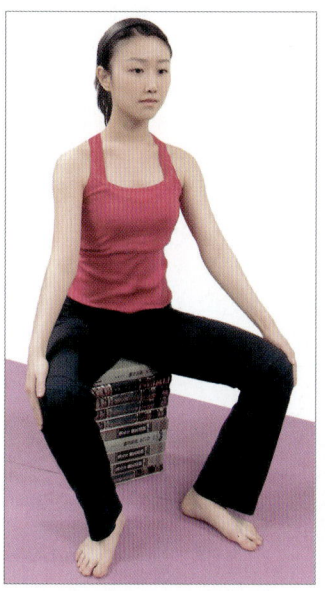
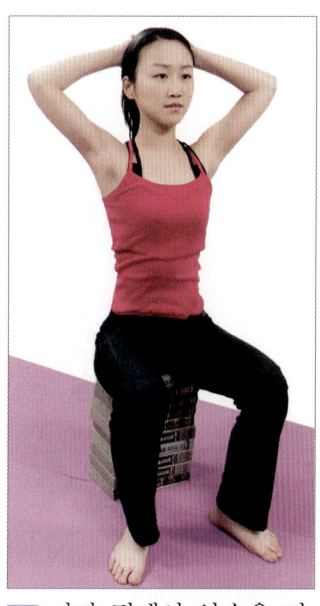

5 두 다리를 모아 무릎을 붙인다. 무릎을 양손 사이에 끼워 넣듯이 팔을 쭉 편다. 팔, 어깨, 가슴 근육에 힘을 주어 무릎에 저항을 준다.

6 팔, 어깨, 가슴 근육에 힘을 준 상태에서 10~15초간 대퇴의 힘으로 무릎을 벌린다.

7 머리 뒤에서 양손을 깍지 끼고 양 팔꿈치를 뒤로 젖힌다.

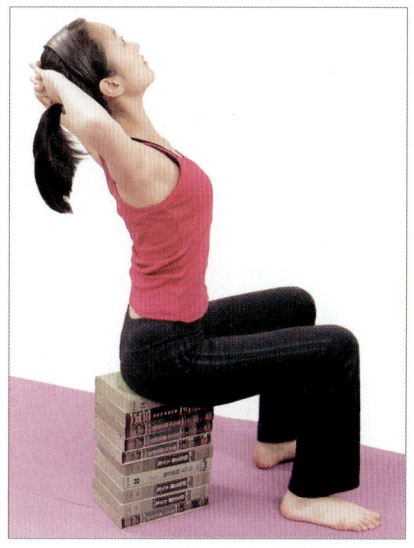

8 양 팔꿈치를 벌려 가슴 근육을 뻗으면서 머리를 뒤로 젖힌다. 자세를 10~15초간 유지한다.

Section 2

5. 탄력있는 몸 만들기!

1 과학적으로 증명된 워킹의 효과

　전신을 사용한 유산소 운동을 일상생활 속에서 습관화하는 것은 매우 어려운 일이나 워킹은 쉽게 가능하다. 그러나 평소 편안하게 걷는 워킹법은 대부분 다이어트 효과가 없다.

　유산소 운동이 가장 효과적이기 위해서는 최대 심박수 60~70%를 유지하는 것이다. 그 이하 심박수로는 운동효과가 적고 피로할 뿐이다.

　최대심박수는 '220 - 연령'이 되므로 30세인 사람은 220 - 30 = 190이 된다. 그러면 효과적인 유산소 운동의 최대심박수는 110~130이 되는데, 보통 걸을 때의 심박수는 100 전후이다. 이것으로는 운동효과를 기대하기 어렵다는 말이다.

　효과적인 유산소 운동을 위해서는 근육에 충분한 자극을 주어 심박수를 목표심박수까지 올려야 한다. 그러면 처음으로 에너지를 대사하는 미토콘드리아가 활동하면서 지방을 연소하게 된다.

　심박수가 200이나 되는 새나 쥐와 같은 작은 동물은 단명하는데 비해, 심박수가 적은 학이나 코끼리의 수명은 길다. 인간의 경우 운동부족인 사람은 심박수가 비교적 많다. 미국에는 걷는 속도가 느린 사람일수록 단명한다는 학술적 데이터가 있다. 적은 횟수로 산소가 공급되면 심장의 부담이 가벼워져 그만큼 건강에 좋다는 것을 누구나 이해할 수 있을 것이다.

　심폐기능이 높은 신체에서 운동을 하면 세포의 발전소인 미토콘드리아가 증가하기 때문에 효과적으로 지방을 연소할 수 있다. 게다가 증가한 미토콘드리아는 신체가 움직이지 않을 때에도 효과적으로 대사를 높여준다.

2 최적의 워킹법

　대사능력이 높아지면 다이어트 효과도 상승할 뿐 아니라 여성에게 심각한 골조송증 예방에도 효과적이다. 뼈의 조직은 골아세포라는 곳에서 만들어지고 파골세포에서 오래된 세포가 파괴된다. 이와 같은 신진대사가 반복되면서 약 2년 동안 모든 뼈가 교체된다.

　워킹 시 가능하면 상체를 수직으로 하여 발바닥부터 착지한다. 크게 앞으로 내딛기 때문에 운동효과가 높아 대사능력을 높이고, 동시에 자신의 체중을 가장 유효하게 사용하고 있어 각 근육에 대해 종방향의 자극을 준다. 대전근이 쇠하면 엉덩이가 쳐지면서 대사능력이 떨어져 비만의 원인이 된다.

　그러나 운동효과가 높은 걷는 법을 몸에 익히면 다이어트를 하면서 예쁜 힙 라인을 단련할 수 있다. 또한 햄스트링, 대요근, 장딴지의 비복근과 히라메근을 동시에 트레이닝 할 수 있다. 밸런스 있는 근육으로 심박수가 높아져, 체지방이 효율적으로 연소되는 최적의 워킹방법이라고 할 수 있다.

3 전근·대요근 스트레칭

1) 전근·대요근 스트레칭

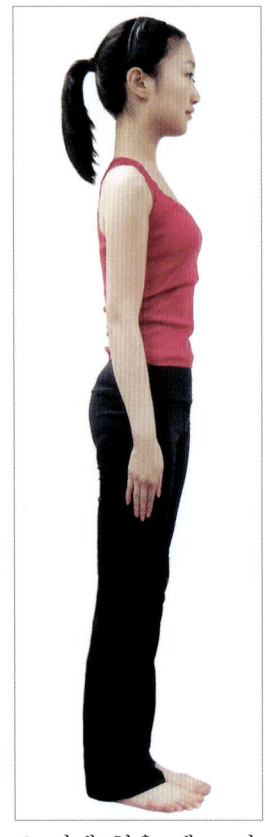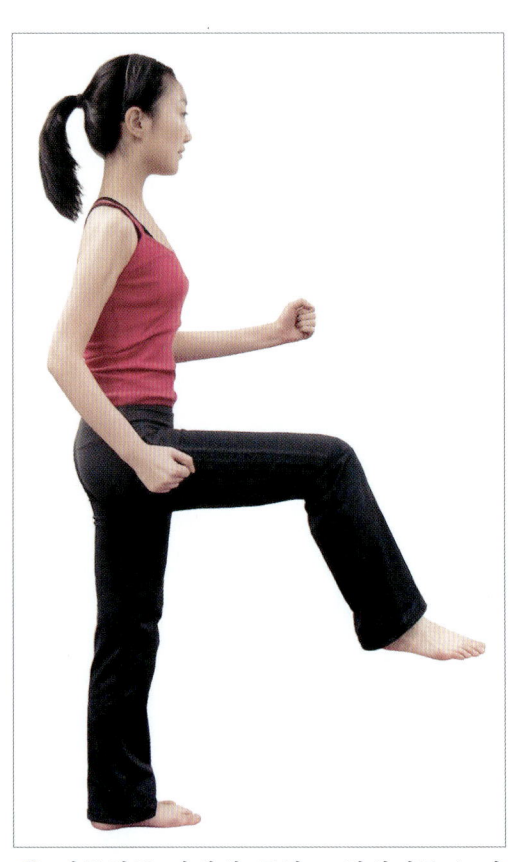

1 어깨 힘을 빼고 가슴을 편다. 시선은 15m 앞을 향한다.

2 팔꿈치를 가볍게 굽히고 허벅지를 높이 든다.

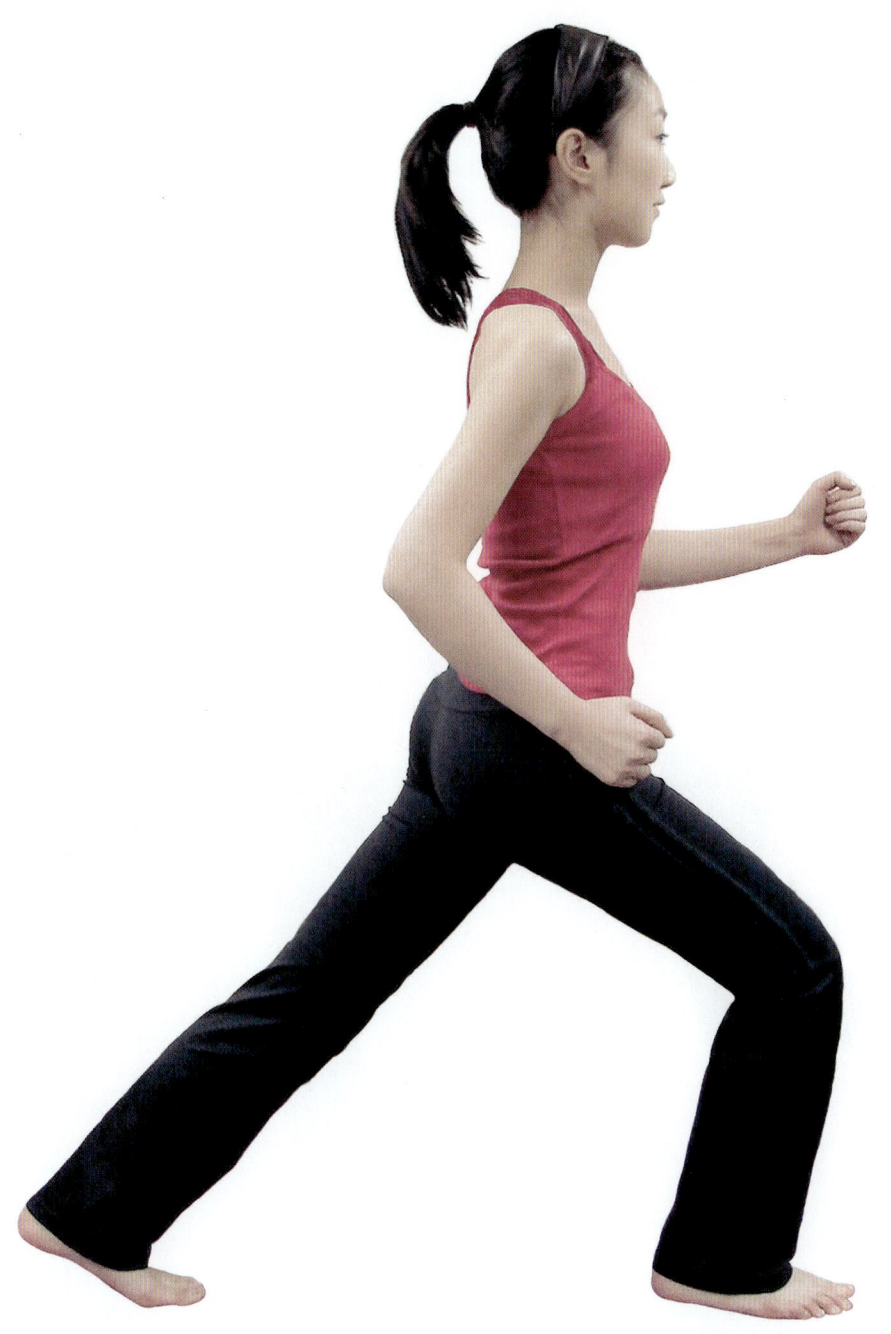

3 팔꿈치를 가볍게 굽히고 전방으로 중심을 이동하면서 반드시 발바닥 전체로 확실히 착지한다.

Section 2

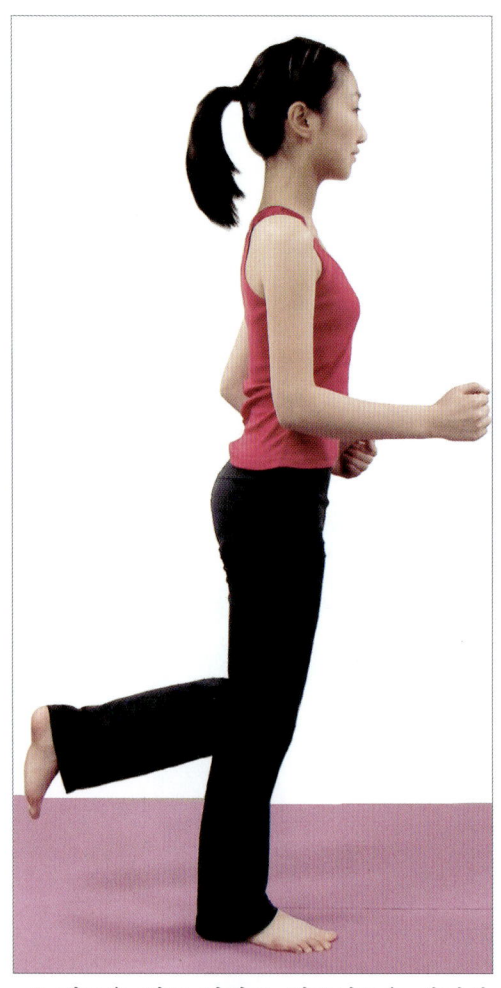

4 배근을 뻗고 앞발로 체중이동을 하면서 반대 발을 딛을 준비를 한다.

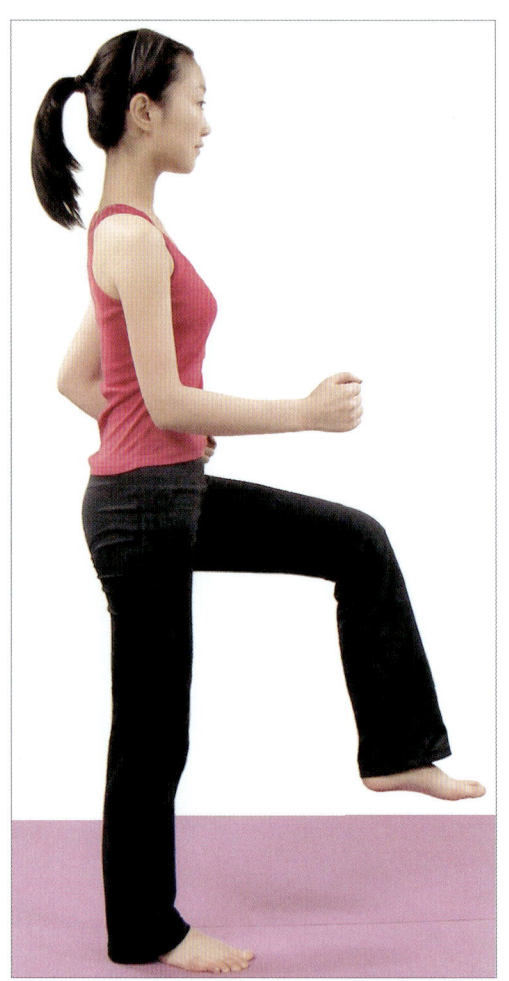

5 팔은 약간 크게 흔든다. 시선을 아래로 떨어뜨리지 않도록 어깨의 힘을 빼고 반대쪽 허벅지를 높이 든다.

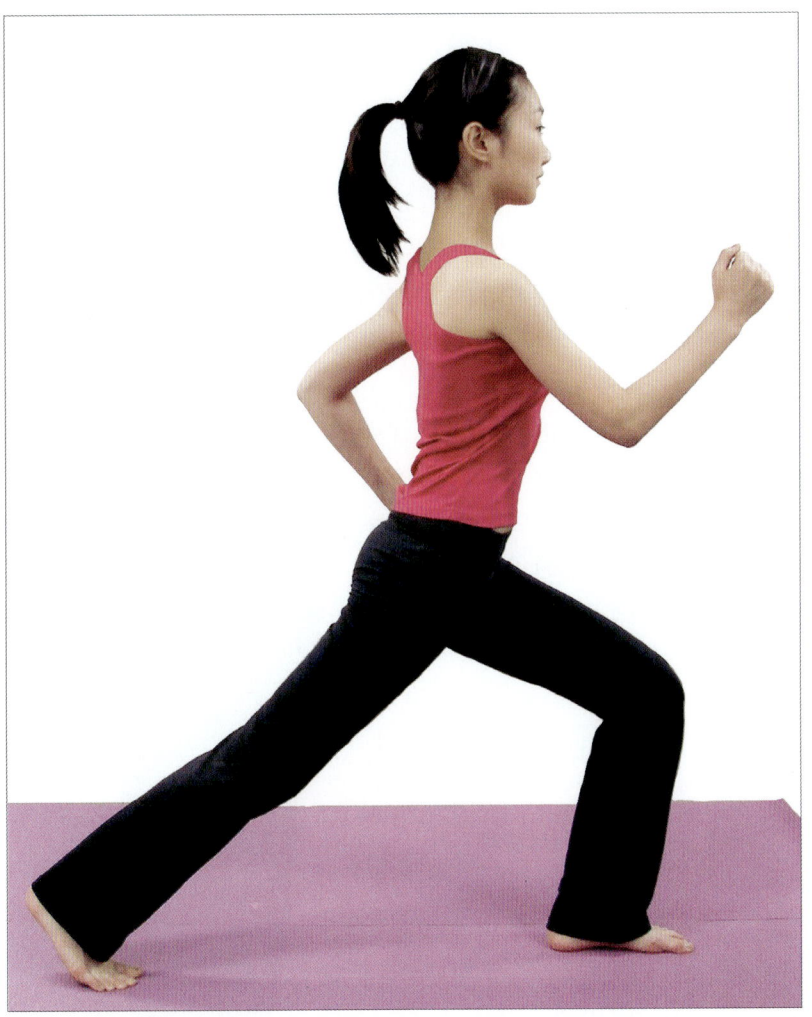

6 앞으로 내민 발의 무릎 아래와 지면의 각도는 90도를 유지하면서 일직선상을 걷도록 하면 허리가 정체되어 잘록한 허리를 만드는데 효과적이다.

Section 2

4 신체에 중심축이 생겼을 때

신체 불균형의 원인은 근육의 밸런스가 깨졌기 때문이다. 이를 근본적으로 해결하려면 근육의 유연성을 높이고 근력을 높이고 표층근과 심층근의 밸런스를 갖추어 신체에 중심축을 만들어야 한다. 그 점에서 '다이어트 스트레칭'은 가장 효과적인 운동이다.

인간에게는 중심에서 수직으로 뻗은 중심선이 있다. 중심선을 안정시키는 것이 신체 전체의 밸런스를 좋게 하는 포인트이다. 중심선이 안정되면 신체 중심축이 생겨 자세나 스타일이 좋아진다.

'어깨가 쳐져 있다, 허리가 틀어져 있다, 발 길이가 다르다, 등이 측만되어 있다' 이러한 증상들은 일상생활의 나쁜 버릇으로 근육 밸런스가 깨진 경우이다. 이러한 신체의 불균형은 심층근을 중심으로 한 근육 비틀기를 통해 해소할 수 있다. 신체가 뻣뻣한 사람이라도 2~3주간에 신체에 중심축이 생기면 '불균형'을 개선할 수 있다.

5 몸의 불균형을 해소하는 스트레칭

1) 척주기립근 · 복직근 · 요근 스트레칭

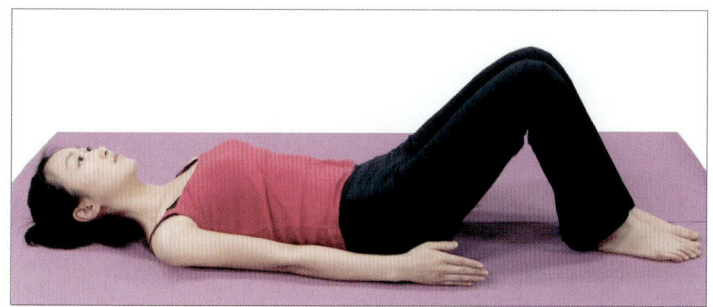

1 똑바로 누워 무릎을 세우고 엉덩이를 띄운다. 이때 양무릎은 일정하게 붙인다.

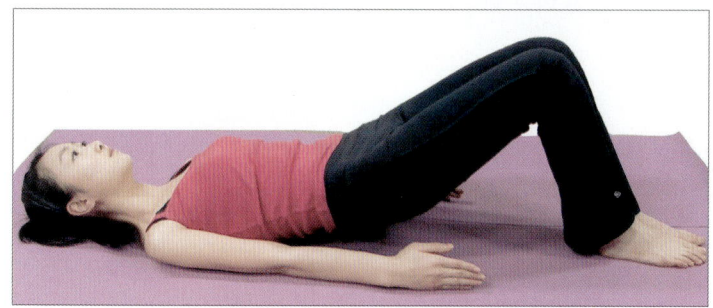

2 엉덩이를 띄운 상태에서 무릎을 옆으로 천천히 넘어뜨려 하반신을 비튼다. 양팔은 지면을 지그시 누른다.

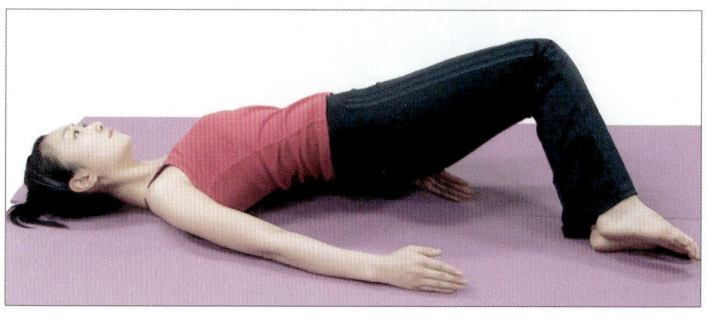

3 좌우 교대로 15~20회 정도 실시한다. 옆으로 비틀거나 엉덩이와 허리가 부담이 될 정도로 신전시킨다.

2) 척주기립근 · 견갑근 · 대둔근 스트레칭

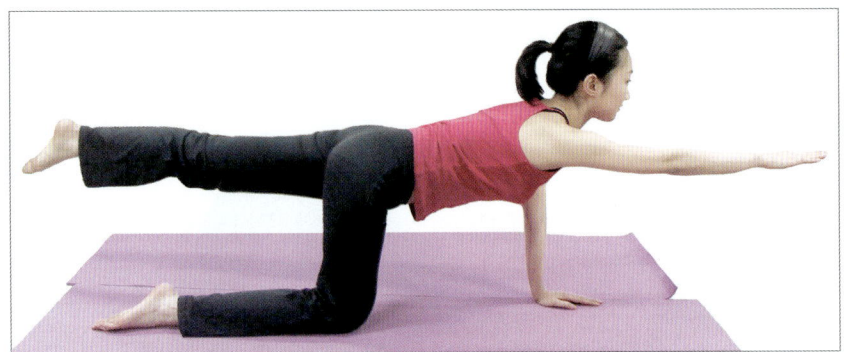

1 우측 무릎을 붙이고 반대편 왼쪽 다리는 뻗는다. 왼팔로 신체를 지지하고 오른팔을 앞으로 똑바로 뻗는다. 신체를 지지하는 손발이 반대가 된다.

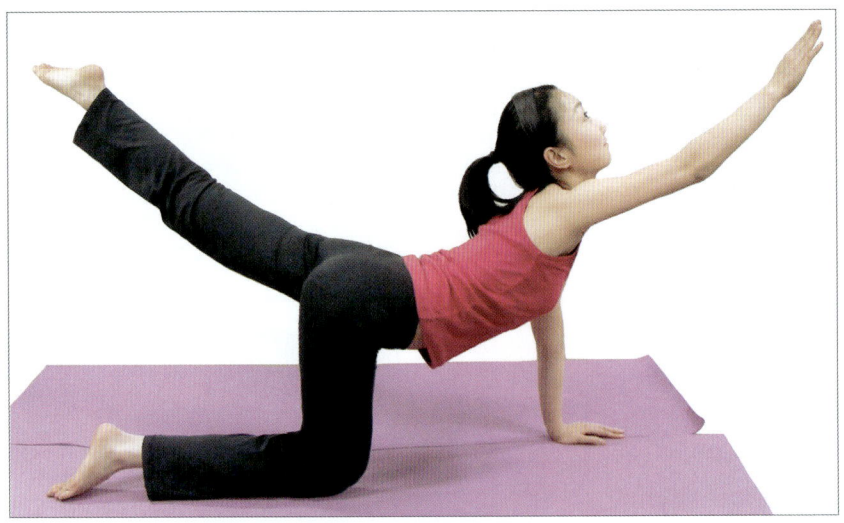

2 머리를 들어 등을 젖히면서 뻗은 오른팔과 왼쪽 다리를 들어올린다. 한계까지 신체를 젖혀 좌우 각각 10~15초 유지한다.

3) 척주기립근 · 대둔근 스트레칭

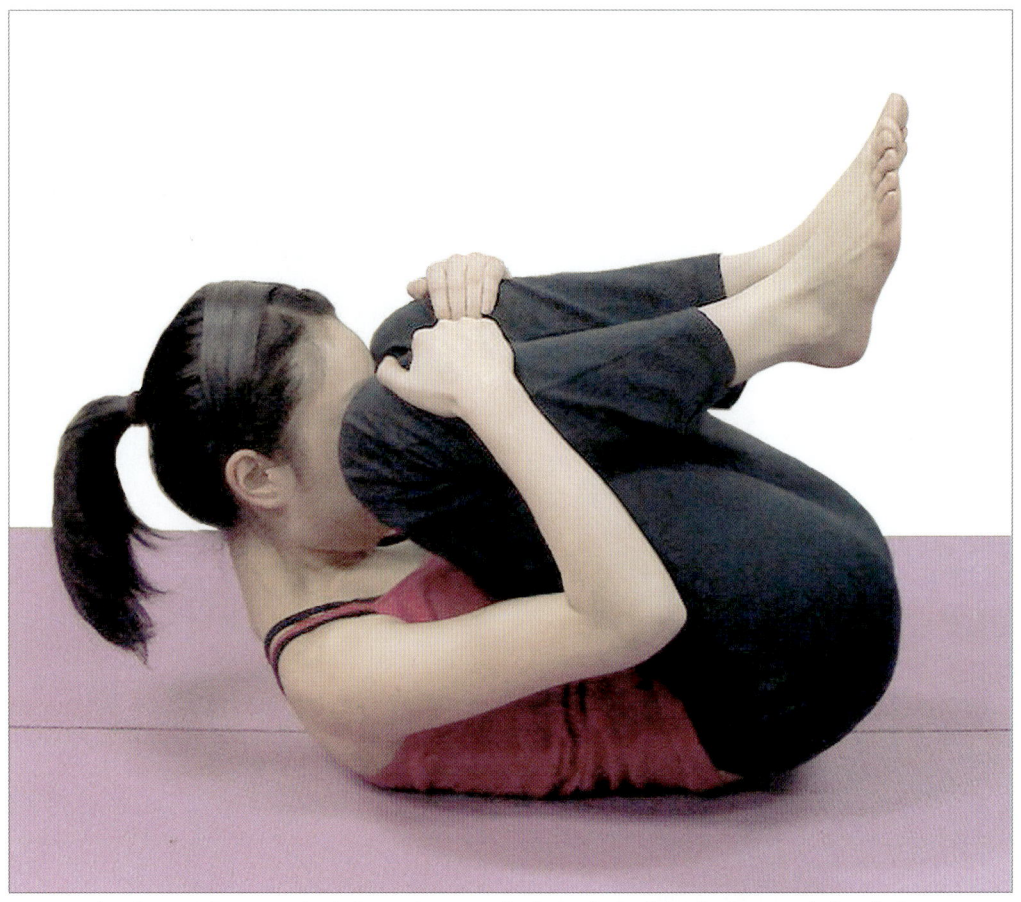

1 무릎을 안고 몸을 둥글게 한다. 등을 둥글게 말아 턱이 가슴에 닿도록 한다. 자세를 10~15초간 유지한다.

4) 척주기립근 · 외복사근 · 견갑근 스트레칭

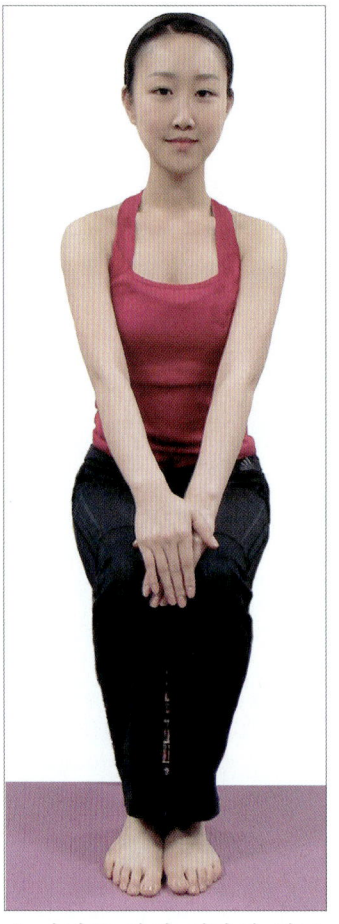

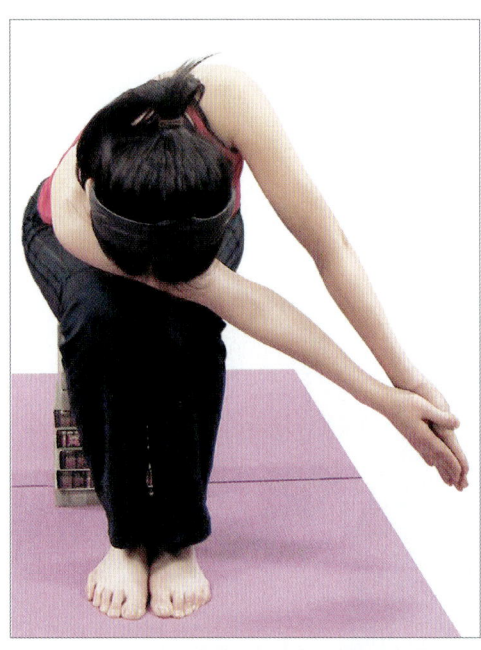

1 다리를 붙여 의자에 앉고 팔을 뻗어 손바닥과 손등을 붙인다.

2 신체를 전굴시켜 양손을 무릎 바깥에서 발목까지 떨어뜨린다. 턱을 붙이듯 등을 둥글게 말고 팔꿈치를 접지 않도록 주의한다.

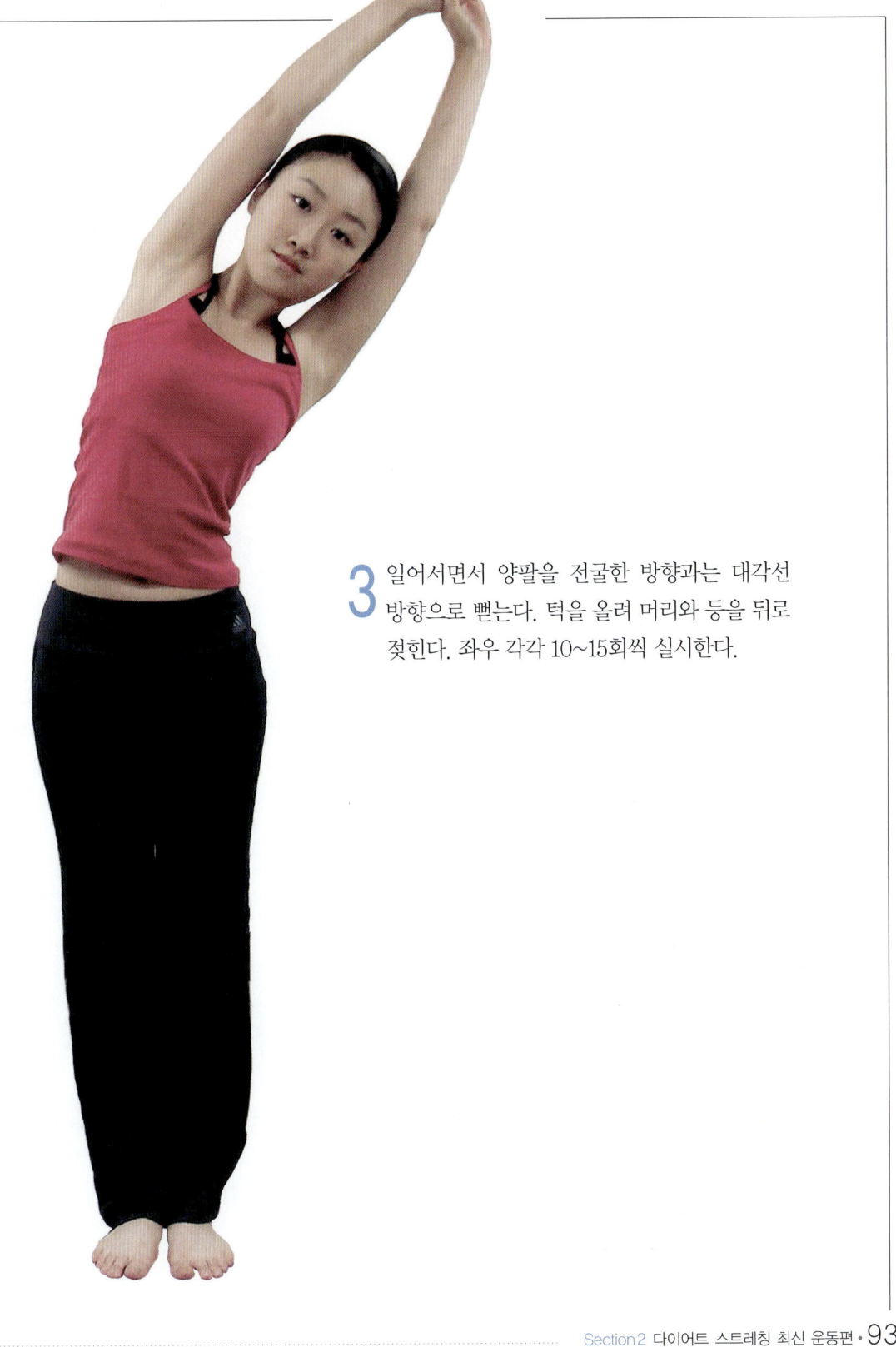

3 일어서면서 양팔을 전굴한 방향과는 대각선 방향으로 뻗는다. 턱을 올려 머리와 등을 뒤로 젖힌다. 좌우 각각 10~15회씩 실시한다.

5) 견갑근 · 외복사근 · 골반 스트레칭

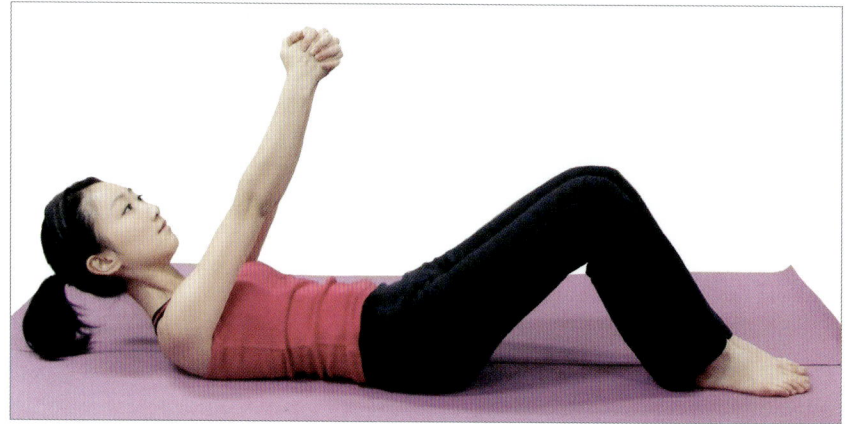

1 누운 자세에서 무릎을 적당히 구부리고 발바닥을 지면에 붙인다. 또한 양손은 깍지를 끼고 팔을 최대한 위로 뻗는다. 이때 목과 머리는 외복사근에 힘이 가해지도록 몸통 쪽을 향해 들어준다.

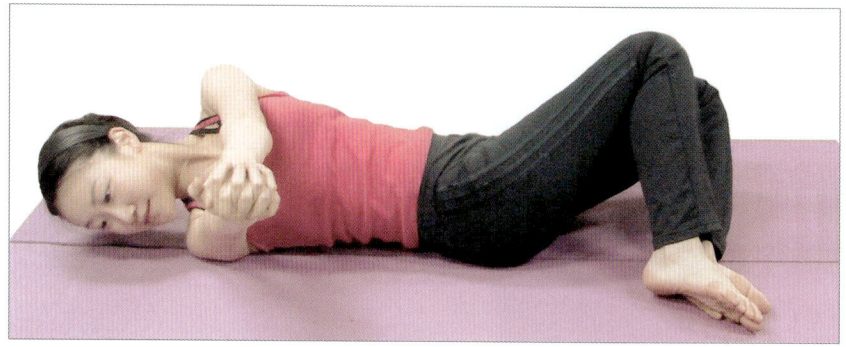

2 자세를 유지한 상태에서 상체는 우측으로 비틀고 하반신은 좌측으로 넘어뜨린다. 복부가 비틀리고 있음을 확실히 느낀다.

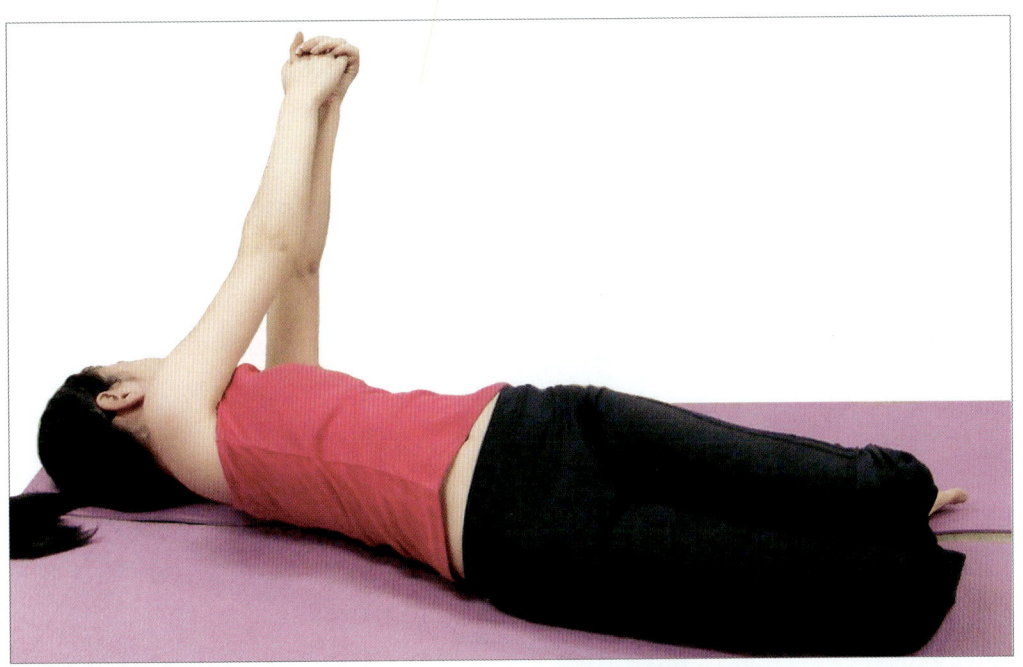

3 이번에는 반대방향으로 비튼다. 바닥에 붙이고 있는 신체 부위는 등 중앙과 발바닥뿐임을 명심한다. 견갑골과 엉덩이를 띄운 자세를 유지한다. 좌우 교대로 각각 10~15회 반복한다.

◆ **골반의 불균형은?**
골반은 체형을 가늠하는 척도라 해도 과언이 아니다.
골반의 불균형은 맵시뿐 아니라 허리주변의 혈행을 나쁘게 하여 대사능력까지 떨어뜨린다. 나아가 냉증이나 요통, 컨디션에도 크게 영향을 미친다. 따라서 골반 스트레칭은 불균형이 해소되어 자세가 좋아지고 전신의 대사능력을 높일뿐만 아니라 인체의 불균형을 바로 잡아주는 기능을 한다.

6) 몸의 불균형 강화법

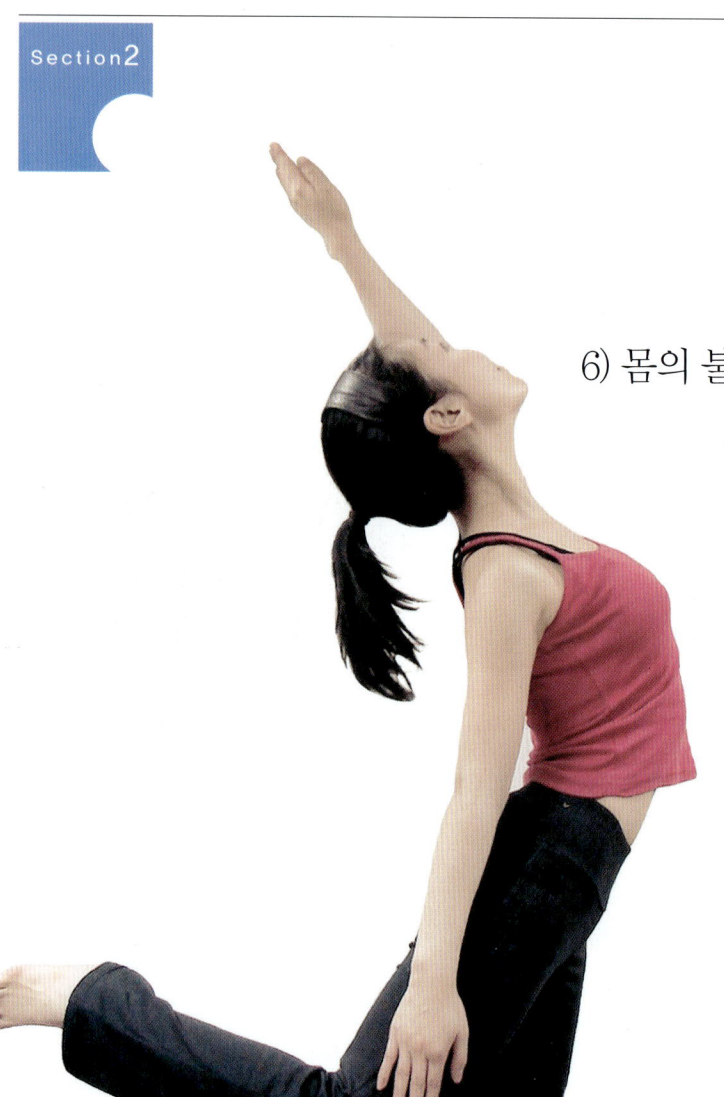

1 왼발로 한쪽으로 서서 왼팔을 올린다. 왼팔을 젖히고 어깨와 가슴 근육을 펴준다. 오른팔과 무릎을 구부려 오른쪽 다리는 뒤로 끌어올린다. 오른쪽 다리를 올렸을 때는 고관절과 대퇴 전면이 펴지는 것을 의식한다. 턱을 확실히 위로 올리고 머리를 뒤로 젖혀 등을 끝까지 젖힌다. 리본체조를 생각하면서 행한다. 신체 전체가 젖혀지는 것을 의식하면서 10초간 이 자세를 유지한다.

반대편의 손발에도 같은 방법으로 행한다. 연령이 높아지면서 인간은 앞으로 숙여지는 자세가 되기 때문에 이런 자세가 힘들 것이다. 처음부터 자세를 10초간 유지하는 것은 어렵기 때문에 왼손을 벽을 잡고 안정시킨 후 행해보자.

◆ **몸의 불균형이 해소되면 체형도 좋아지고 컨디션도 좋아진다.**
스트레칭을 하는데도 좀처럼 살이 빠지지 않는 원인은 무엇일까?
그러한 사람은 대부분이 골반의 불균형이 원인이다. 골반의 불균형은 대사능력을 떨어뜨리는 원인이기도 하며 냉증이나 월경불순, 어깨결림 등을 초래한다. 인체의 골격은 주변 근육에 의해 지탱되고 있다. 골반도 주변 근육에 따라 본래의 위치를 유지하고 있다. 그중에서도 특히 중요한 것이 대요근이다. 척추와 허벅지를 잇고있는 이 근육은 정교하게 골반을 지지하고 있다. 만일 이 근육이 부분적으로 약해져 있거나 불균형하게 있으면 체형이 변형되게 되는 것이다. 좌우 대요근 중 어느 한쪽이 약해지게 되면 척추나 골반이 기울어져 불균형의 원인이 된다. 골반이 삐뚤어져 있는 사람은 혈액의 흐름이 나빠져 산소공급이 악화되고 지방의 연소가 잘 이루어지지 않는다. 혈류가 좋지 않으면 피로물질이 세포내에 쌓이게 되어 각종 질병의 원인이 되는 것이다.

육조영 교수의 생활 스포츠마사지

다이어트 스트레칭 실전편

Section 3

Section 3

1. 일상생활에서의 스트레칭

1 목 스트레칭

목은 몸의 온갖 신호가 있는 길이다. 약 5kg 무게의 머리를 지탱하고 있고 구조적으로는 7개의 작은 뼈를 근육과 인대가 싸고있는 곳이다. 목에 피로가 나타나기 쉽다는 것은 목의 근육에 피로가 쉽게 쌓이고 노화도 빠르다는 것을 뜻한다. 목의 삐뚤어짐과 결림을 풀어주어 목선을 젊게 유지하자.

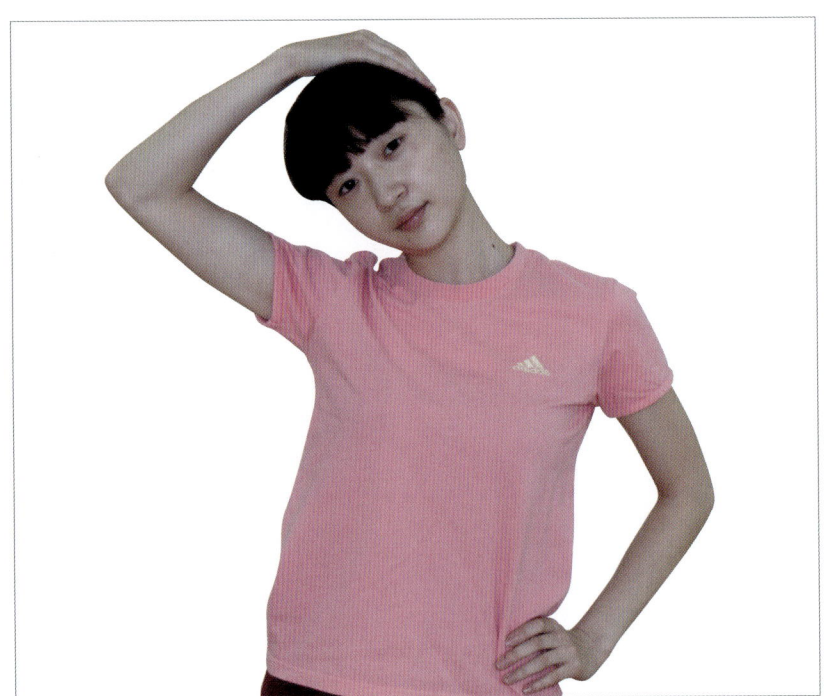

1
- 발을 어깨 넓이로 벌리고 선다.
- 손가락 끝을 모아 측두부에 대고 숨을 내쉬면서 천천히 기울인다.
- 옆으로 기울일 때 목의 힘을 완전히 뺀다.

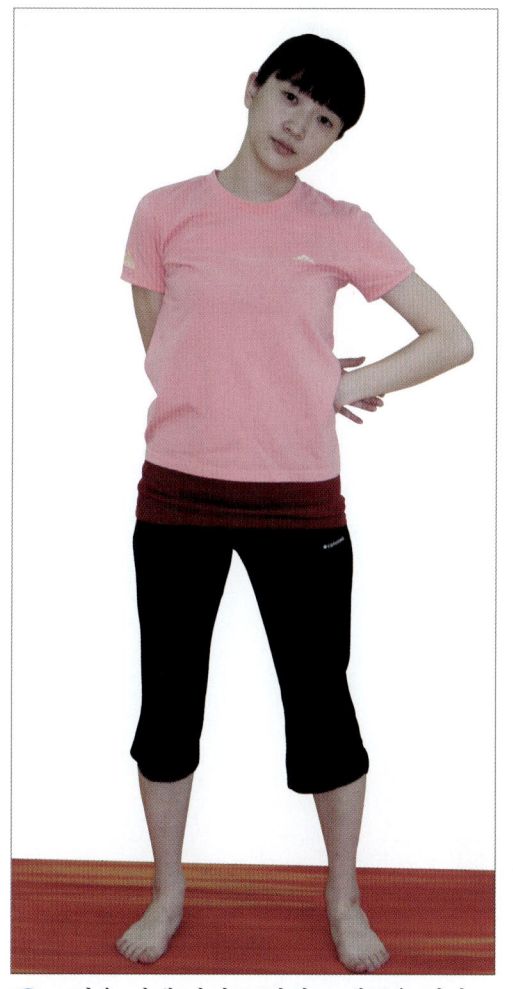 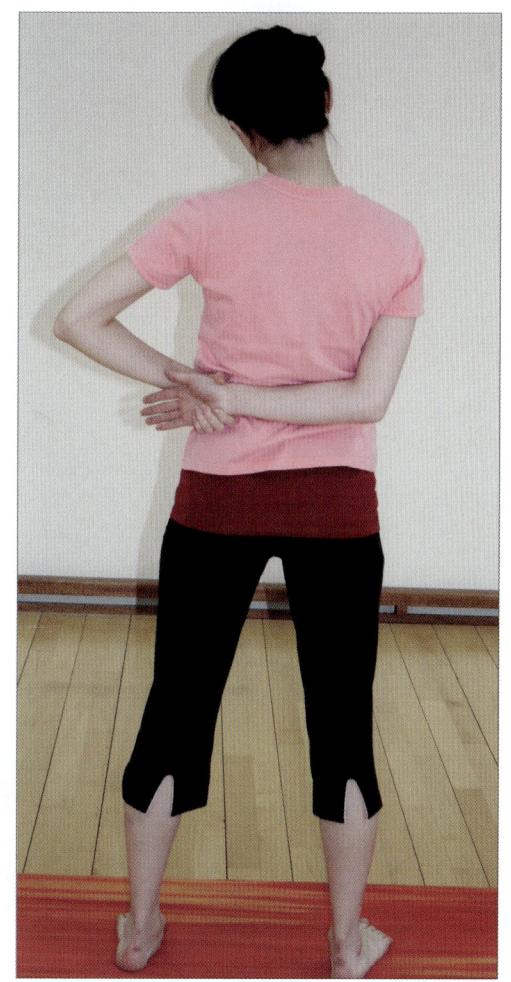

2
- 발을 어깨 넓이로 벌리고 배근을 편다.
- 왼손으로 오른쪽 손목을 잡고 오른손을 허리뼈까지 당긴다.
- 천천히 목을 왼쪽으로 기울인다.

Section 3

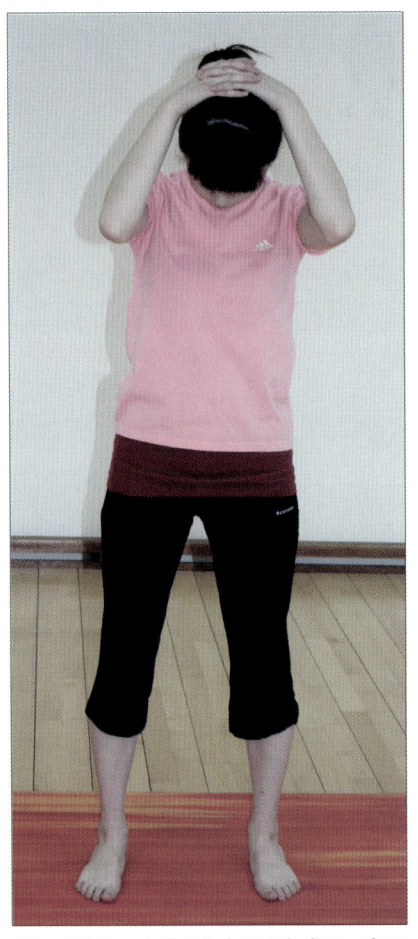 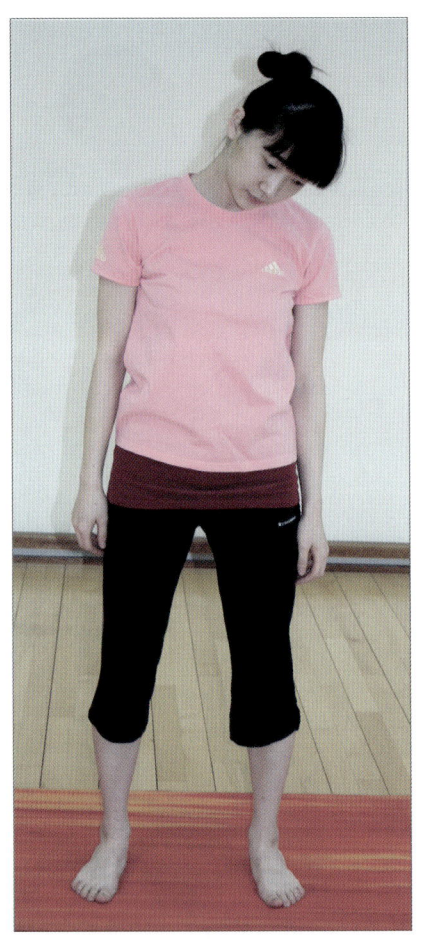

3
- 발을 어깨 넓이로 벌리고 배근을 펴준다.
- 머리 뒤로 손을 깍지 낀다.
- 가슴을 내려다보듯이 머리를 앞으로 숙인다.

4
- 발을 어깨 넓이로 벌리고 배근을 펴준다.
- 턱으로 셔츠의 칼라를 보듯이 천천히 돌린다.

2 어깨·팔 스트레칭

어깨는 체중의 약 8분의 1이나 되는 무거운 팔을 좌우로 흔들어 내리기 때문에 피로를 쉽게 느끼게 된다. 게다가 어깨, 팔의 움직임은 등과 밀접하게 관계하고 있다. 어깨와 팔이 녹슬면 등의 표정까지 변한다.

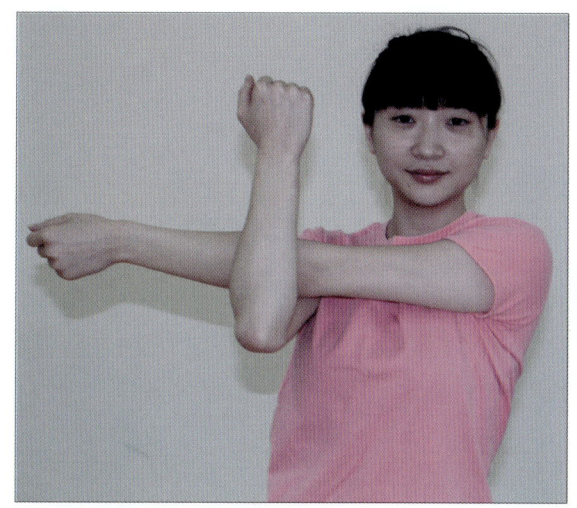

1
- 발을 어깨 넓이로 벌린다.
- 왼팔을 어깨의 높이로 올린다.
- 왼쪽 팔꿈치를 오른쪽 팔로 안고 몸쪽으로 당긴다.

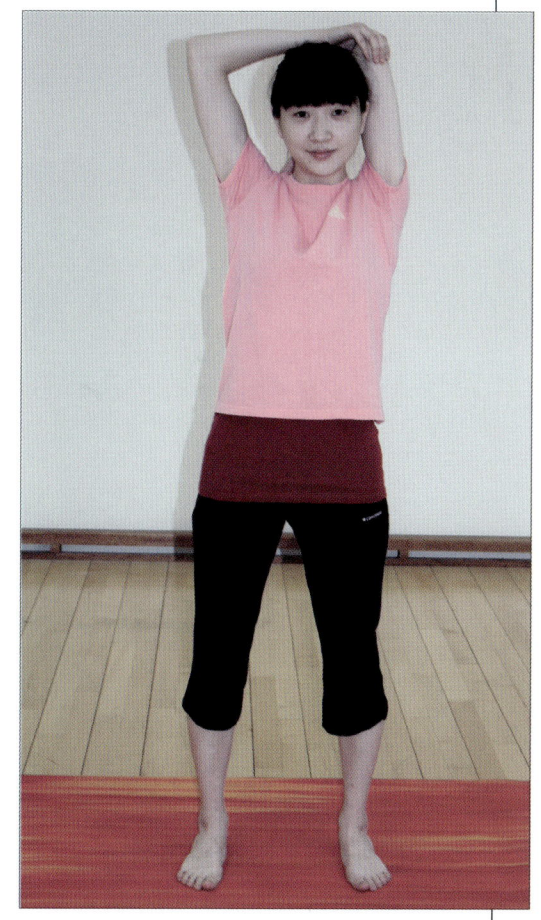

2
- 발을 어깨 넓이로 벌리고 배근을 편다.
- 머리 뒤로 왼쪽 팔꿈치를 구부린다.
- 오른손으로 왼쪽 팔꿈치를 잡아서 당긴다.

Section 3

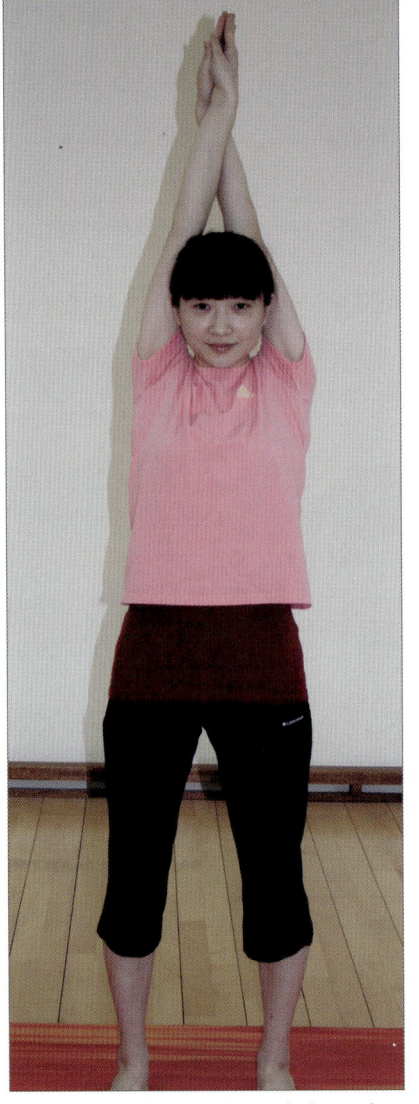
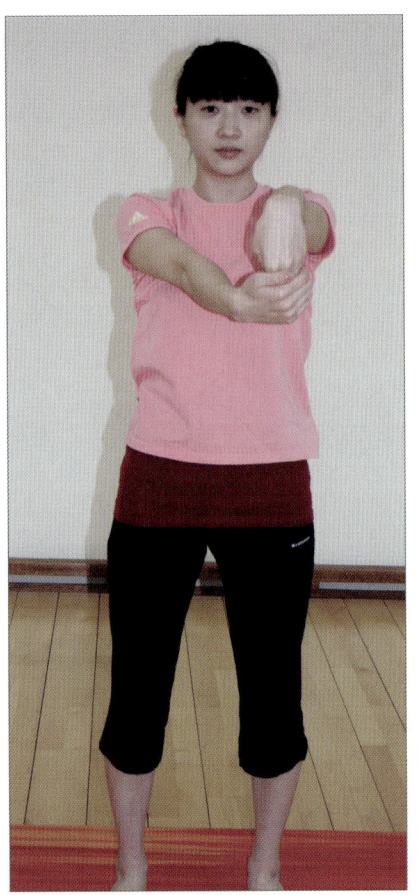

3
- 발을 어깨 넓이로 벌리고 배근을 편다.
- 머리 위로 양손을 펴고 교차시킨다.
- 팔을 똑바로 펴는 느낌으로 행한다.

4
- 발을 어깨 넓이로 벌리고 배근을 편다.
- 양손을 가슴 높이로 올린다.
- 왼손의 등을 구부려 오른손으로 당긴다.

3 가슴 · 복부 스트레칭

복근은 복부를 조여주며 가슴의 근육은 당겨주는 끈과 같은 역할을 한다. 일상생활에서 복부와 가슴 근육의 피로를 느끼지 않는 사람도 많지만 인체의 운동역학상 매우 중요한 부분이다. 적극적인 스트레칭으로 굳은 몸을 풀어보자.

1
- 전신을 펴고 엎드린다.
- 바닥에 양손을 대고 턱을 당기면서 상반신을 일으킨다.
- 하지장을 지면에 붙이고 골반 이상의 상반신은 부담을 느낄 정도로 뒤로 젖힌다.

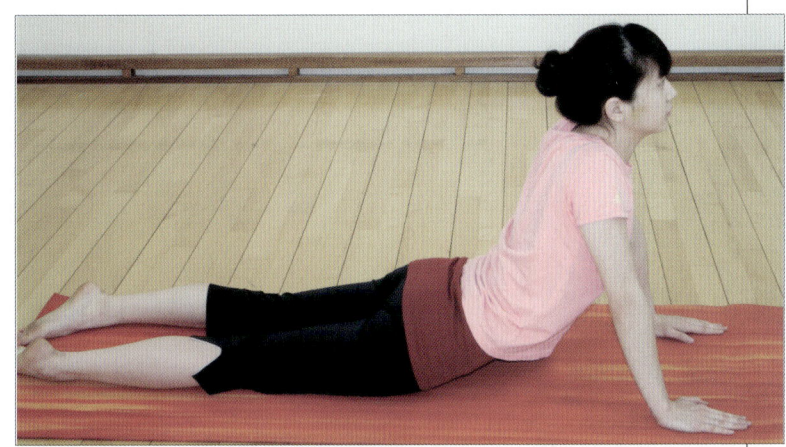

2
- 전신을 펴고 엎드린다.
- 바닥에 양손을 대고 턱을 당기면서 상반신을 일으킨다.
- 양손을 움직이지 않고 뒤쪽으로 경사지게 비튼다.
- 시선은 비튼쪽을 향하고 두팔은 반듯이 편다.

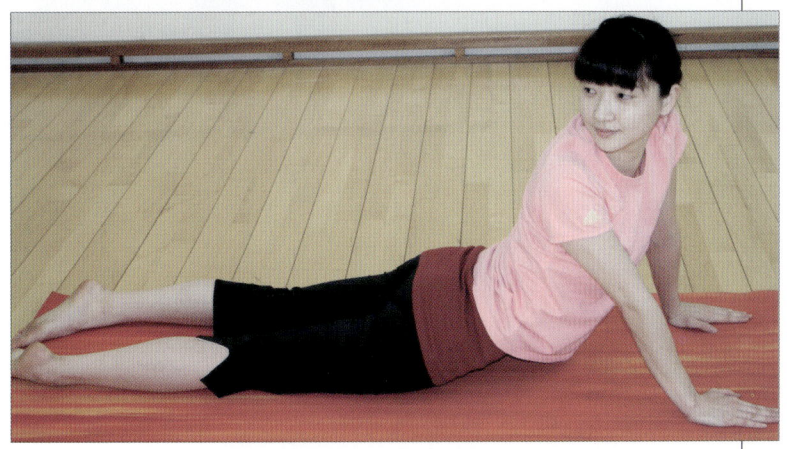

Section 3

4 골반·외복사근·견갑근 스트레칭

앞쪽의 복부 근육만이 아니라 옆에 위치한 복사근도 펴준다. 평상시에 사용하지 않는 근육과 굳은 근육을 펴주면 아름다운 몸의 체형을 만들 수 있다.

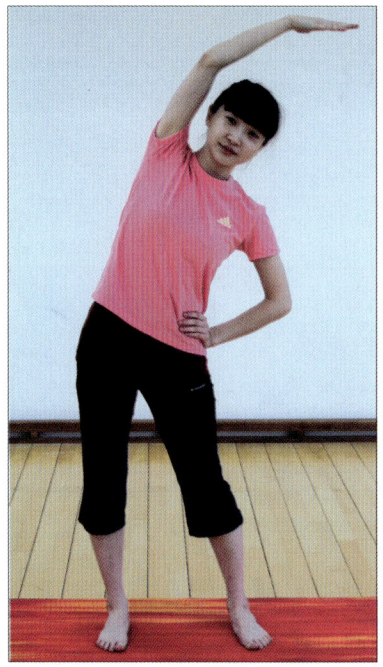 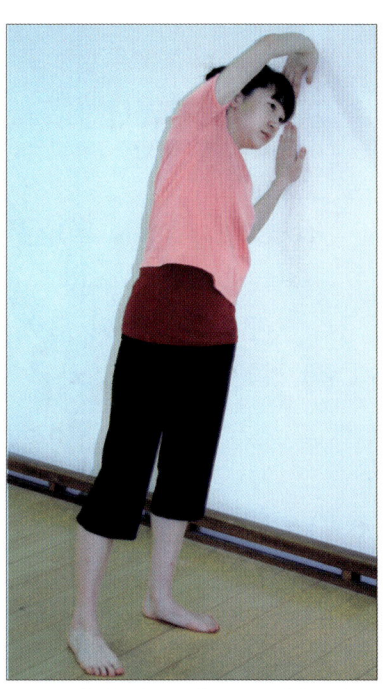

1
- 발을 어깨 넓이로 벌리고 배근을 편다.
- 오른쪽 팔을 똑바로 올리고 천천히 숨을 내쉬면서 상반신을 왼쪽으로 기울인다.

2
- 벽에 대고 옆으로 발을 벌리고 선다.
- 양손으로 벽을 누르듯이 팔을 편다.
- 골반과 외복사근, 견갑근이 부담될 정도로 신전시킨다.

3
- 양팔을 펴고 앉는다.
- 왼쪽 무릎을 구부려 왼쪽 팔을 크게 위로 올리면서 오른쪽으로 서서히 구부린다.
- 어깨가 전방으로 숙여지지 않도록 유의한다.

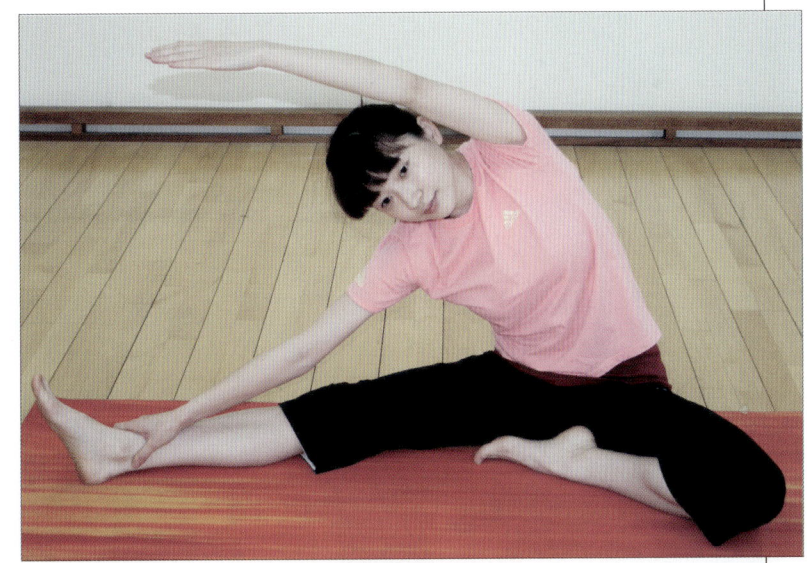

4
- 위를 향해 누워서 안정을 취한다.
- 양손을 머리 위로 깍지를 끼고 천천히 몸을 신전시킨다.
- 신전시킬 때는 골반, 허리, 외복사근, 옆구리가 부담을 느낄 정도로 실시한다.

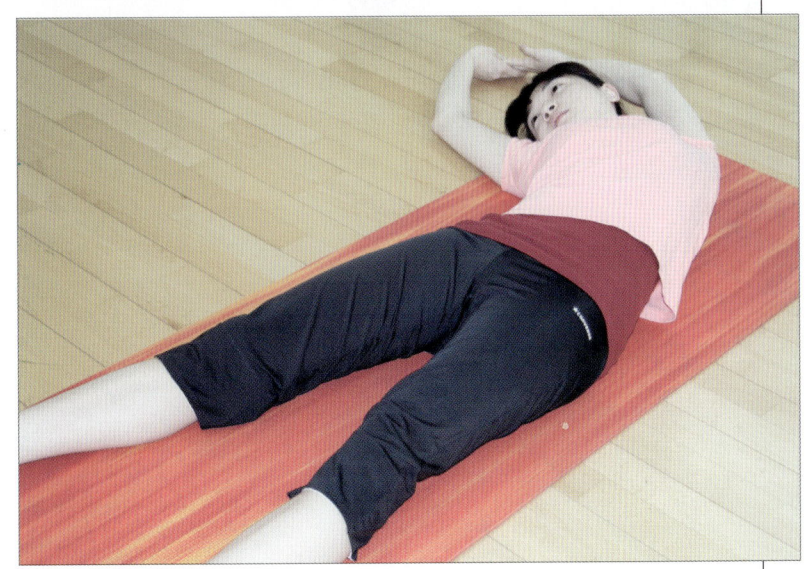

Section3

5 등·허리 스트레칭

등과 허리는 몸의 전체를 지탱하고 있고 상상 이상으로 부담이 큰 신체 부위이다. 때문에 등과 허리는 평소 피로하지 않게 하는 것이 가장 좋다. 등과 허리에 쌓아놓은 지방에 놀라는 사람도 의외로 많다. 스트레칭으로 건강하고 부드러운 등과 허리를 만들자.

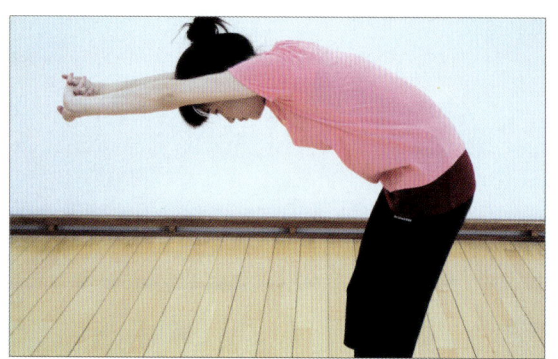

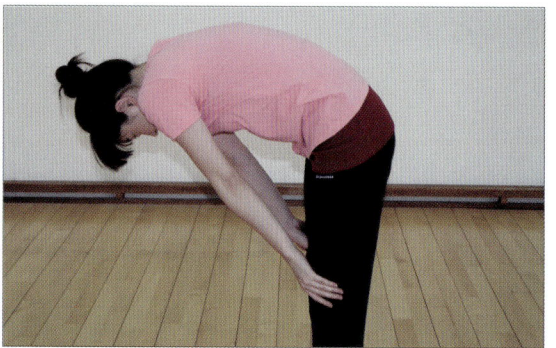

1
- 발을 어깨 넓이로 벌리고 배근을 편다.
- 양팔을 똑바로 앞으로 내밀고 손을 깍지 낀다.
- 깍지 낀 손을 앞으로 내밀며 천천히 등을 구부린다.

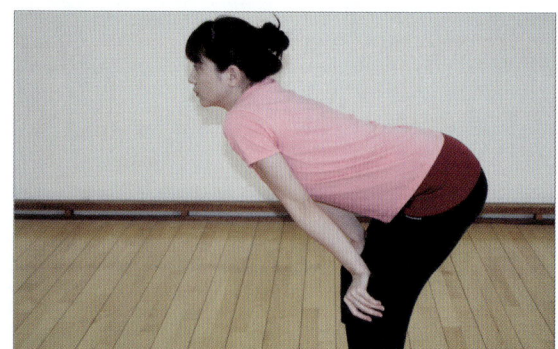

2
- 발을 어깨 넓이로 벌리고 등을 편다.
- 가볍게 무릎을 구부려 엉덩이를 내민다.
- 천천히 등을 구부렸다 펴기를 반복한다.

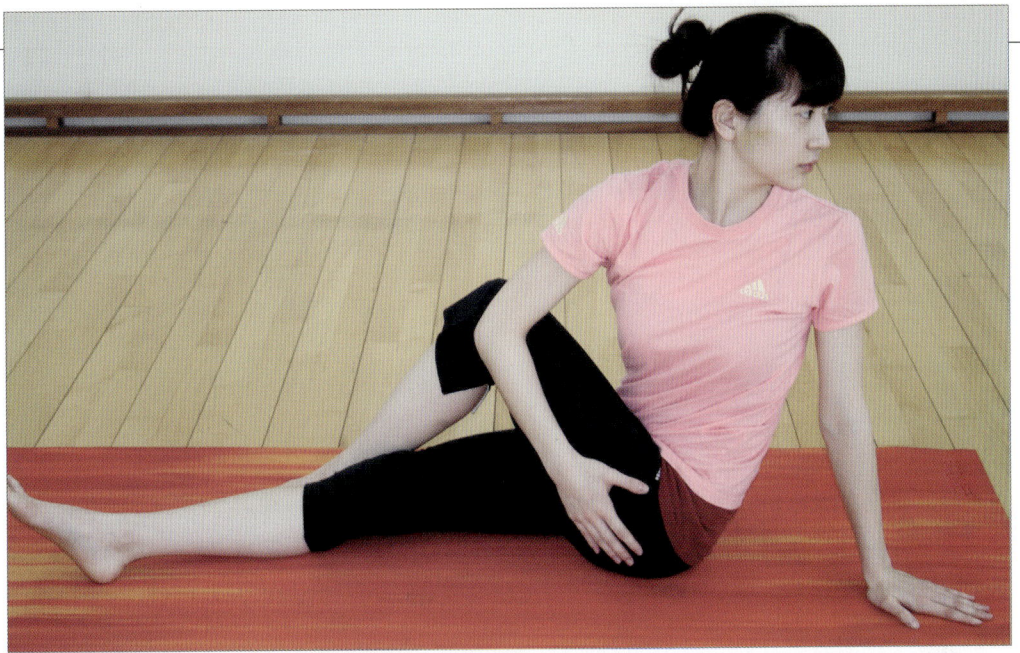

3
- 배근을 펴고 바닥에 앉아 왼쪽 무릎을 세우고 왼쪽 발을 오른쪽 무릎 바깥으로 둔다.
- 이 상태로 상반신을 왼쪽 방향으로 비튼다.

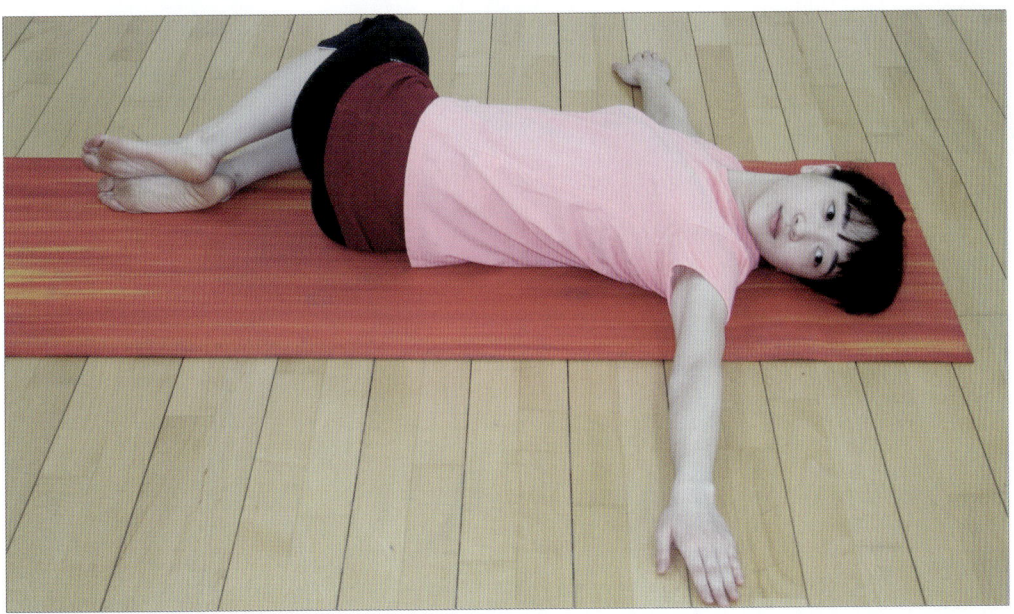

4
- 위를 향해 누운 자세에서 양손을 옆으로 벌리고 안정을 취한다.
- 양쪽 무릎을 세우고 좌우 복사뼈를 마주댄다.
- 천천히 무릎을 오른쪽으로 기울인다.

Section 3

6 안면부 스트레칭

얼굴에는 모두 24종류의 표정근이 있고 이는 얼굴 지방과 피부를 지탱하고 있다. 그러나 일상생활에 사용하고 있는 표정근은 전체의 20~30% 정도이다. 표정근을 유연하게 하는 것으로 젊음과 아름다움을 유지할 수 있다. 입 주변과 눈 주위, 볼이 신경 쓰이면 지금 바로 시도하자.

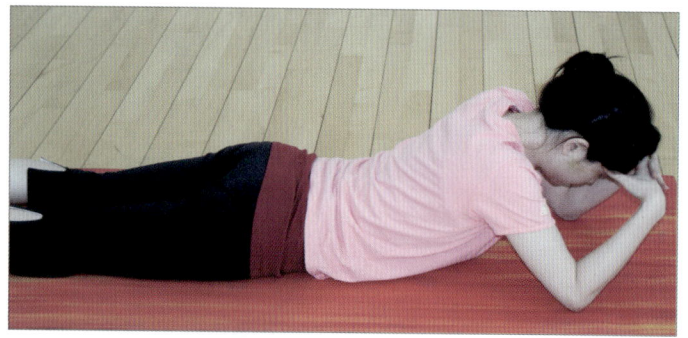
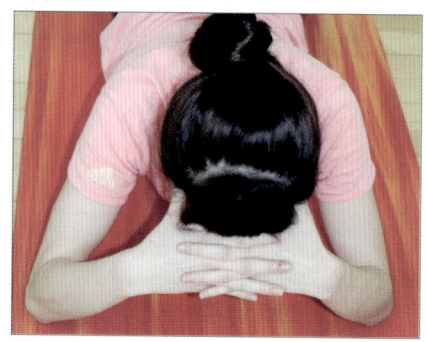

1
- 엎드린 자세에서 양손을 모아 이마에 댄다.
- 천천히 몸 전체를 앞뒤로 흔든다.

- 엄지손가락을 관자놀이에 붙이고 검지는 이마에 둔다.

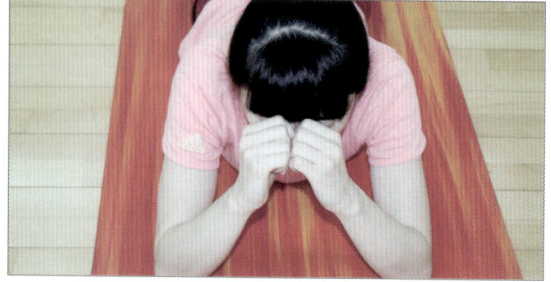
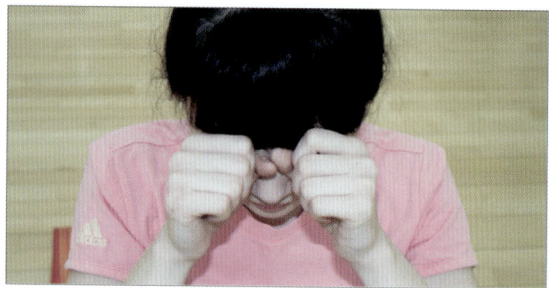

2
- 엎드린 자세에서 양손을 가볍게 주먹을 쥔다.
- 모지와 시지로 원을 만들어 안구주변에 댄다.
- 가볍게 압을 주며 회전시킨다.

- 엄지손가락 제1관절을 눈두덩 위에 댄다.
- 지그시 압을 가하며 회전시킨다.

7 다리 스트레칭 I

다리 근육은 평소에 가장 부담을 받는 신체 부위이다. 아름다운 다리를 만들고 싶어 하는 것은 모든 사람들의 바람이다. 우선 다리의 피로를 풀어주는 것이 중요하다. 다리 근육의 긴장을 풀고 아름다운 다리를 만들어보자.

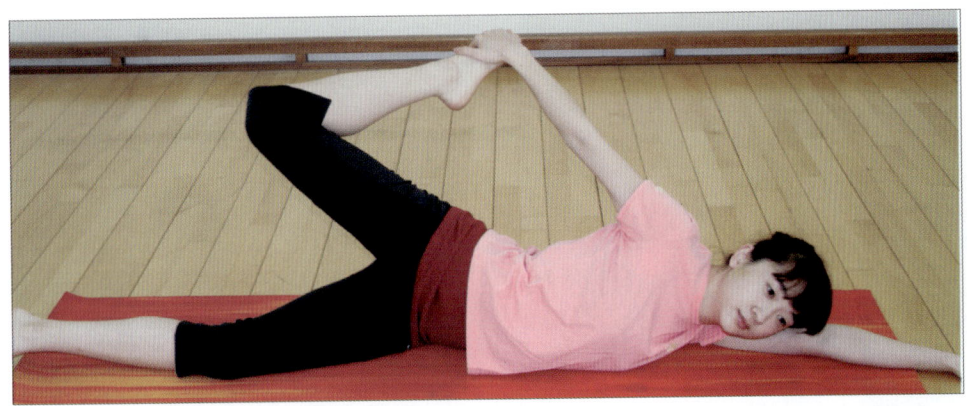

1.
- 옆으로 누워 오른쪽 무릎을 가볍게 구부린다.
- 오른쪽 발등을 잡고 엉덩이 쪽으로 당긴다.
- 지면에 가까이 있는 다리는 지그시 펴준다.

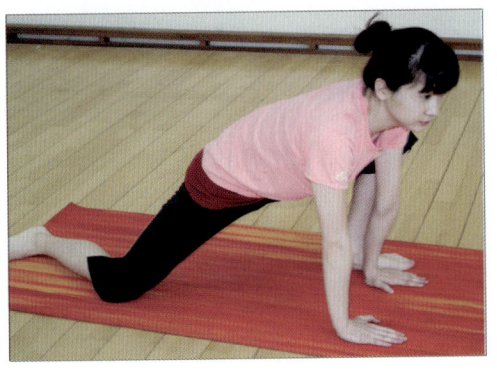

2.
- 왼쪽 무릎을 세우고 오른쪽 다리의 무릎을 지면에 댄다.
- 손은 왼쪽 다리 부위에 놓고 오른쪽 다리는 비스듬하게 뒤로 편다.
- 상체를 서서히 전방을 향해 민다.

Section 3

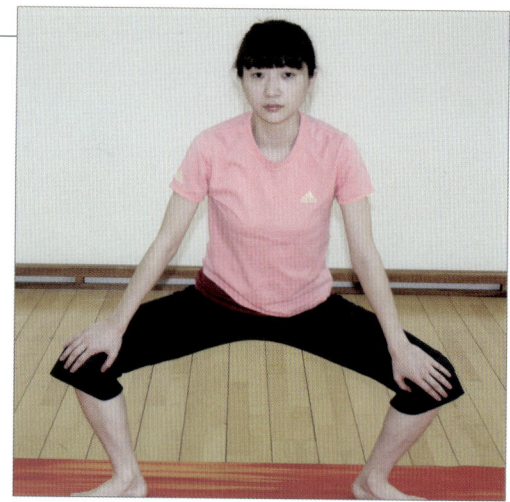

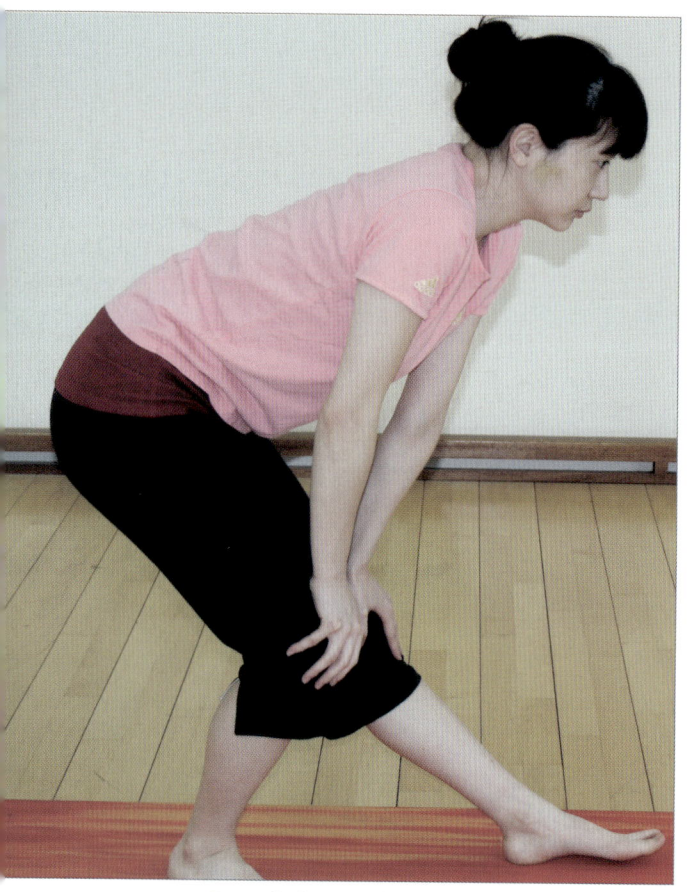

4
- 양다리를 넓게 벌리고 발끝은 바깥쪽으로 향하게 한다.
- 양쪽 무릎에 손을 얹고 천천히 허리를 내린다.
- 손바닥으로 무릎을 바깥으로 벌린다.

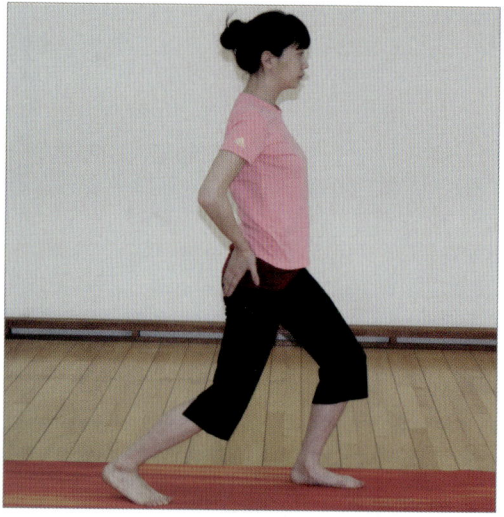

3
- 다리를 모아서 왼쪽 다리를 한발자국 앞으로 내민다.
- 양손을 무릎에 대고 등과 허리를 펴며 가슴을 편다.
- 엉덩이를 뒤쪽으로 내밀면서 상반신을 내린다.

5
- 다리를 어깨 넓이로 벌리고 손을 허리에 댄다. 오른쪽 다리를 크게 한발 뒤로 벌린다.
- 허리에 댄 손으로 허리를 펴도록 앞으로 민다.

8 다리 스트레칭 Ⅱ

발목이 딱딱하면 엉덩이를 내밀고 턱을 당긴 상태에서 종종걸음으로 걷는다. 이 상태로 걷게 되면 모세혈관이 압박되고 점점 혈행이 나빠지며 다리가 두꺼워지게 된다. 유연한 발목은 종아리와 정강이의 선을 예쁘게 만든다.

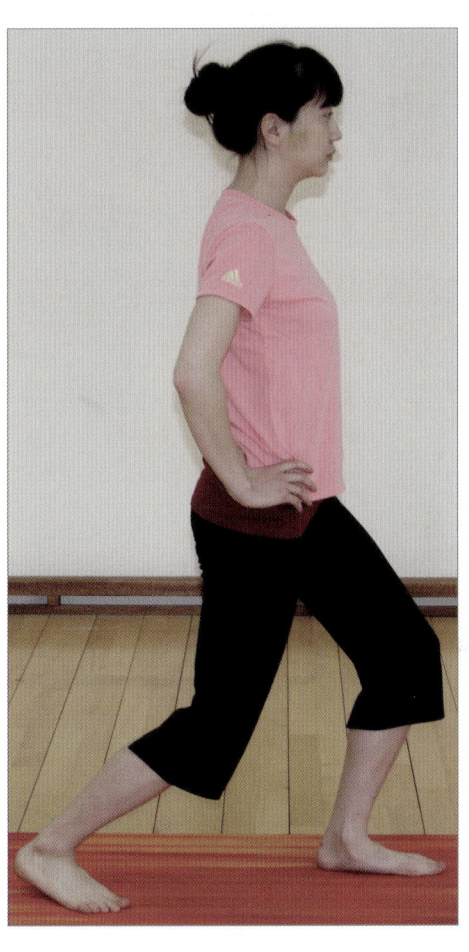

1
- 발을 벌리고 손을 허리에 댄다.
- 오른쪽 다리를 한걸음 뒤로 내밀고 양쪽 무릎을 가볍게 굽힌다.
- 시선은 전방 15°를 유지하고 허리는 지속적으로 펴준다.

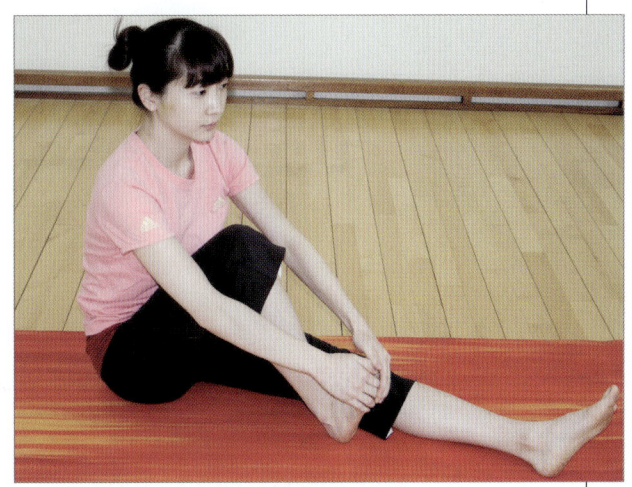

2
- 다리를 펴고 앉아 오른쪽 무릎을 세운다.
- 양손으로 오른쪽 다리의 발끝을 잡고 몸쪽으로 잡아당긴다.
- 편다리는 구부러지지 않도록 하고 허리는 숙이지 않는다.

Section3

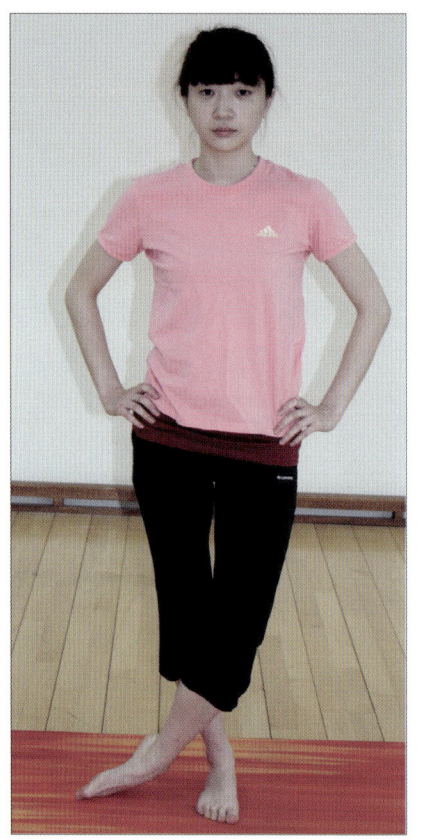 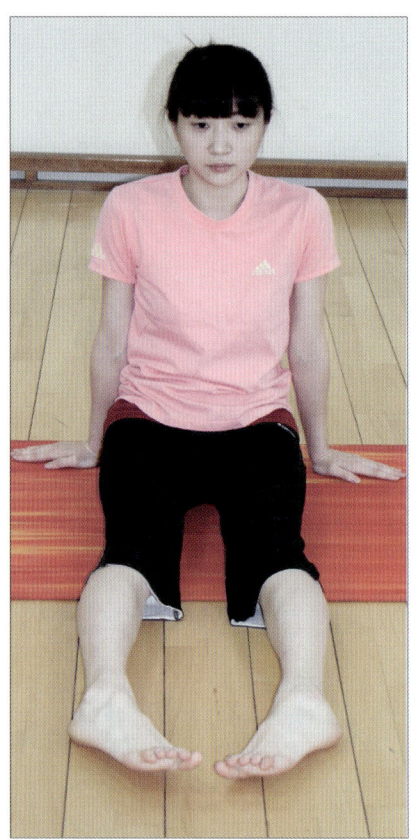

3
- 발을 어깨 넓이로 벌리고 손을 허리에 댄다.
- 발목을 교차시켜 왼쪽 발등을 바닥에 닿도록 한다.
- 무릎을 구부리면서 오른쪽 무릎으로 왼쪽 다리의 종아리를 누른다.

4
- 양쪽 다리를 뻗어 바닥에 앉는다.
- 좌우의 발끝이 닿도록 안쪽으로 비튼다.
- 바깥쪽 방향으로 비튼다.
- 무릎과 대퇴도 같은 방향으로 비틀어준다.

9 맵시 스트레칭

기품 있는 자세는 모든 여성에게 선망의 대상이다. 스트레칭으로 긴장감을 높여 바른 자세를 유지한다. 스트레칭으로 기품을 가꾸어 보자. 배근과 복근을 강화하여 복부를 아름답게 가꾸어 준다.

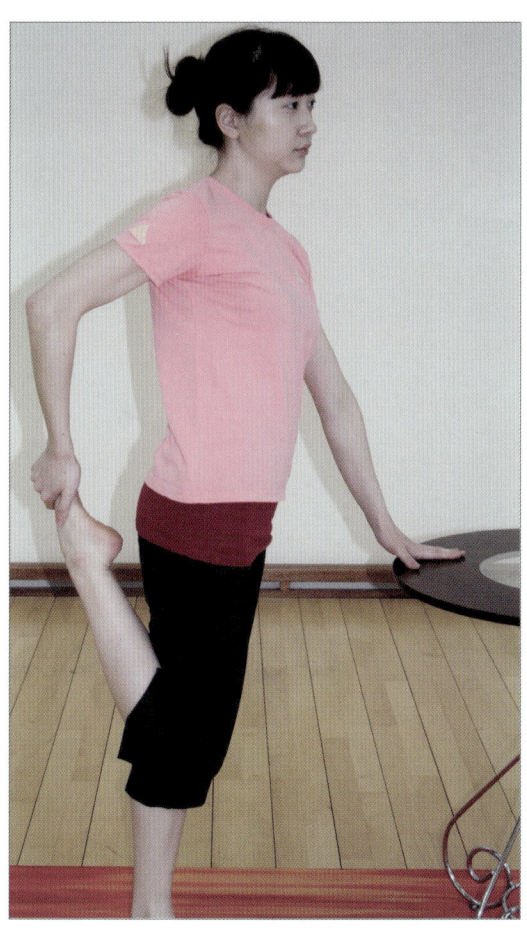

1
- 한발로 선 상태에서 한손으로 책상을 잡고 다른 한손은 발끝을 잡는다.
- 발끝을 지그시 엉덩이쪽으로 당긴다.

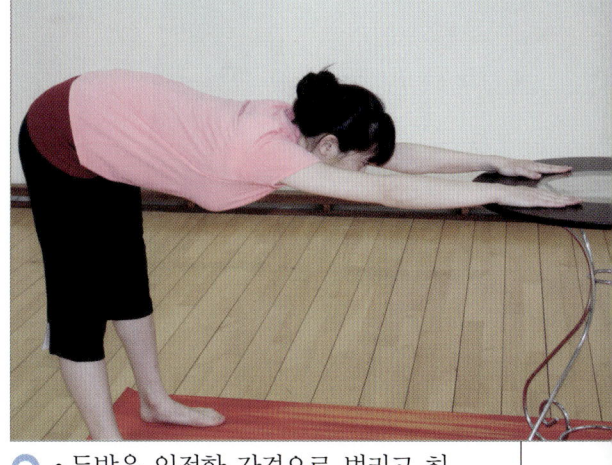

2
- 두발을 일정한 간격으로 벌리고 허리를 구부린 상태로 책상을 잡는다.
- 무릎을 편 상태로 허리와 어깨를 지면을 향해 지그시 누른다.

Section 3

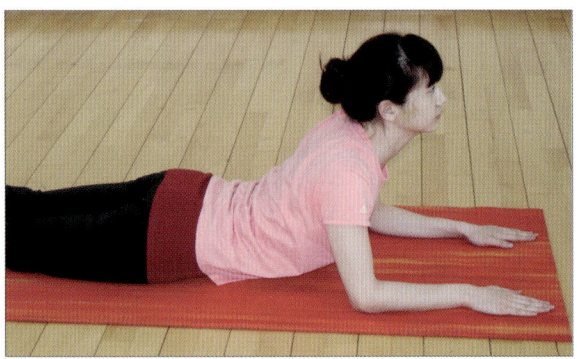

4
- 엎드린 자세를 취하여 팔을 지지점으로 삼고 상반신을 들어올린다.
- 상반신을 세운 자세에서 어깨를 서서히 뒤로 젖힌다.

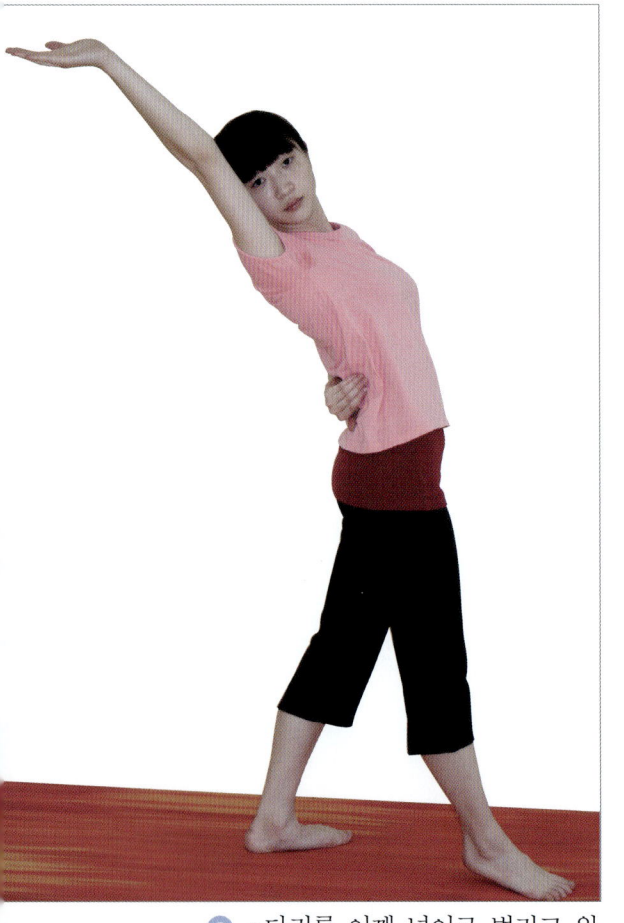

3
- 다리를 어깨 넓이로 벌리고 왼손을 허리에 댄다.
- 오른발을 다시 내밀고 오른팔을 원을 그리듯이 뒤쪽으로 편다.

10 의자를 사용한 스트레칭

업무 중에도 몸이 굳어지지 않게 하려면 부지런하게 스트레칭 하는 것이 좋다. 의자에 앉아 있어도 자연스럽게 몸을 움직이면 좋다.

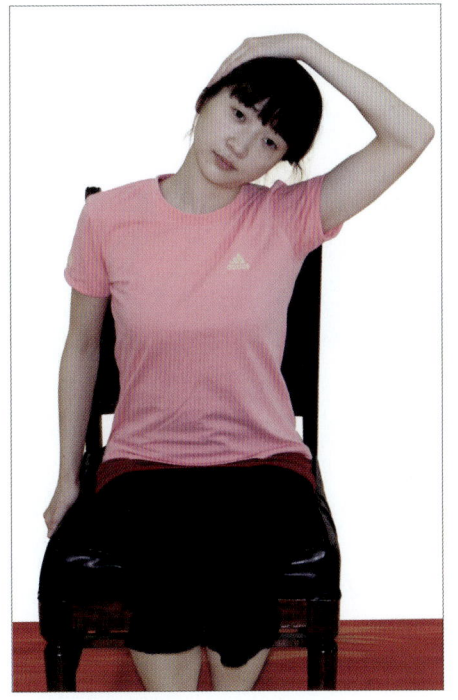

1 목 스트레칭
- 의자에 등 근육을 펴고 걸터앉는다.
- 왼손으로 머리를 잡고 귀를 누른다.
- 반대손은 옆면을 확실하게 잡고 천천히 머리를 왼쪽으로 끌어당긴다.
- 반드시 반대손은 의자를 잡는다.

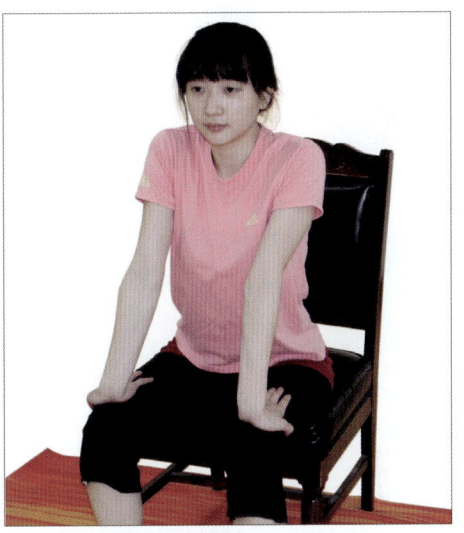

2 팔, 손목 스트레칭
- 의자에 걸터앉아 양팔을 비틀어 양손의 손끝을 허벅지로 향하게 무릎에 올려둔다.
- 팔꿈치를 펴도록 한다.
- 상체를 지그시 앞으로 민다.

Section 3

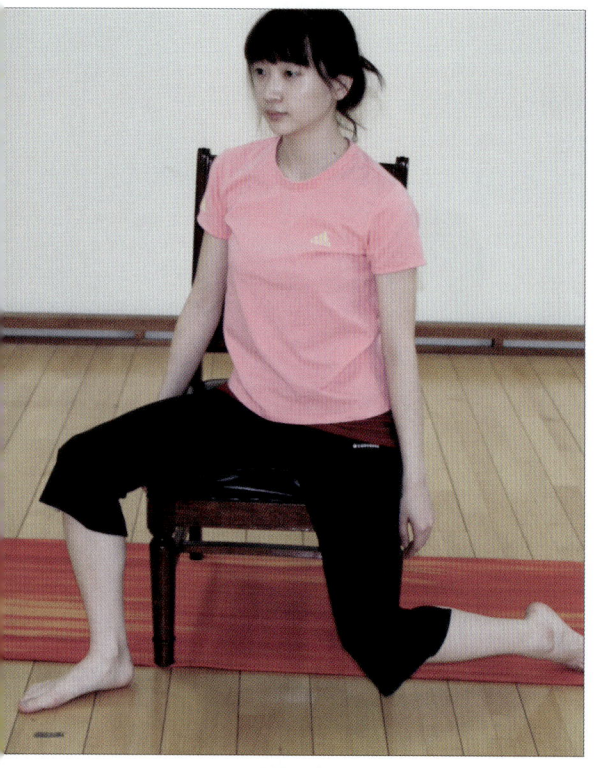 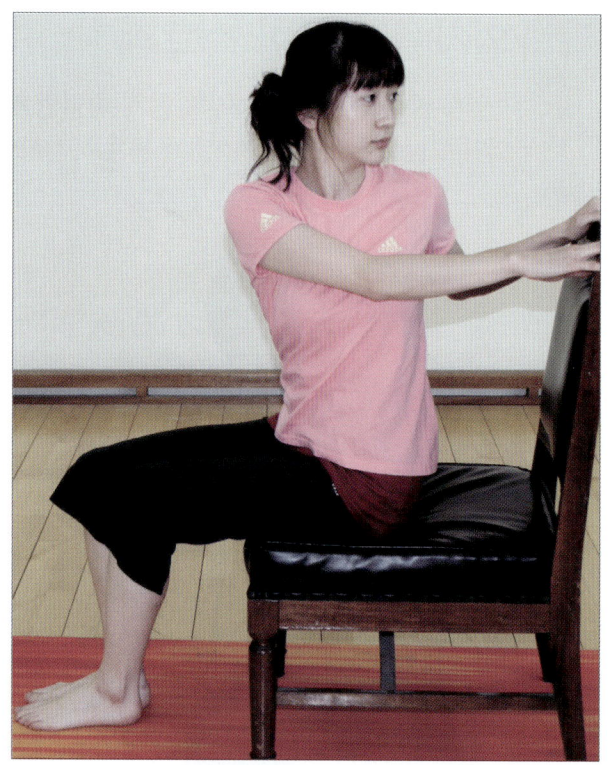

3 발등과 정강이 스트레칭
- 의자에 걸터앉아 왼쪽 발등을 아래로 향하게 하며 발끝을 뒤쪽으로 한다.
- 시선은 전방 15도를 향하고 허리는 반드시 곧게 편다.

4 허리 돌리기 스트레칭
- 의자에 앉아 양다리는 바닥에 댄 상태를 취한다.
- 자세를 유지한 채 허리를 돌려 양손으로 의자 등받이를 잡는다.
- 허리를 비틀 때는 요근, 외복사근, 어깨까지 신전시키도록 한다.
- 시선은 비트는 방향으로 같이 돌린다.

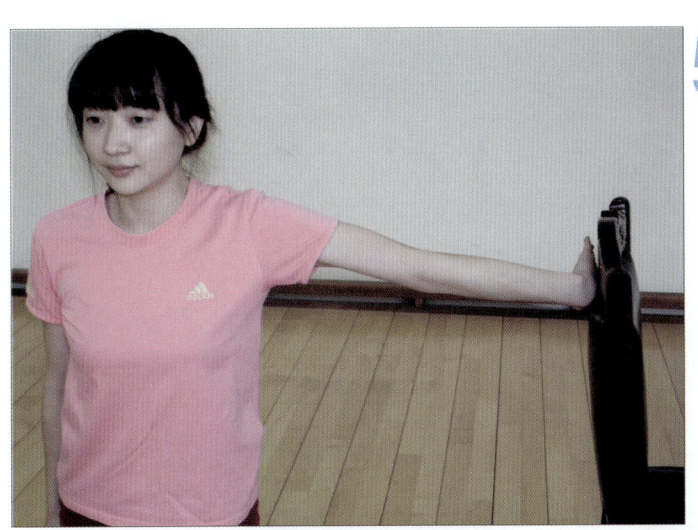

5 가슴과 팔 스트레칭

- 벽면에 옆으로 서서 어깨보다 높은 위치에 손을 올린다.
- 오른발을 한 걸음 앞으로 내밀고 가슴을 편다.
- 팔은 편 상태를 계속 유지하고 지그시 힘을 가한다.

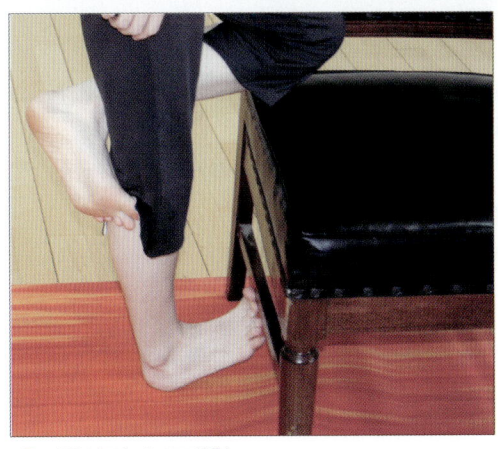
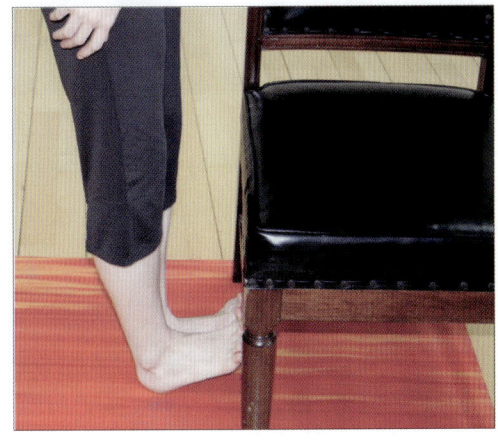

6 종아리 스트레칭

- 계단이나 의자에 발끝을 걸치고 선다.
- 왼쪽 다리를 오른쪽 다리의 종아리에 올려두고 천천히 뒤꿈치를 내린다.
- 의자를 활용할 때는 의자가 움직이지 않도록 잘 고정한다.

Section 3

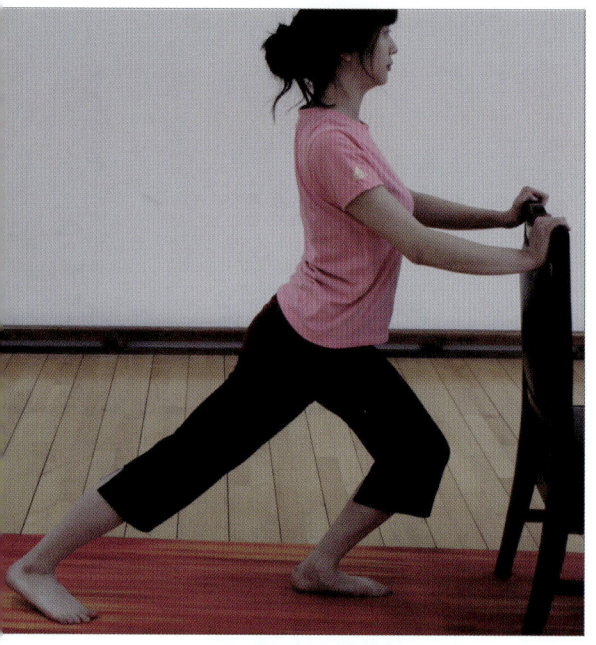 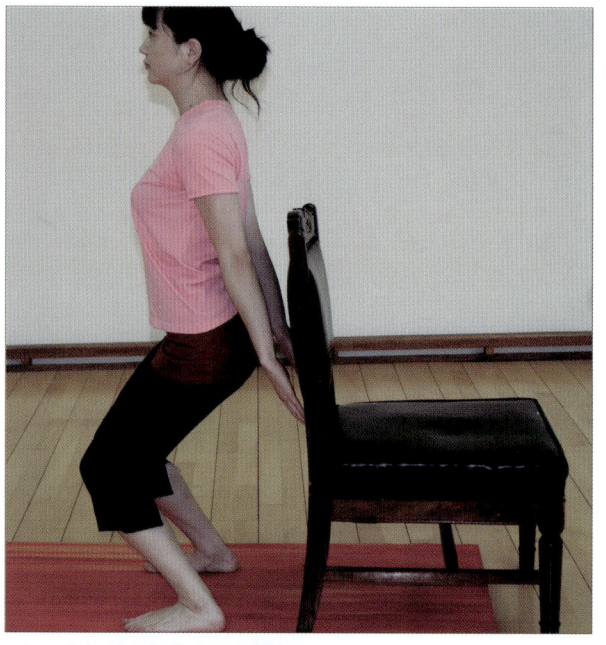

7 전신 스트레칭

- 의자나 책상을 향하여 서서 손을 책상 위에 올려둔다.
- 상반신을 조금 젖히는 느낌으로 오른쪽 다리를 한 걸음 뒤로 당긴다. 허리를 서서히 전방을 향해 민다.
- 시선은 전방 15도를 유지한다.

8 가슴과 어깨 스트레칭

- 가볍게 무릎을 구부리고 의자나 책상을 뒤로 손으로 잡는다.
- 의자를 잡은 상태로 몸을 똑바로 끌어올린다.
- 들어올릴 때 무릎의 위치가 변하지 않도록 한다.
- 힘을 가할 때 허리가 구부러지지 않도록 편 상태를 유지한다.

11 인체 부위별 스트레칭

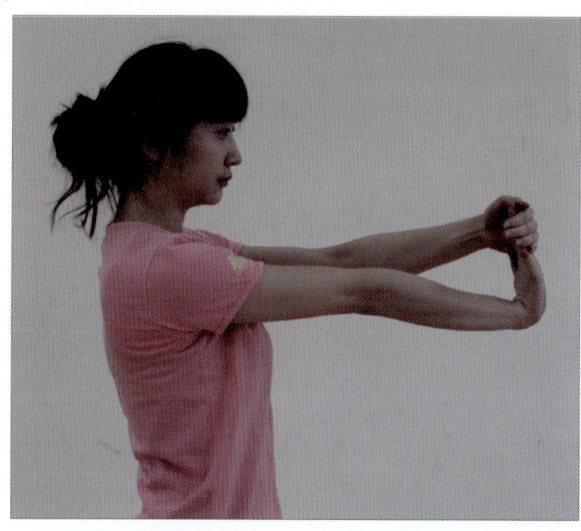

1 손목 신전
- 발을 어깨 넓이로 벌리고 선다.
- 왼손으로 오른손의 엄지손가락 이외의 손가락을 젖혀나간다.
- 어깨는 양쪽 모두 균형을 유지하고 팔이 구부러지지 않도록 유의한다.

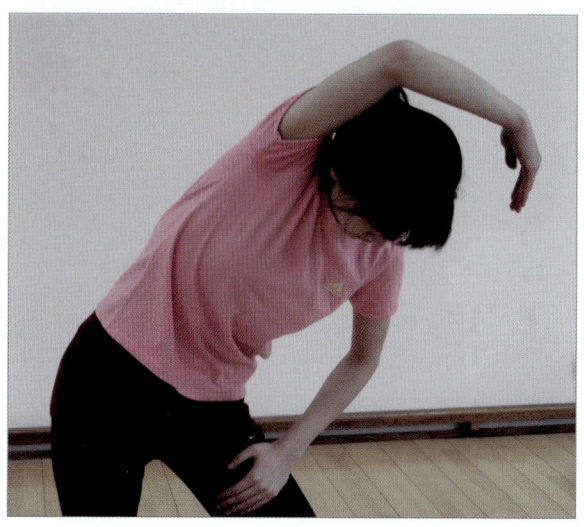

2 등과 옆구리 신전
- 무릎을 가볍게 구부리고 서서 양손을 허벅지에 두고 머리는 배꼽 쪽으로 한다.
- 오른팔을 머리 위에 올리면서 왼쪽 대각선 앞쪽으로 편다.
- 신전시키는 방향의 다리는 반드시 편다.

Section3

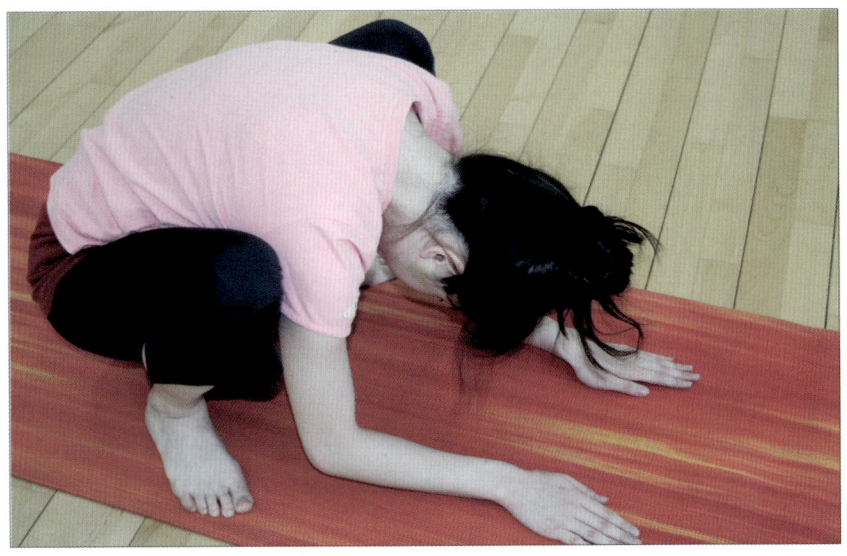

3 등과 허리 신전
- 발을 어깨 넓이보다 넓게 벌리고 양팔을 다리 안으로 넣어 허리를 내린다.
- 자세를 유지한 상태로 상반신을 앞으로 구부리고 양쪽 팔꿈치를 바닥에 댄다.
- 힘을 완전히 뺀 상태에서 무릎 사이로 옆구리가 들어갈 정도록 이완시킨다.

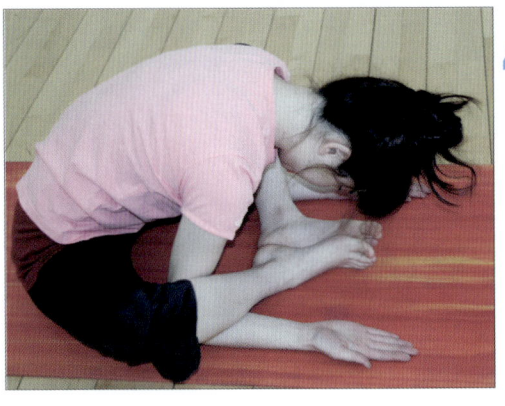

4 대퇴부, 요부 신전
- 바닥에 앉아서 발바닥을 대고 다리를 오므린다.
- 양팔을 다리 아래부터 앞으로 내밀고 상반신을 굽힌다.
- 상반신을 굽힐 때는 목까지 신전시킨다.

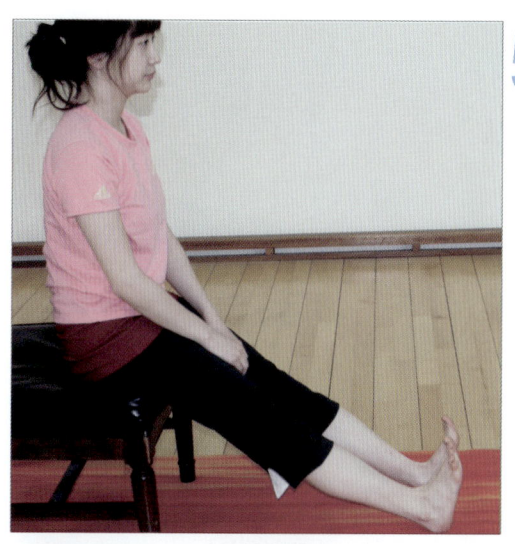

5 아킬레스건 신전
- 의자에 걸터앉아 양 발목을 몸쪽으로 끌어당긴다.
- 발을 안쪽으로 당길 때 무릎이 구부러지지 않도록 한다.

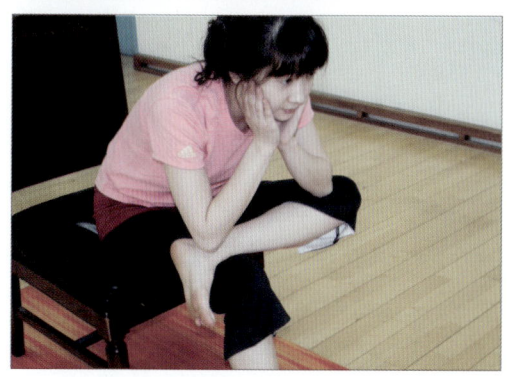

6 종아리와 허벅지 뒤쪽 펴기
- 의자에 걸터앉아 한쪽 다리를 무릎에 걸쳐 놓는다.
- 양 팔꿈치를 무릎과 발목부위에 대고 지그시 누른다.

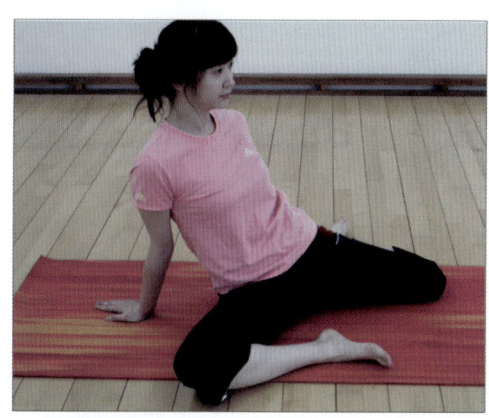

7 전두대퇴 신전
- 바닥에 바르게 앉아 오른쪽 다리는 앞으로 젖히고 왼쪽 다리는 뒤로 젖힌다.
- 양손을 몸의 뒤쪽에 두고 지탱하며 왼쪽 무릎을 조금 뒤쪽으로 당긴다.

Section 3

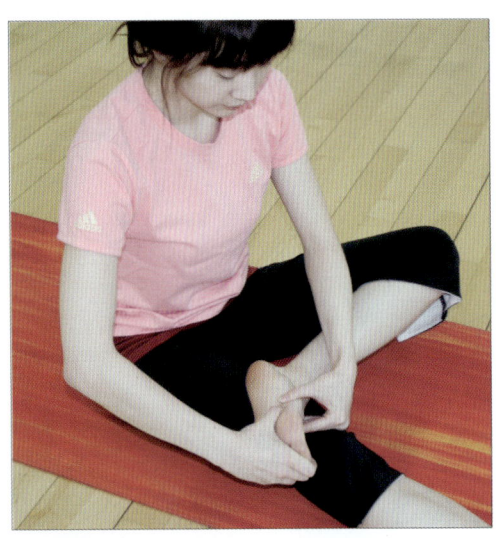 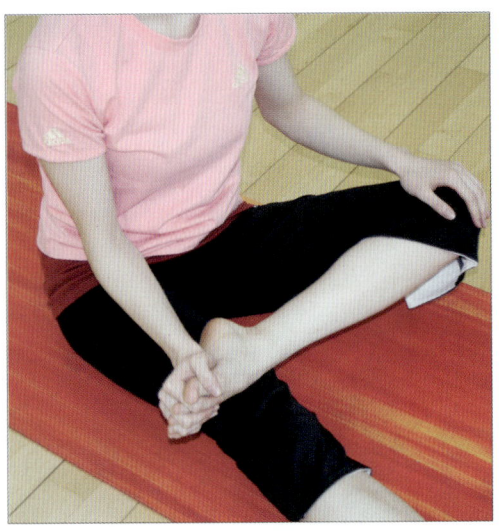

8 발에 손 깍지 끼기
- 손과 발가락을 동시에 자극할 수 있는 방법이다. 손과 발가락을 깍지 낀 상태에서 빙빙 돌리면 효과가 있다. 발바닥의 경혈도 눌러보자.

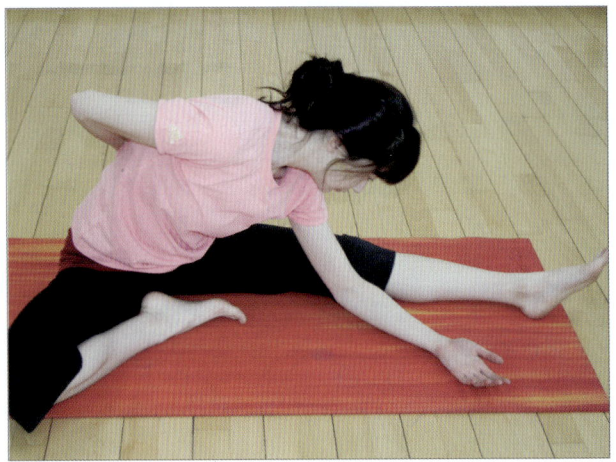

9 목과 대퇴부 안쪽 신전
- 바닥에 다리를 벌리고 앉아 오른발을 구부린다.
- 왼팔은 앞으로 내밀면서 힘을 뺀다. 오른쪽 팔은 등으로 돌린다.
- 천천히 목을 왼쪽 대각선 아래로 내리면서 상반신을 풀어준다.
- 이때 대퇴부를 지그시 펴고 신전시켜준다.

2. 통증 해소를 위한 스트레칭

1 어깨 스트레칭

어깨 결림 해소의 중요한 요소는 등과 가슴의 근육을 스트레칭 하는 것이다. 그러나 등의 근육이란 의외로 펴기 힘들다. 행하기 쉬운 방법부터 시작해보자.

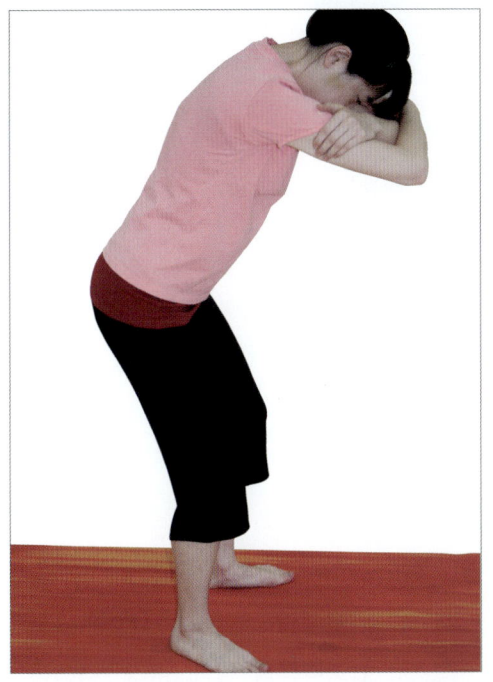

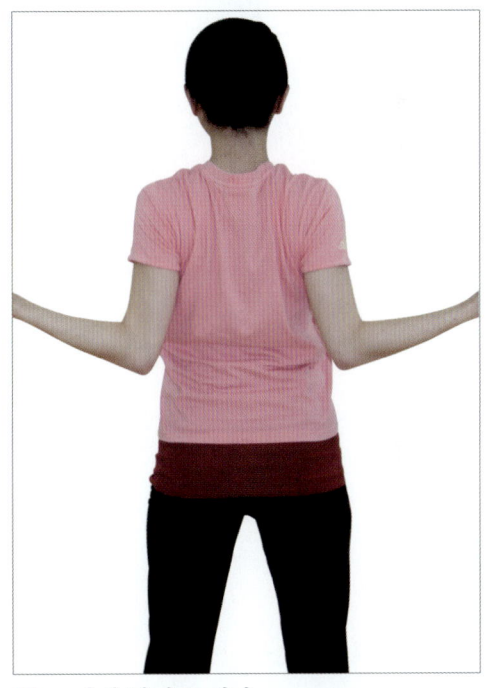

1
- 발을 어깨 넓이로 벌리고 서서 팔꿈치를 구부려 좌우 견갑골을 중앙으로 모이게 한다.
- 허리는 펴주고 무릎의 간격을 일정하게 유지한다.
- 무릎과 대퇴부에 서서히 힘을 가한다.

2
- 어깨 넓이로 선다.
- 양 어깨를 최대한 뒤로 젖힌다.
- 팔꿈치는 몸 가까이 붙인다.

Section 3

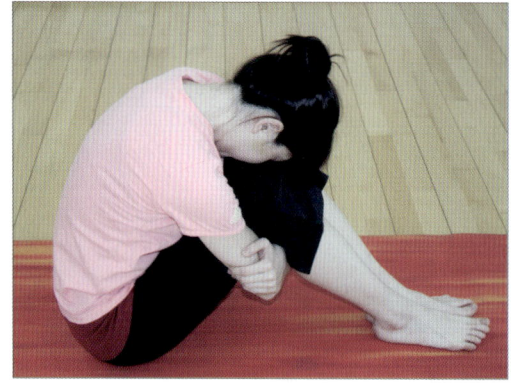

3
- 바닥에 앉아 무릎을 안듯이 팔을 꼰다. 견갑골을 대각선상으로 끌어당기는 느낌으로 행한다.
- 등을 구부린다.

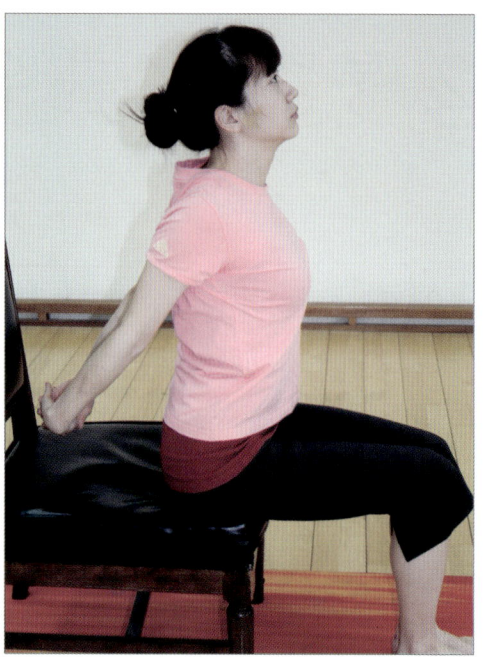

5
- 의자에 앉아 발바닥을 바닥에 댄다.
- 손을 뒤로 깍지 낀다.
- 팔을 중력으로 끌어당기는 듯한 느낌으로 편다. 가슴의 근육을 천천히 펴 간다.

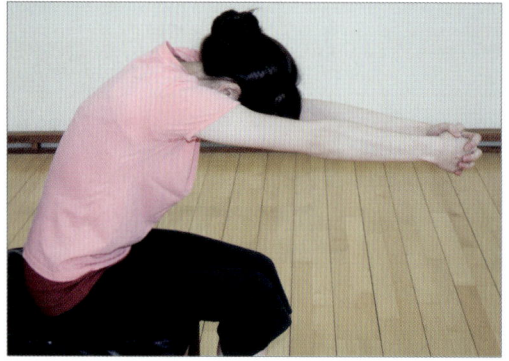

4
- 의자에 걸터앉아 발바닥을 바닥에 댄다.
- 팔을 바닥과 평행하게 앞으로 내민다.
- 줄을 당기고 있는 느낌으로 등을 구부린다. 이때 배꼽을 보듯이 명치를 당긴다.

어깨 결림에 효과적인 경혈

합곡은 목에서 위의 불쾌증상에 특효 경혈이다. 지음은 머리에서 목의 혈액순환을 좋게 한다. 경정점 등의 타입의 어깨 결림에도 효과가 있다. 특히 팔에서 오는 결림에 큰 효과가 있다.
이 두 가지의 경혈은 스트레스에서 오는 어깨 결림에 효과가 있다.

2 허리 통증을 해소하는 스트레칭

계속 앉아 있거나 계속 서 있는 생활은 허리에 큰 무리를 준다. 요통의 원인은 여러 가지이지만 통증 해소는 허리 주변의 근육을 유연하게 하는 것이 근본적인 해결책이다.

1
- 위를 보고 누워 양쪽 무릎을 바깥쪽으로 천천히 기울인다.
- 누운 상태로 무릎이 바닥에 닿도록 한다.
- 이때 골반은 완전히 힘을 빼주고 골반 등의 위치를 일정하게 한다.

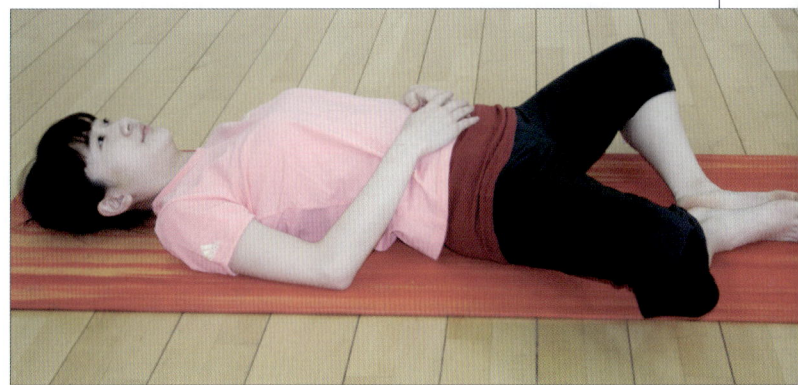

2
- 반드시 누워 양손을 옆으로 편다.
- 왼쪽 발 뒤꿈치를 오른쪽 무릎에 대고 발의 무게로 오른쪽 무릎을 바닥에 댄다.
- 골반이 부담을 느낄 정도로 힘을 가한다.

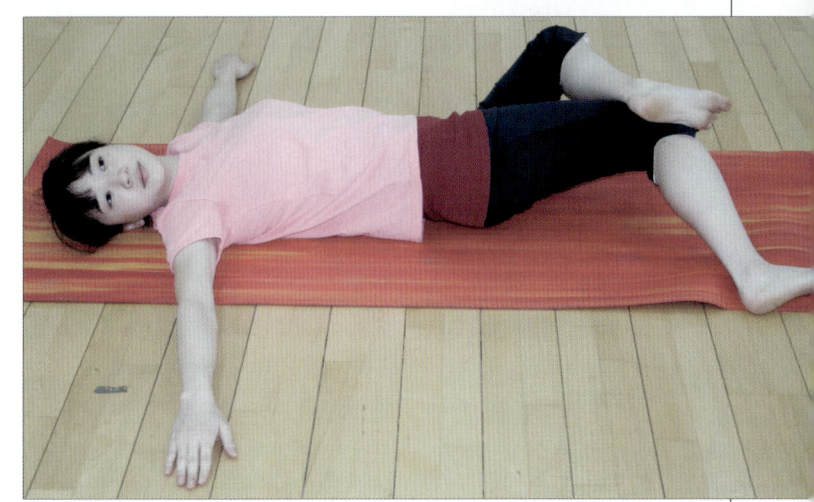

Section 3

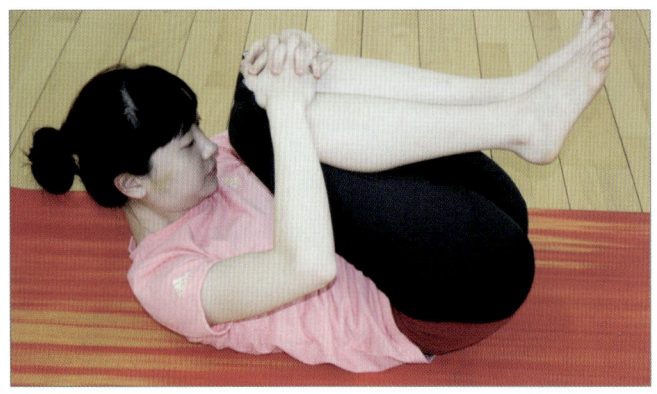

3
- 위를 향해 누워 양쪽 무릎을 안는다.
- 머리와 무릎을 가까이하여 전후좌우로 몸을 흔든다.
- 안면부를 무릎 가까이 당기고 실시한다.

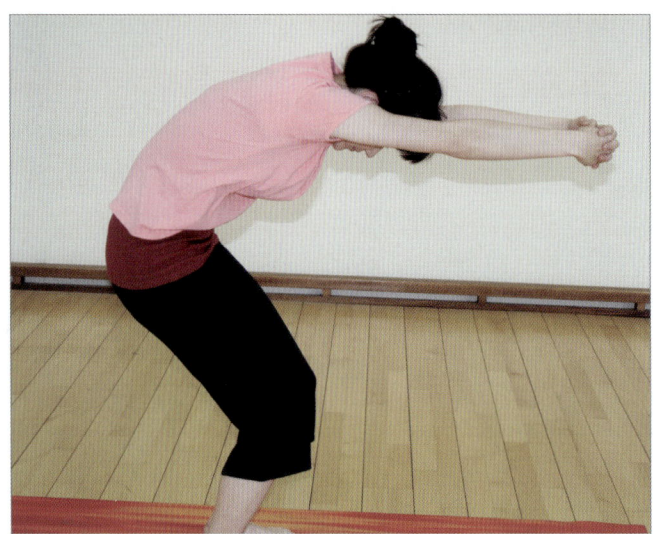

4
- 발을 어깨 넓이로 벌리고 무릎을 풀어서 선다.
- 양손을 깍지 끼고 똑바로 앞으로 내밀면서 등을 구부린다.
- 무릎은 일정한 간격을 유지한다.

요통에 효과적인 경혈

등과 허리의 근육을 느슨하게 한다. 아침에 침대에서 일어났을 때 먼저 양능선을 자극해보자.

양능선은 여러 가지 근육의 증상에 효과가 있는 대표적인 경혈이다. 또 허리를 앞뒤로 구부리면 생기는 통증을 억제해주는 것은 곤륜이다.

3 변비 해소 스트레칭

변비를 해소하기 위해서는 복근, 횡복근, 배근. 이들 근육을 스트레칭하여 내장을 효과적으로 자극해야 한다.

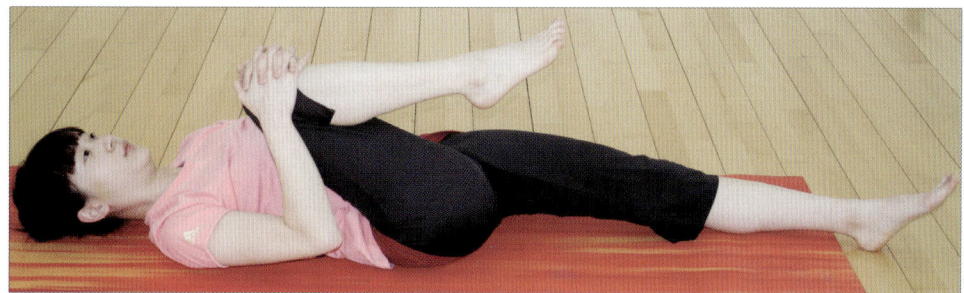

1
- 위를 향해 누워 허리가 올라가지 않도록 오른쪽 무릎을 안는다.
- 안은 무릎을 가슴 쪽으로 가까이 한다.
- 안지 않은 다리는 일자형태로 펴고 지면에서 떨어지지 않도록 한다.

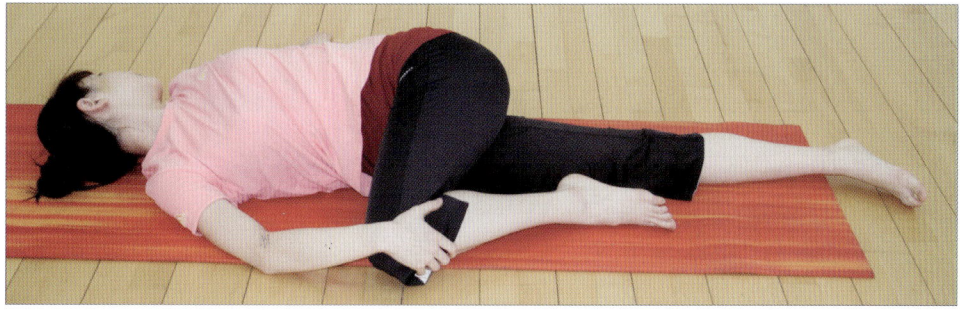

2
- 위를 향해 누워 안정을 취한다.
- 오른손으로 왼쪽 무릎을 잡고 바닥에 댄다.
- 시선은 무릎 반대방향을 바라본다.
- 뻗은 다리는 구부린 다리로 끌려오지 않도록 한다.

Section 3

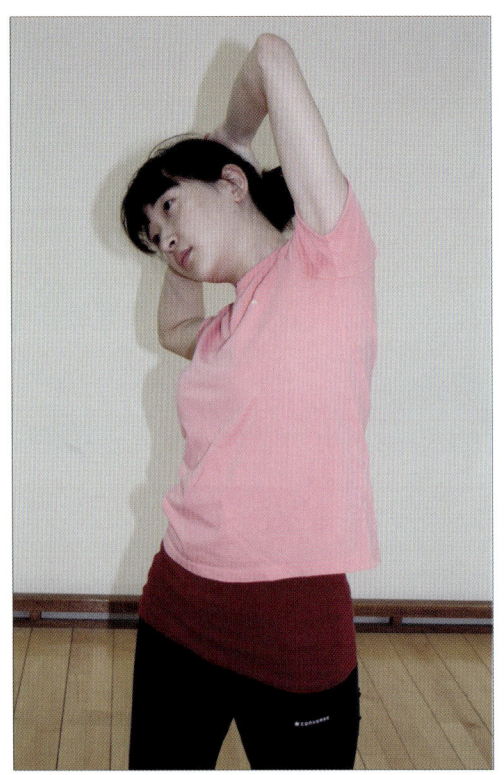 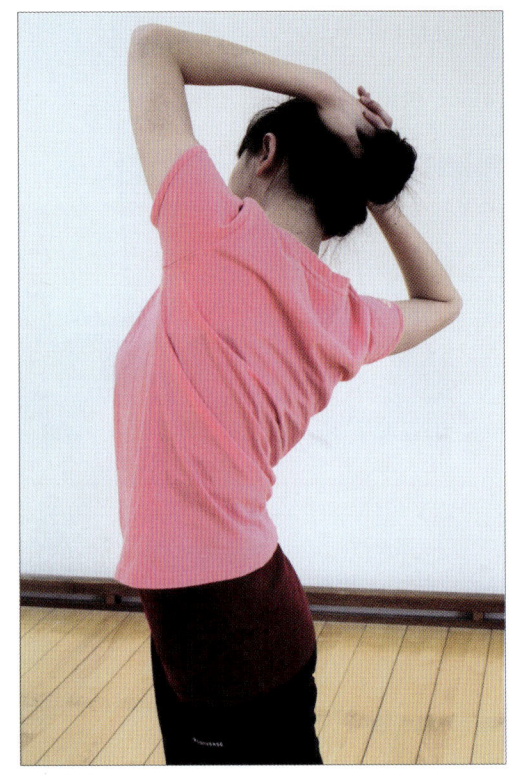

3
- 발을 어깨 넓이로 벌리고 머리 뒤로 손을 깍지 낀다.
- 허리를 중심으로 상반신을 오른쪽으로 비튼다.
- 오른쪽 팔을 아래로 내린다.

변비에 효과가 있는 경혈
대장의 움직임을 활발하게 하는 합곡. 다소 통증이 있어도 계속 눌러보자.
장의 움직임을 활발하게 하는 은백은 위장의 상태를 복원한다.

4 생리통을 해소하는 스트레칭

생리통을 완화하려면 골반의 혈액순환을 좋게 하는 것이 중요하다. 이것 또한 옆구리 스트레칭으로 효과를 높일 수 있다. 통증을 무서워해서 누워 있는 것보다 가볍게 운동하는 것이 생리통을 완화시킬 수 있다.

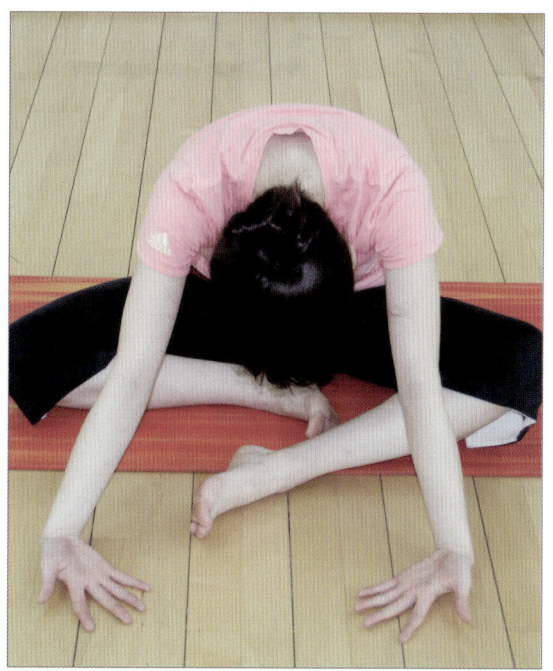

1
- 바닥에 앉아 위와 같은 자세를 만든다.
- 왼쪽 발만 앞으로 내민다.
- 손바닥을 위로 하고 양팔을 앞으로 내린다.

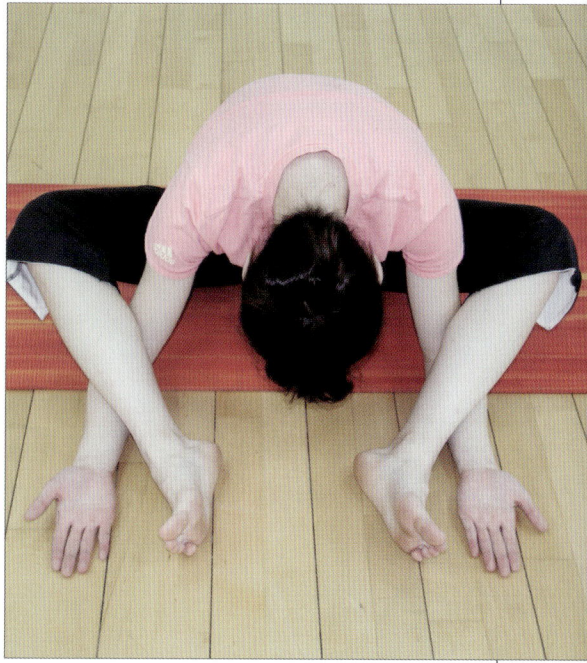

2
- 바닥에 앉아 양쪽 무릎을 벌린다.
- 양팔을 다리 아래에 통과시켜 앞으로 내민다. 상반신을 천천히 내린다.

Section 3

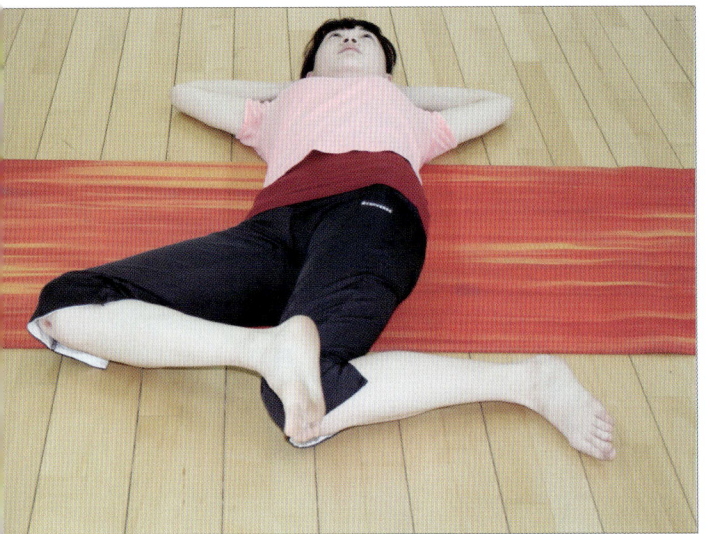 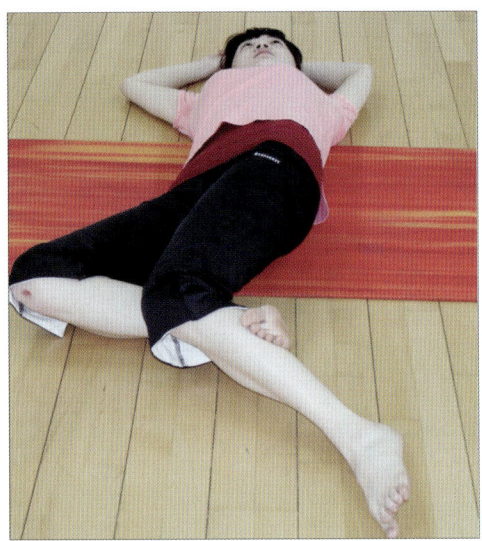

3
- 바닥에 누워 머리 위로 손깍지를 낀다.
- 양쪽 무릎을 세우고 오른발 뒤꿈치를 왼쪽 무릎에 올려둔다.
- 오른발로 누르는 듯이 하며 왼쪽 무릎을 바닥에 댄다.

4
- 바닥에 누워 머리 위로 손깍지를 낀다.
- 오른쪽 다리를 왼쪽 다리에 꼬아서 천천히 오른쪽으로 기울인다.

생리통에 효과적인 경혈

통증이 심할 때 도움이 되는 혈이 합곡이다. 엄지손가락으로 5초 동안 눌렀다가 떼고 자극을 3-5분 반복한다.
부인병의 특효 경혈인 삼음교를 생리 전부터 누르면 통증이 없어진다. 삼음교와 임읍을 자극하는 것을 너무 심하게 하지 않도록 한다. 또 빈혈 증상과 피로하기 쉬운 사람의 생리통에 효과가 있는 혈해는 울혈도 해소해준다.

5 냉증과 부종 해소를 위한 스트레칭

밤이면 손과 발이 차가워서 잠을 잘 수 없는 사람은 이 스트레칭을 시도해보자. 스트레칭으로 손발을 유연하게 하면 몸 전체의 혈액 순환이 촉진된다.

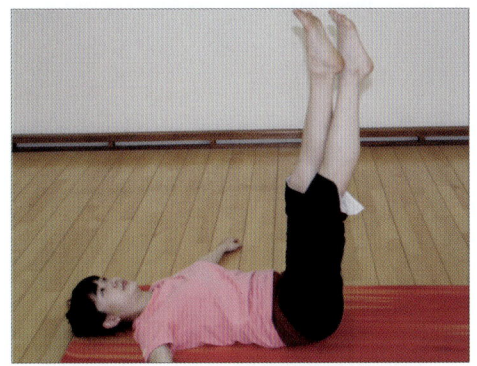 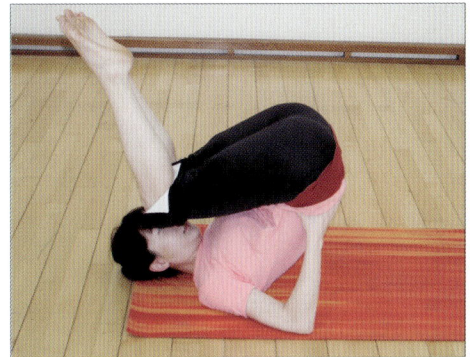

1
- 바닥에 누워 양쪽 팔을 바닥에 놓고, 양쪽 다리를 위로 올린다.
- 발목을 L자로 구부리거나 반대로 젖힌다.

2
- 바닥에 누워 양쪽 다리를 위로 올려 손을 허리에 댄다.
- 양쪽 무릎을 구부려 천천히 이마에 가까이 한다.
- 엉덩이와 허리, 등을 완전히 이완시키고 양 무릎을 붙인다.

냉증에 효과가 있는 경혈

합곡과 체내의 열을 조절하는 양지를 조금 아플 정도의 힘으로 3~5초간 누른다. 5~7분 반복하면 몸이 따뜻해진다.
혈액을 담당하는 경혈의 하나인 삼음교를 부드럽게 눌러주면 혈행을 촉진하여 월경 시 냉증에 효과가 크다. 몸 전체에 열을 보내는 태계는 조금 강하게 누른다.

Section 3

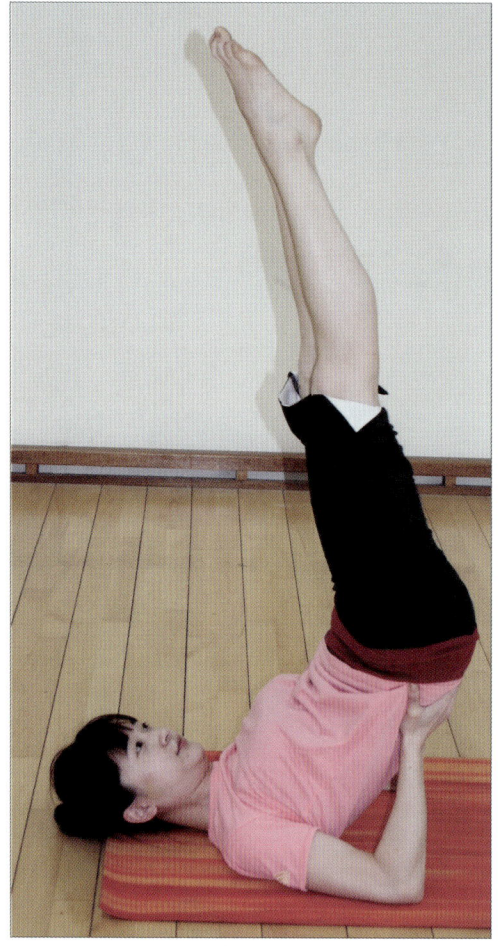

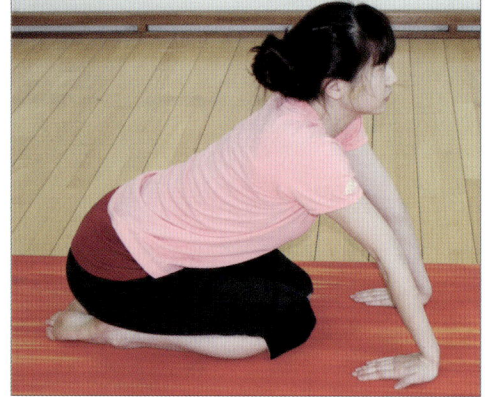

4
- 바닥에 무릎을 꿇고 앉아 양손의 손가락을 몸쪽으로 향하게 한다.
- 손바닥이 떨어지지 않도록 하고 천천히 어깨를 뒤로 젖힌다.
- 시선은 전방 15도를 유지한다.

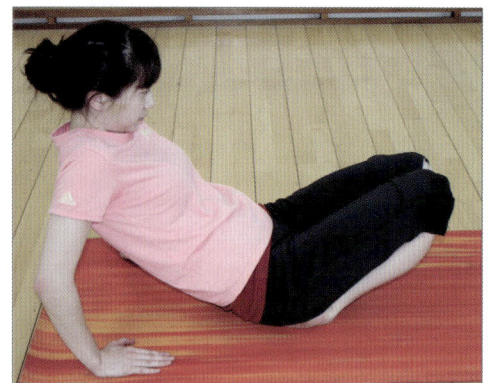

3
- 바닥에 누워 손을 허리에 댄다.
- 팔꿈치를 조이고 양쪽 다리를 위로 똑바로 올린다.
- 경추와 흉추가 신전될 정도로 강도를 가한다.
- 양 발 내측은 서로 붙이고 발끝을 편다

5
- 바닥에 무릎을 꿇고 앉아 양손을 뒤쪽에 둔다.
- 양쪽 팔꿈치를 구부리면서 양쪽 무릎을 천천히 들어올린다.
- 무릎을 들 때 떨어지지 않도록 한다.

6 내장기능을 강화하는 스트레칭

위는 스트레스와 과음, 과식 등으로 인해 여러 가지 부담을 겪는다. 식욕부진, 위통이 생기면 위를 안정시켜 정상 활동으로 되돌리는 스트레칭을 행한다.

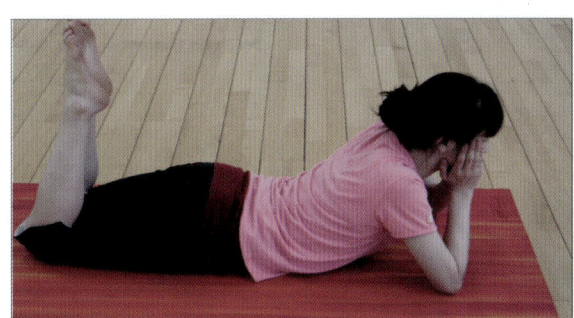

1
- 엎드려서 양손으로 얼굴을 받친다.
- 양쪽 무릎을 구부려 다리를 좌우로 흔든다.
- 양 무릎이 떨어지지 않도록 한다.

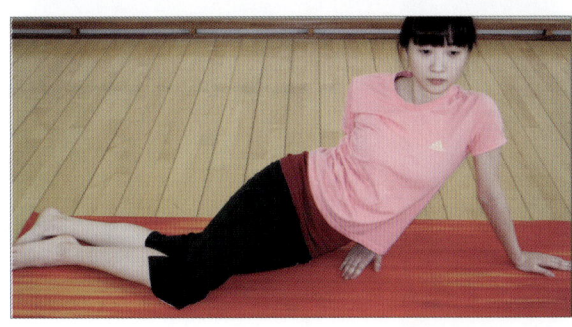

2
- 왼쪽을 아래로 하고 옆으로 앉는다.
- 안정감을 잡기 위해서 오른쪽 다리를 앞으로 내민다.
- 상반신을 일으키고 왼쪽 팔은 몸쪽, 오른쪽 팔은 뒤로 상체를 지탱한다.

다이어트 스트레칭으로 내장기능을 강화하자

대사기능을 높이면 체지방을 감소시킬 수 있으며 골반의 불균형 해소, 허리의 긴장을 해소하여 배변활동과 내장기능을 강화할 수 있다. 내장기능을 강화하는 주요 포인트는 복식호흡이다. 복식호흡은 스트레스 해소와 피로회복 등에도 큰 효과가 있는 것으로 알려져 있다.

Section 3

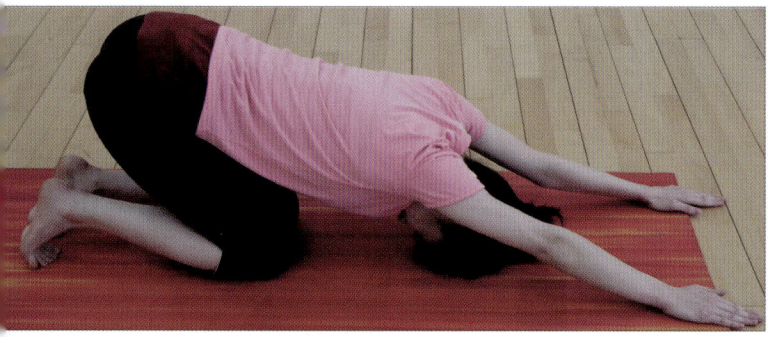

3
- 무릎을 세우고 양팔을 앞으로 내민다.
- 턱과 가슴을 바닥에 닿도록 상체를 내려간다.
- 천천히 양팔을 앞으로 편다.
- 흉추와 허리는 지속적으로 편다.

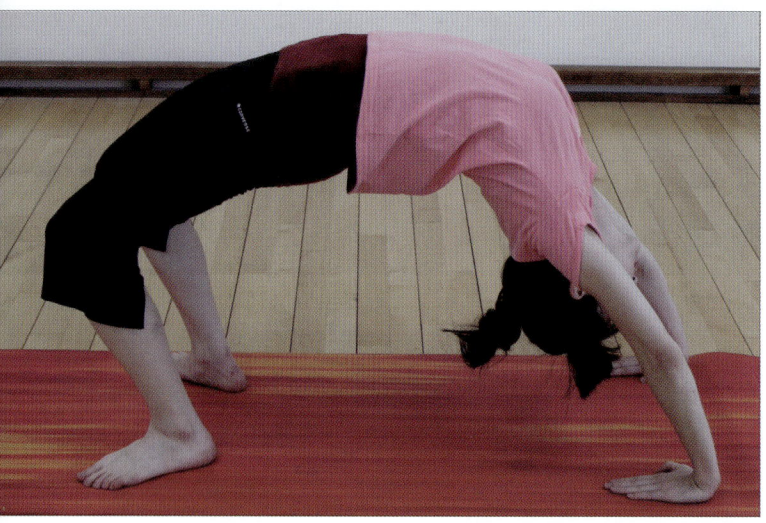

4
- 볼이나 둥글게 접은 이불에 가볍게 허리를 걸쳐 다리를 벌린다.
- 천천히 상반신을 젖히고 바닥에 댄다.
- 엉덩이가 밑으로 떨어지지 않도록 한다.
- 어깨는 최대한 신전시킨다.

위에 효과적인 경혈

과식과 스트레스성 위통에 효과가 있는 혈은 삼리이다. 숨을 내쉬면서 천천 누른다. 내간은 자율신경의 움직임을 정리해준다. 위장 점은 강하고 길게 눌러준다. 소화기계에 효과가 있다.

7 스트레스에 효과적인 스트레칭

스트레스는 자율신경과 호르몬의 분비, 면역력에 많은 영향을 미친다. 스트레스를 스트레칭으로 해소하면 쾌변과 숙면이 가능하다.

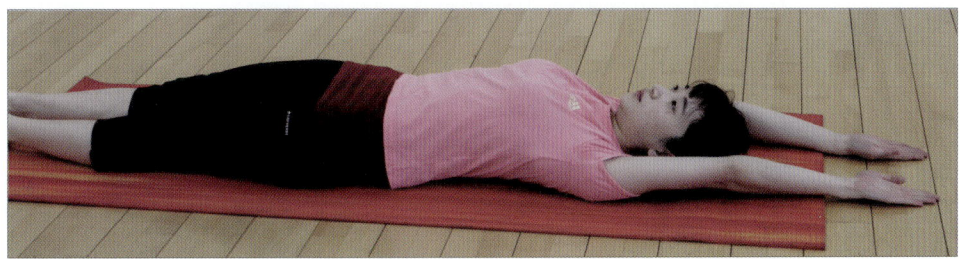

1
- 바닥에 누워 양팔을 위로 올린다.
- 손끝과 양손을 각각 당기는 느낌으로 전신을 펴준다.
- 양 발의 내측은 서로 붙여준다.

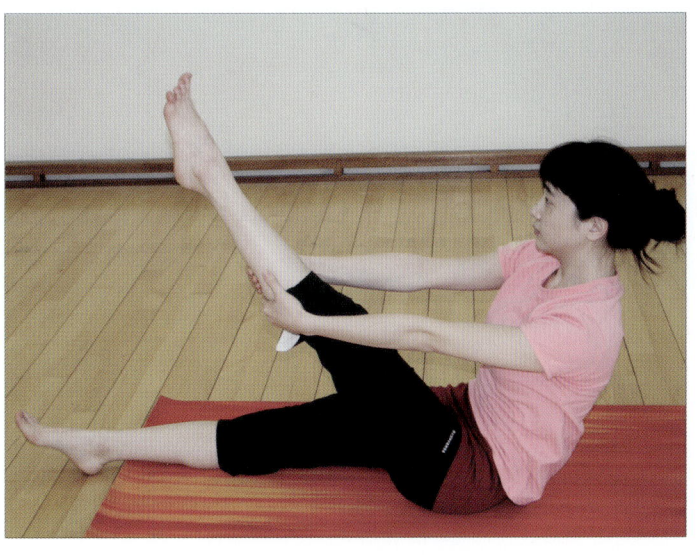

2
- 바닥에 앉아 양다리를 앞으로 편다.
- 왼쪽 다리를 잡고 무릎이 구부러지지 않도록하여 다리를 들어올린다.
- 대퇴, 무릎 발목이 구부러지지 않도록 한다.

Section 3

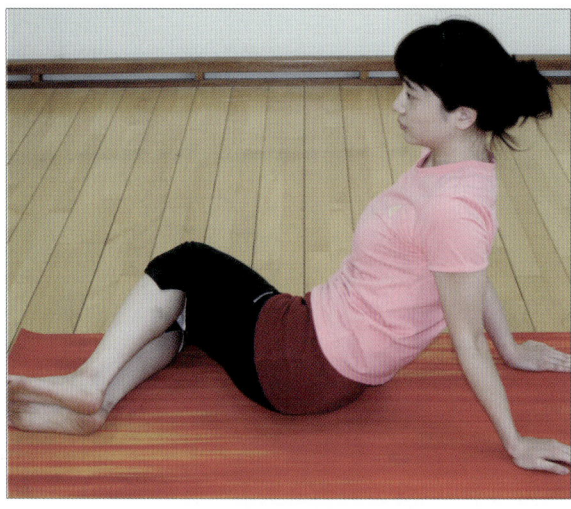

3
- 바닥에 앉아 팔꿈치를 편다.
- 양손을 뒤로 두고 양쪽 무릎을 가볍게 구부려 이 상태로 양쪽 무릎을 오른쪽으로 기울인다.
- 기울일 때 양 무릎이 떨어지지 않도록 유의한다.

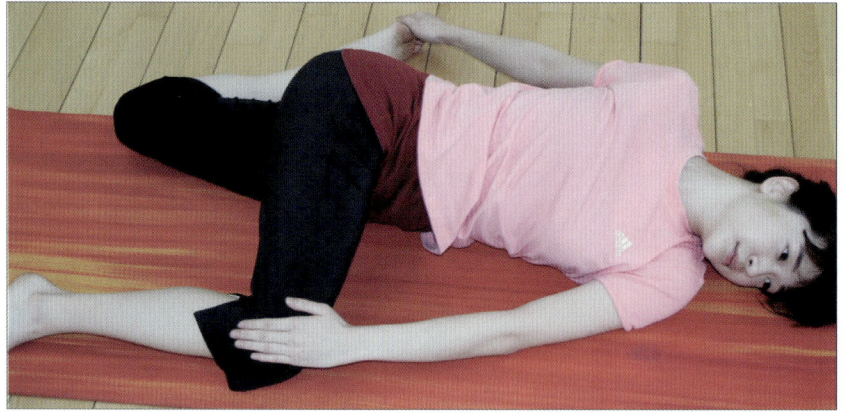

4
- 바닥에 위를 향해 누워 양쪽 다리를 구부려 왼손으로 오른쪽 다리를 잡는다.
- 오른손으로 왼쪽 발끝을 잡고 왼쪽 무릎을 위쪽으로 이동한다.
- 구부린 무릎의 각도는 90도를 유지한다.

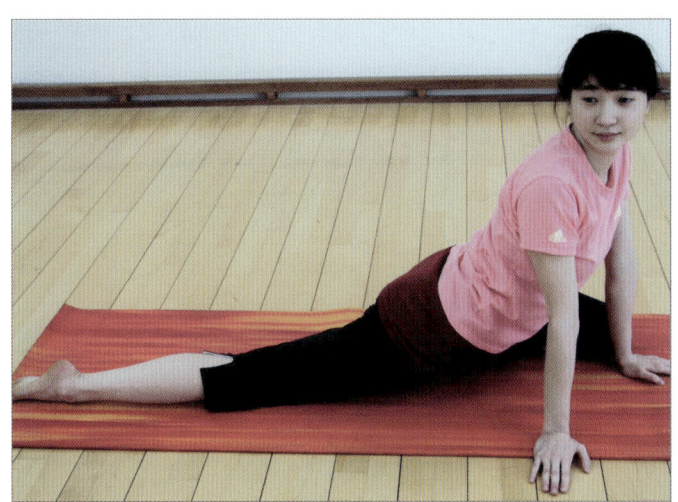

5
- 무릎을 꿇고 앉아 양손을 앞에 댄다. 오른쪽 다리를 뒤쪽으로 편다.
- 오른손을 조금 넓게 바닥에 대고 엉덩이를 오른쪽으로 기울인다.
- 오른손 끝을 위에서 훔쳐 보는 듯이 상반신을 비튼다.
- 엉덩이는 앞으로 지속적으로 밀어준다.

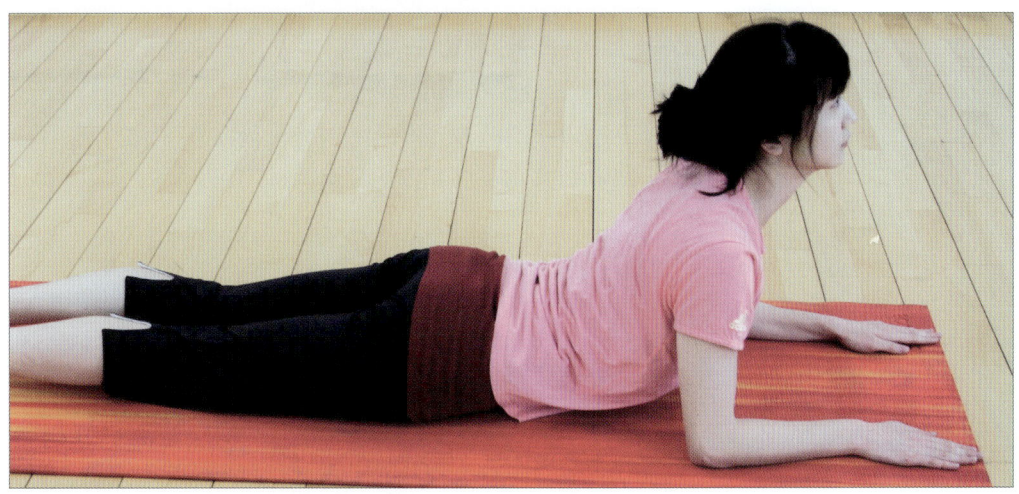

6
- 엎드린 자세에서 손바닥을 아래로 하고 양쪽 팔꿈치를 바닥에 댄다.
- 뒤로 젖히 듯이 상반신을 끌어올린다.
- 어깨와 팔꿈치의 균형을 유지한다.

Section3

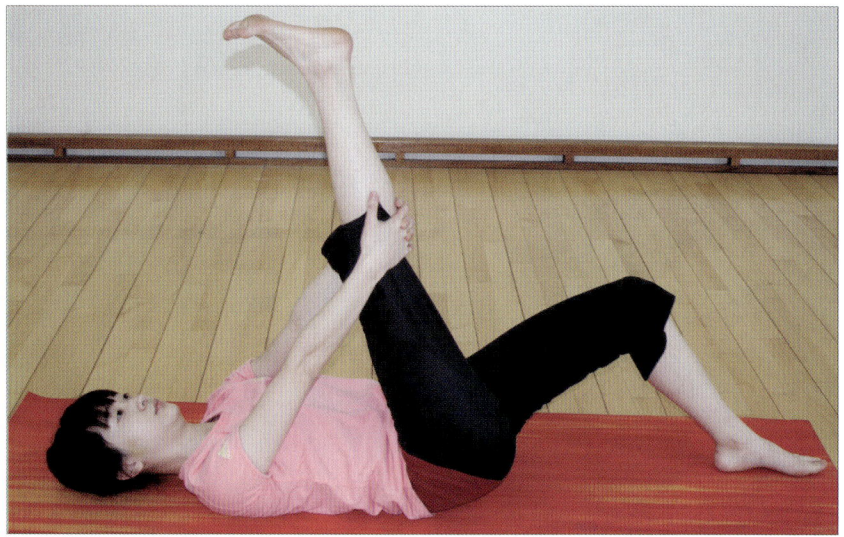

7
- 위를 향해 누워 양쪽 무릎을 세운다.
- 오른쪽 다리를 잡고 얼굴에 가까이 한다.
- 발목을 구부리고 발가락 끝을 얼굴쪽으로 향하게 한다.
- 끌어올릴 때 반대다리가 따라오지 않도록 한다.

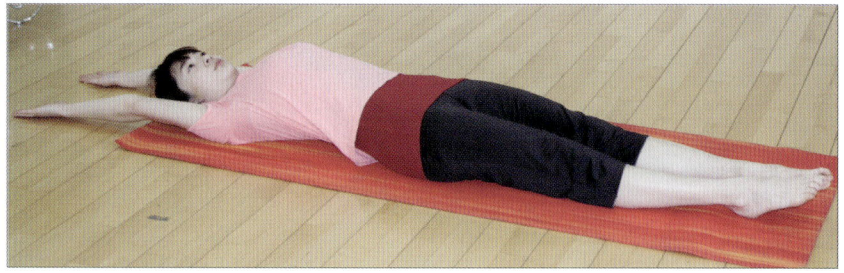

8
- 양손을 올리고 전신에 힘을 넣고 숨을 들이쉬면서 펴준다.
- 숨을 내쉬면서 쭉 힘을 뺀다.
- 발 내측이 떨어지지 않도록 한다.

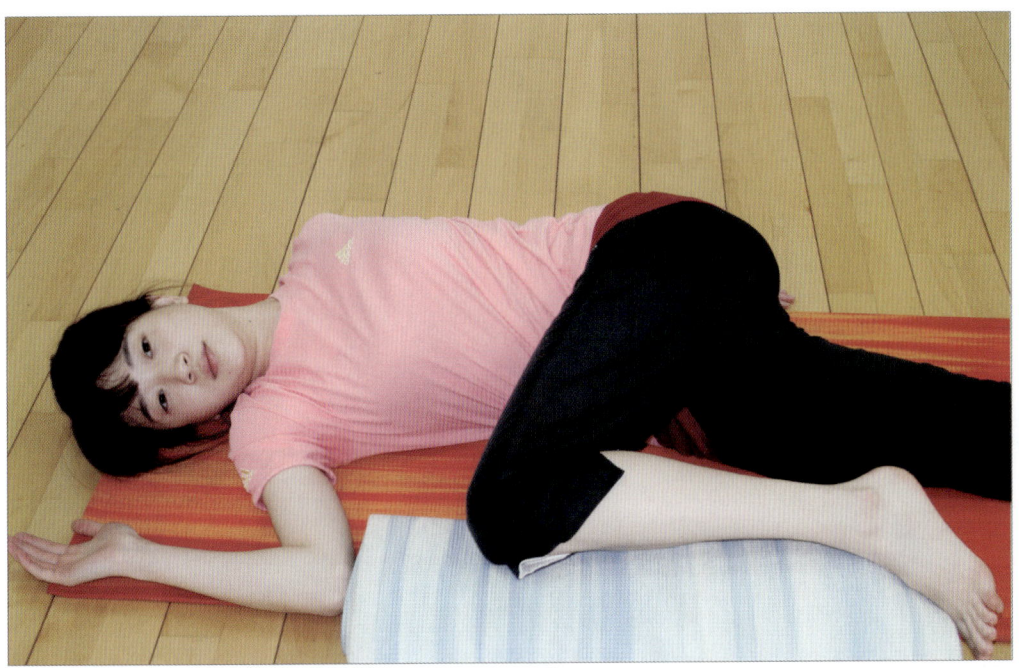

9
- 허리의 주변에 베개를 올려둔다.
- 위를 향해 누워 왼쪽 다리를 베개 위로 올려 놓는다.
- 무릎은 90도를 유지하고 지그시 어깨를 반대쪽으로 신전시킨다.

붓기에 효과적인 경혈
삼음교는 건강장수의 만능인 경혈이다. 손가락으로 누르던지 골프공을 이용해 양손으로 돌리면 편하다. 혈액의 순환을 좋게 한다.

Section 3

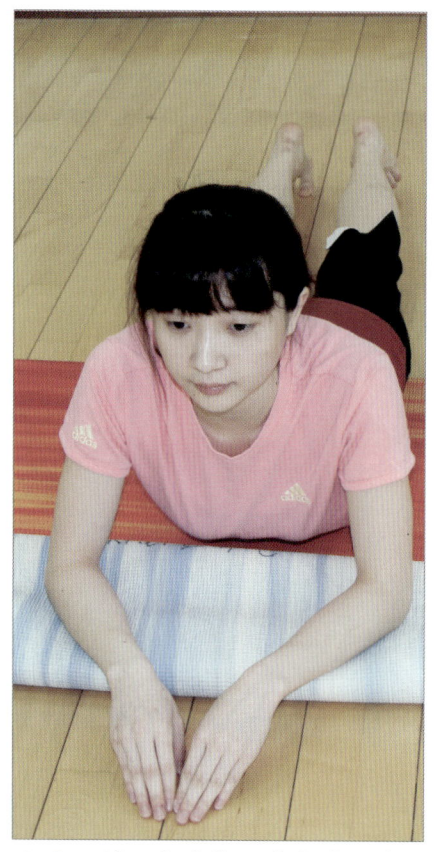

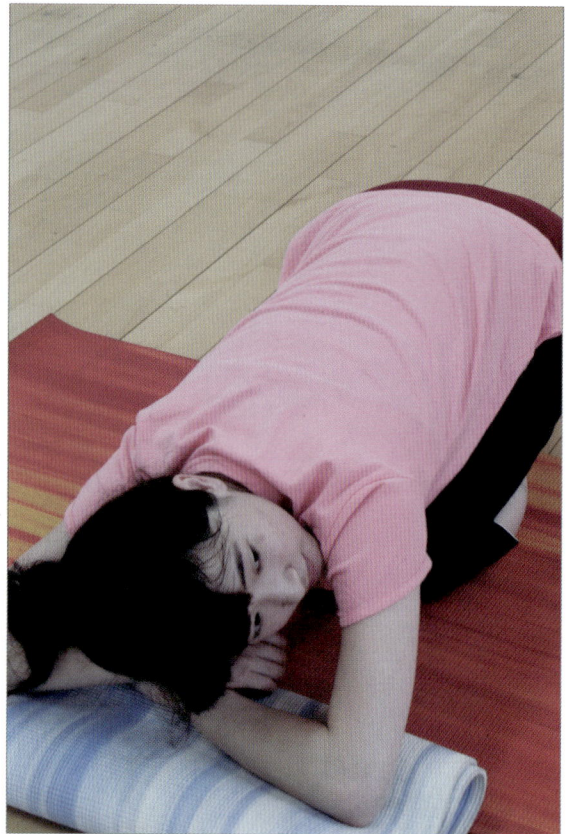

10
- 엎드린 자세로 베개 위로 양쪽 팔꿈치를 댄다.
- 천천히 상반신을 올린다.
- 상반신을 들어올릴 때 흉추를 최대한 펴준다.

11
- 침대 위에서 허리를 펴고 바르게 앉아 양팔을 깍지 낀다.
- 상반신을 앞으로 숙이고 양팔을 그림과 같이 포갠다.

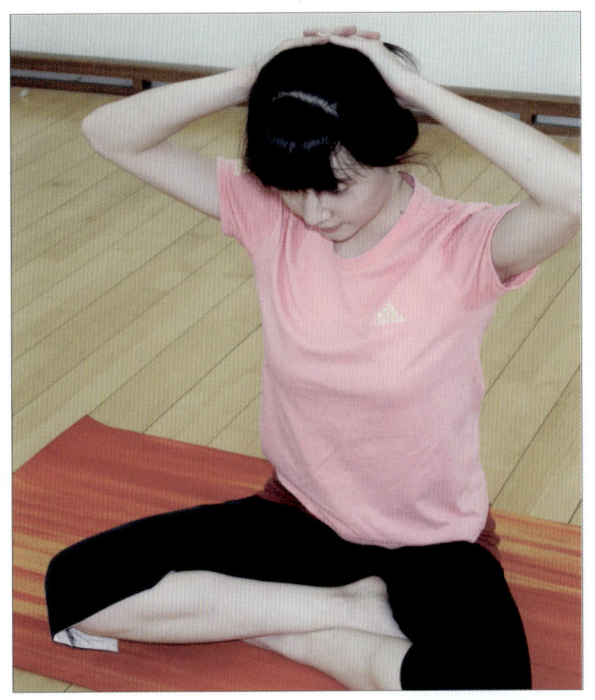 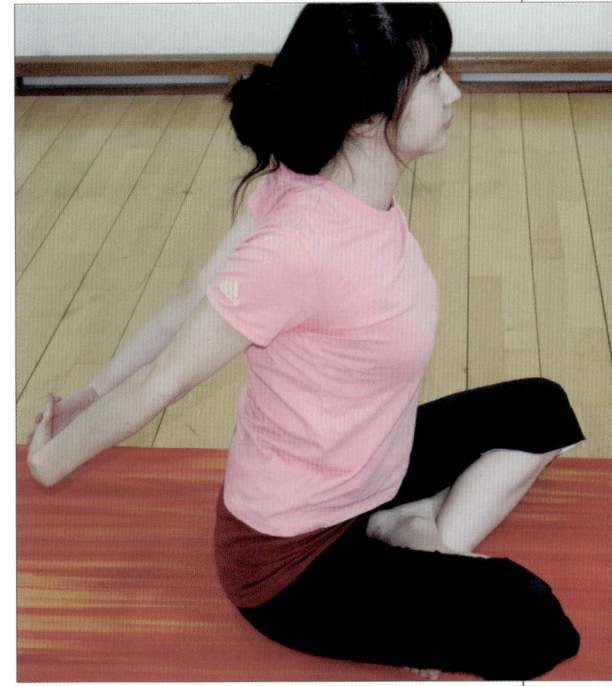

12.
- 책상다리를 하고 머리 뒤로 손을 깍지 낀다.
- 팔의 무게를 이용하여 천천히 머리를 누른다.
- 머리 후두부를 양손으로 감싸잡고 목이 삐뚤어지지 않도록 유의한다.

13.
- 책상다리를 하고 양손을 뒤로 깍지 낀다.
- 팔을 대각선으로 아래로 내린다.
- 이때 견갑근을 최대로 신전시키고 허리는 펴준다.

3. 부위별 다이어트 스트레칭

1) 골반 기능을 향상시키는 스트레칭

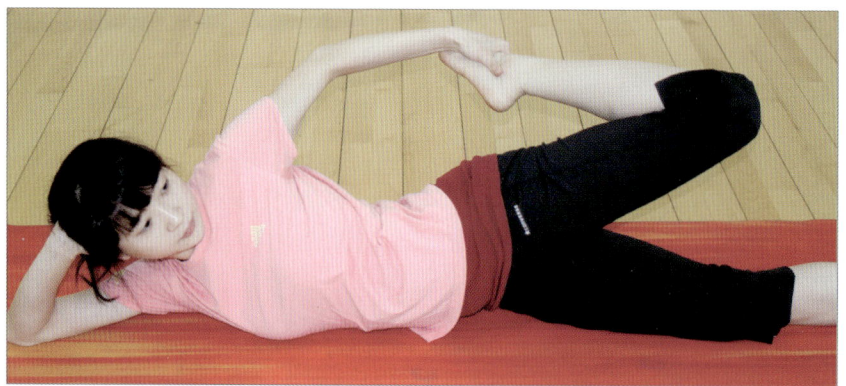

- 오른쪽을 아래로 하고 옆으로 누워 오른손으로 머리를 지탱한다.
- 왼손으로 왼쪽 발끝을 잡고 무릎을 허리 뒤로 당긴다.

2) 엉덩이선을 살려주는 스트레칭

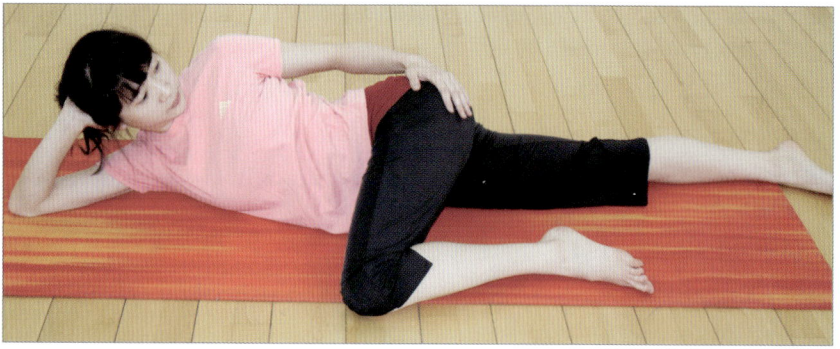

- 옆으로 누워 오른손으로 머리를 지탱한다.
- 왼쪽 다리를 앞으로 내밀고 허리를 비튼다.
- 다리를 앞으로 밀 때 뒷다리가 끌려오지 않도록 한다.

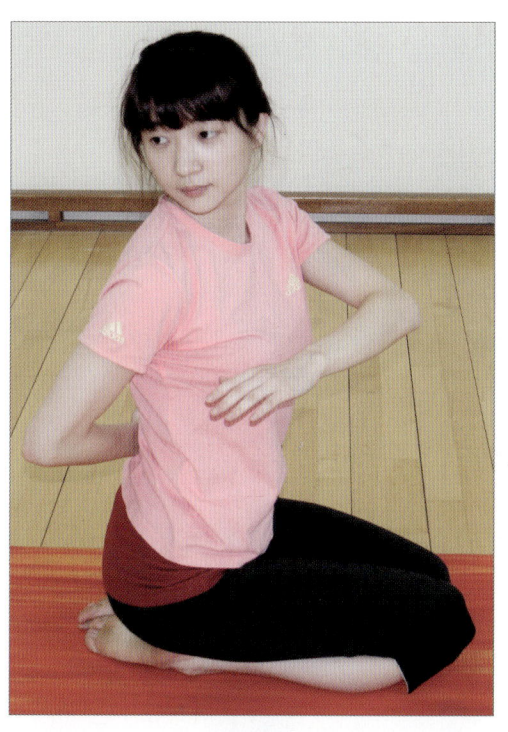

3) 어깨선과 허리선을 살려주는 스트레칭

- 무릎을 붙이고 꿇어 앉는다.
- 허리와 어깨를 지그시 좌우로 밀어준다.
- 시선은 돌리는 방향을 주시한다.

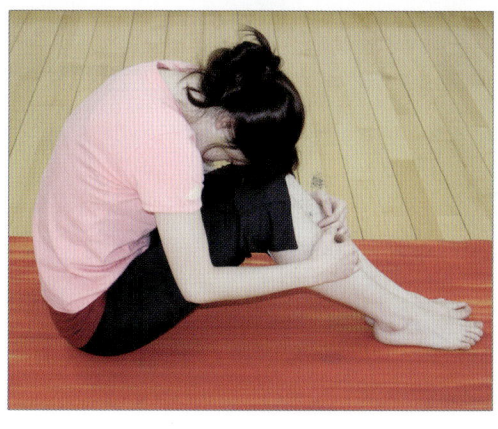

4) 경추와 흉추, 요추의 안정을 위한 스트레칭

- 다리를 가볍게 구부리고 앉는다.
- 양팔로 무릎을 안고 등을 구부려 머리는 배꼽을 본다.

5) 하지장과 골반의 유연성을 향상시키는 스트레칭

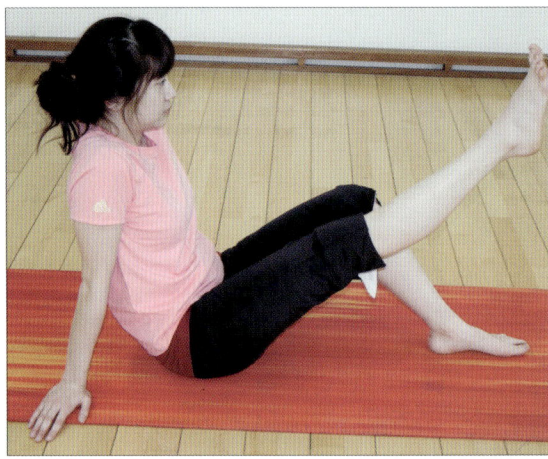

- 양손을 뒤로 두고 양쪽 무릎을 세운다.
- 한쪽 발을 의자 위에 올려 상반신을 앞으로 한다.
- 상반신을 위로 올릴 때는 허리, 등, 상체순으로 앞으로 민다.

6) 가슴선과 엉덩이선을 살려주는 스트레칭

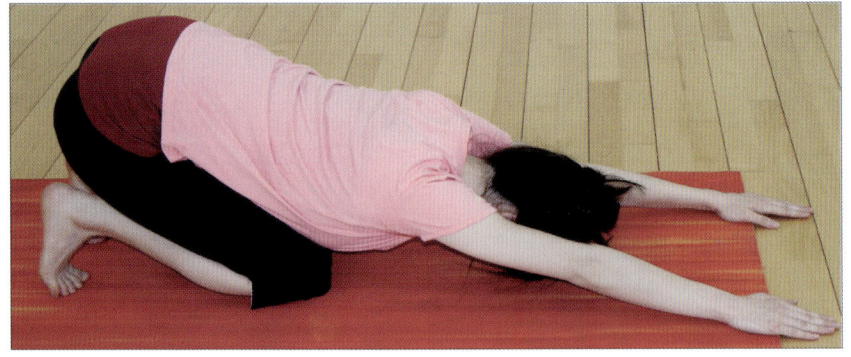

- 무릎을 꿇고 엎드린 자세에서 엉덩이를 뒤로 끌어올린다.
- 손바닥으로 앞으로 나가면서 팔, 가슴을 바닥에 댄다.
- 이때 허리는 최대한 펴준다.

7) 골반의 안정과 유연성을 향상시키는 스트레칭

- 바닥에 앉아 발바닥을 모은다.
- 양손으로 양쪽 무릎을 천천히 누르면서 상반신을 앞으로 숙인다.
- 양발 뒤꿈치는 최대한 몸 가까이 유지한다.

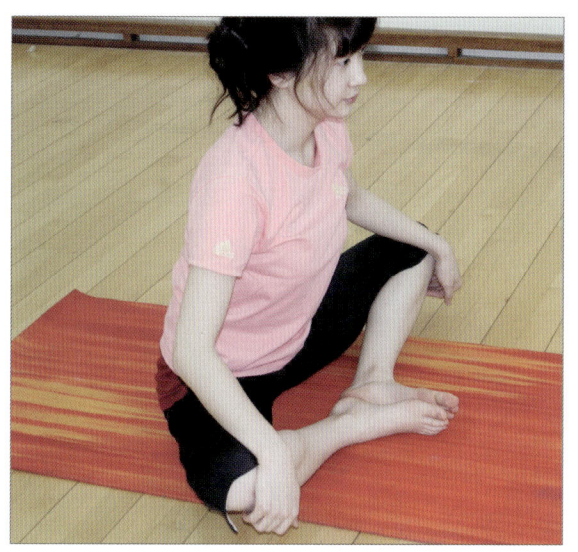

8) 허리선을 살려주는 스트레칭

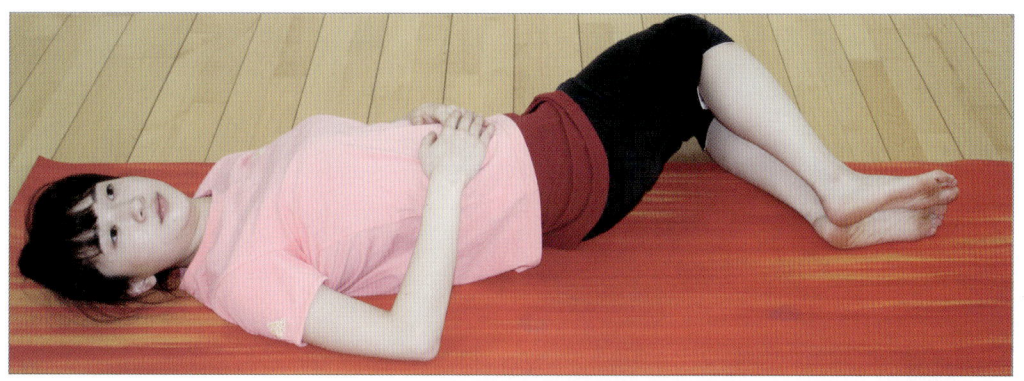

- 위를 향해 누워 양손으로 복부를 잡는다.
- 비틀 때 엉덩이가 따라가지 않도록 유의한다.
- 양쪽 무릎을 모아서 왼쪽으로 비튼다.

9) 목의 유연성과 피로 회복을 위한 스트레칭

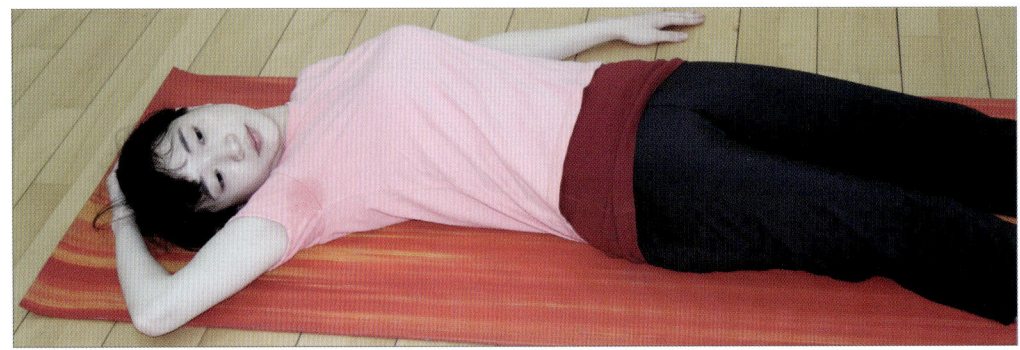

- 위를 향해 누워 한쪽 손으로 머리를 잡고 천천히 당긴다.
- 펴고 있는 팔의 엄지손가락을 안쪽으로 비튼다.
- 안면부가 옆으로 돌아가지 않도록 한다.

10) 어깨선을 살려주는 스트레칭

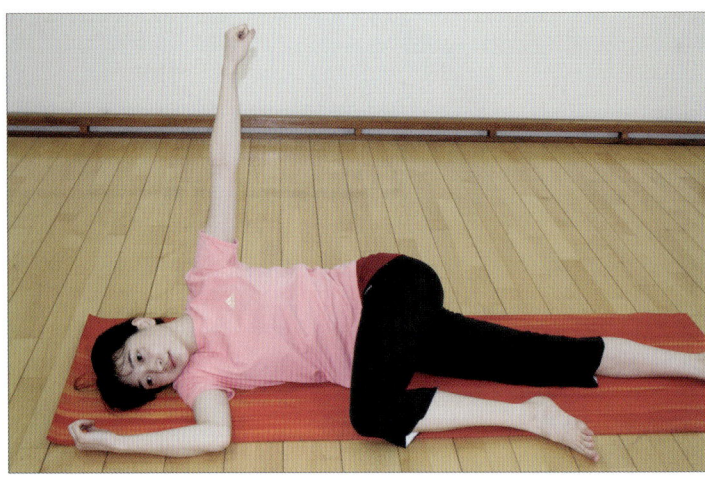

- 오른쪽을 아래로 옆으로 누워 왼쪽 다리를 구부려 앞으로 내민다.
- 왼팔을 배영을 하는 듯이 팔꿈치를 펴고 머리 위에서 뒤로 돌려간다.
- 무릎의 각도는 90도를 유지한다.

11) 외측 대퇴부의 유연성을 높여주는 스트레칭

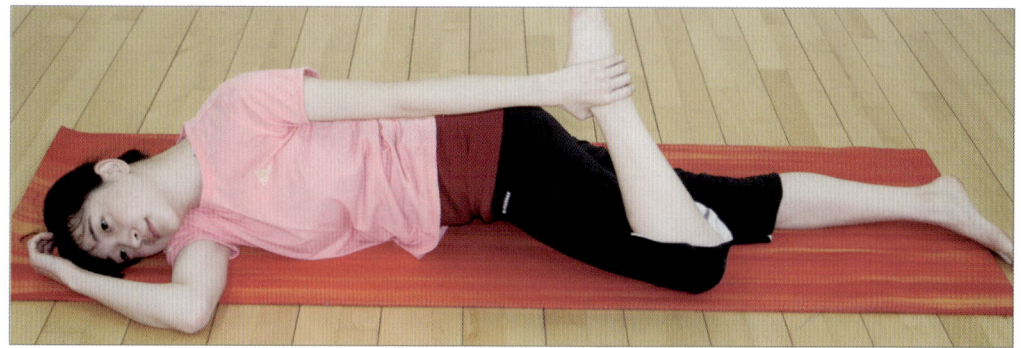

- 오른쪽을 아래로 옆으로 누워 왼쪽 다리를 구부려 앞으로 내민다.
- 왼손으로 왼쪽 발목을 잡고 무릎을 지지점으로 삼으며 왼발로 왼팔을 잡아당긴다.
- 몸이 앞으로 숙여지지 않도록 유의한다.

12) 골반의 유연성을 향상시키는 스트레칭

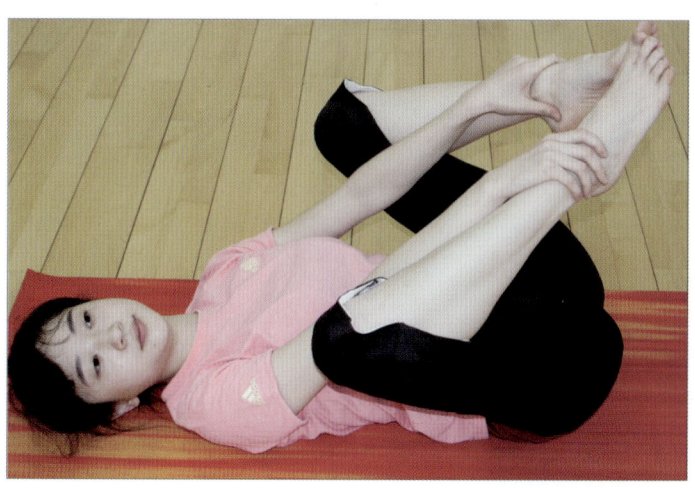

- 위를 향해 누워 양손으로 양쪽 발목을 잡아올린다.
- 발바닥을 서로 붙인다.
- 무릎을 최대한 벌리면서 몸 안쪽으로 당긴다.

Section3

13) 골반을 안정시켜주는 스트레칭

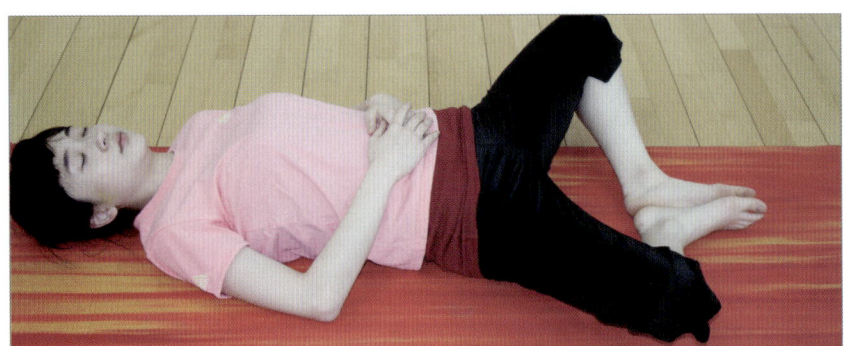

- 위를 향해 누운 상태로 발바닥을 모은다.
- 자세를 유지한 상태에서 무릎을 벌린다.
- 양 골반과 무릎에 지면을 향해 지그시 힘을 가한다.

14) 엎드린 자세로 안정

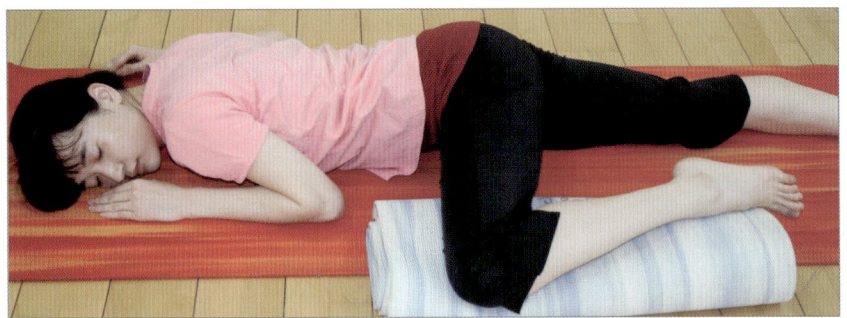

- 옆으로 베개를 두고 엎드린다.
- 왼쪽 다리를 구부려 베개 위에 올린다.
- 무릎의 각도를 90도로 유지하고 전신에 힘을 뺀다.

15) 하퇴부와 요추의 유연성을 높이는 스트레칭

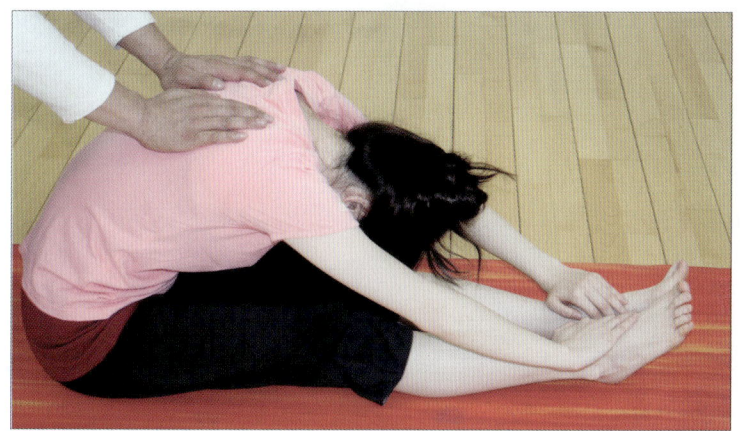

- 무릎을 펴고 양발을 모은 상태로 앉는다.
- 누르는 쪽은 너무 무리하게 누르지 말고 상대방의 유연성을 감안하여 누른다.
- 가능한 허리와 무릎은 구부리지 않는다.

16) 허리의 유연성을 높이는 스트레칭

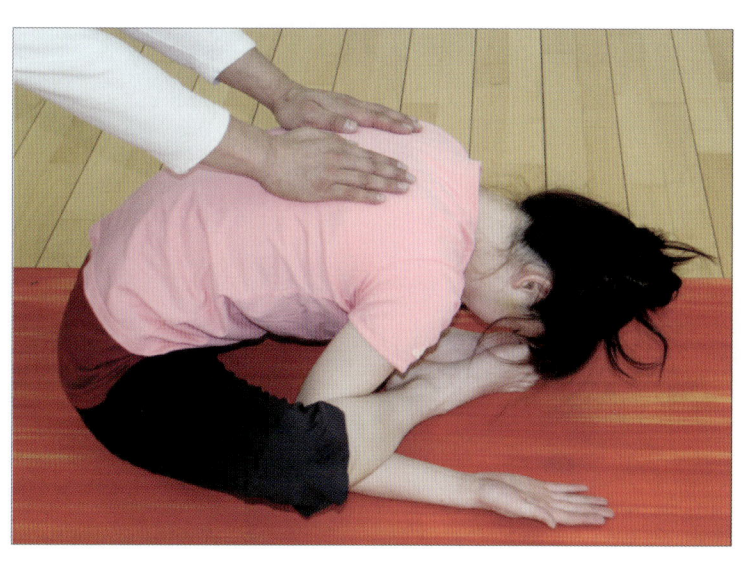

- 양 발바닥을 붙이고 앉는다.
- 누르는 쪽의 경우는 요추, 흉추, 경추 순으로 누른다는 기분으로 실시한다.
- 무릎은 지면을 향해 지그시 힘을 가하며 굽힌다.

17) 다리의 유연성과 골반 강화를 위한 스트레칭

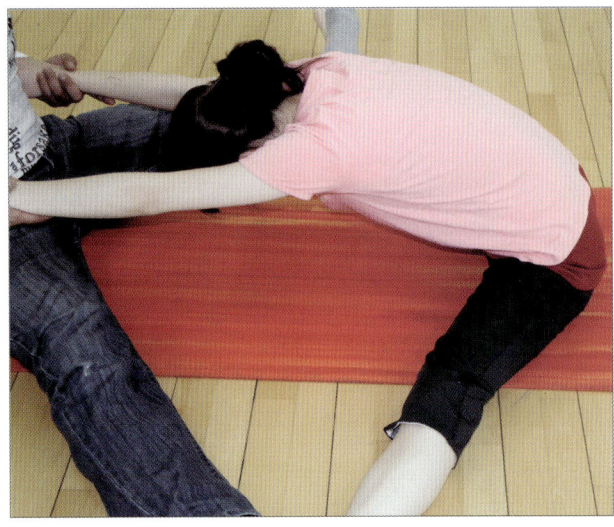

- 다리를 벌리고 앉는다.
- 신장의 차이가 있는 경우는 잡아주는 사람이 상대의 신장에 맞추어 동작을 실시한다.
- 가능한 허리와 무릎을 펴고 실시한다.

18) 어깨결림과 어깨선을 살려주는 스트레칭

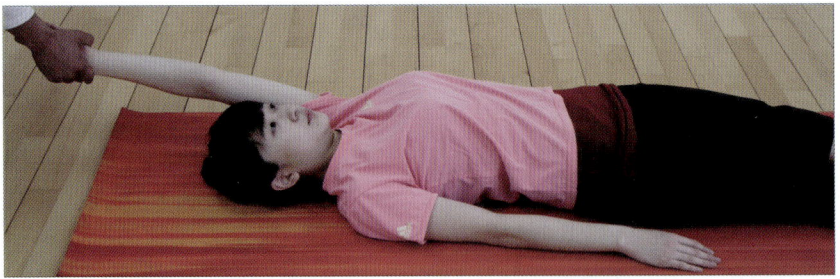

- 힘을 빼고 반드시 눕는다.
- 끌어당길 때는 손목을 지그시 잡고 전신을 이용해서 서서히 당긴다.
- 당길 때 견갑근, 광배근이 완전히 릴렉스한 상태로 실시한다.

19) 어깨와 견비통을 해소하는 스트레칭

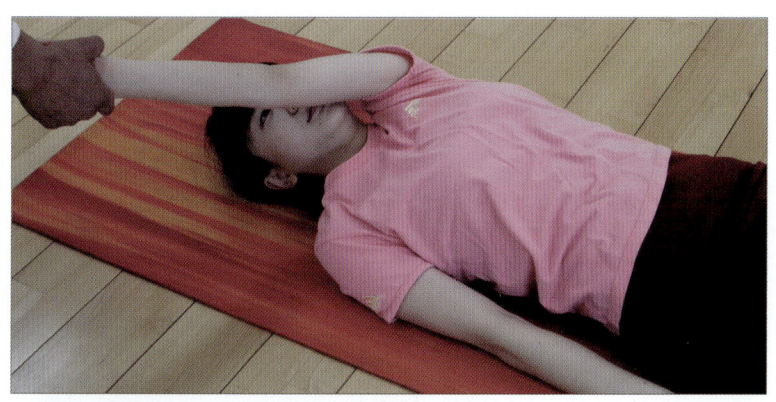

- 어깨를 대각선 방향으로 지그시 당긴다.
- 너무 무리하게 당기지 말고 점진적으로 신전시킨다.

20) 어깨를 만드는 스트레칭

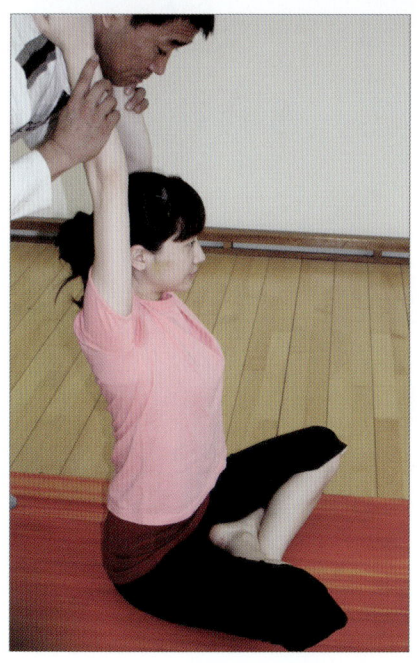

- 양쪽 어깨와 가슴을 편 상태로 지그시 뒤를 향해 당긴다.
- 양쪽 어깨와 허리가 구부러지지 않도록 유지한다.
- 시선은 전방 15도를 향한다.

Section 3

21) 어깨의 유연성과 근력을 높이는 스트레칭

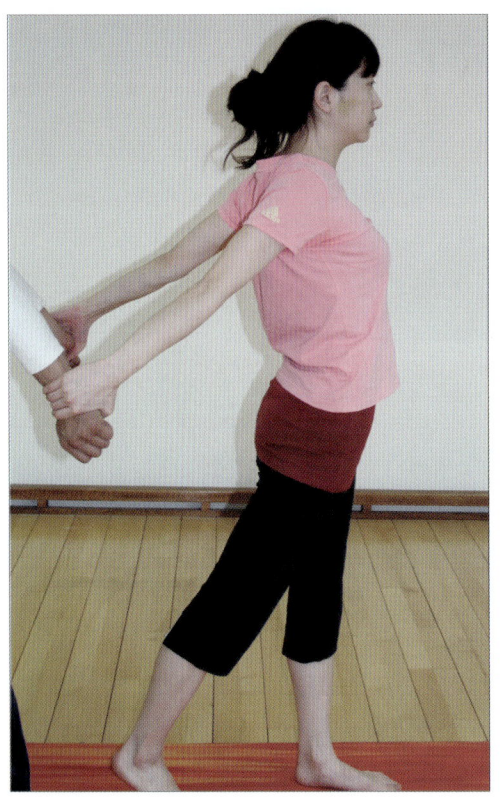

- 어깨와 가슴의 근육을 풀어준다.
- 피시술자가 시술자의 손을 잡고 상하, 좌우로 자유롭게 실시한다.
- 허리와 골반은 정자세를 유지하고 시선은 전방 15도를 향한다.

22) 등과 엉덩이선을 살려주는 스트레칭

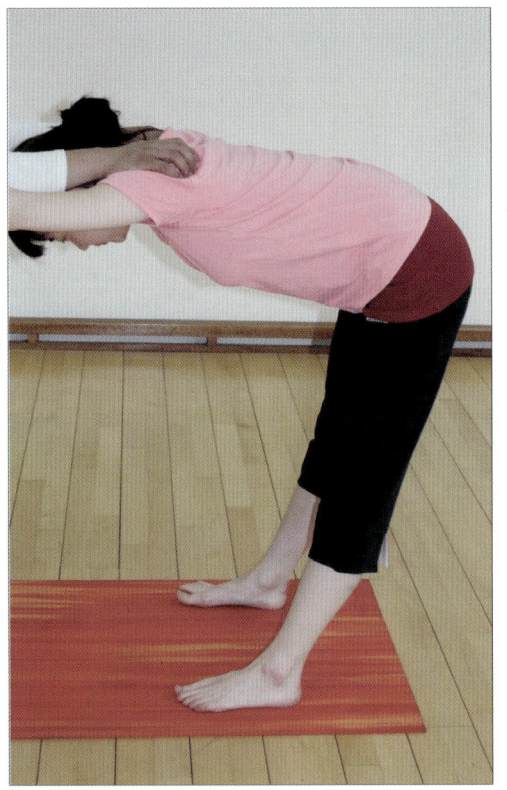

- 어깨넓이로 발을 벌린 상태에서 상대의 어깨를 잡고 지그시 내리누른다.
- 등과 무릎이 구부러지지 않도록 유의한다.

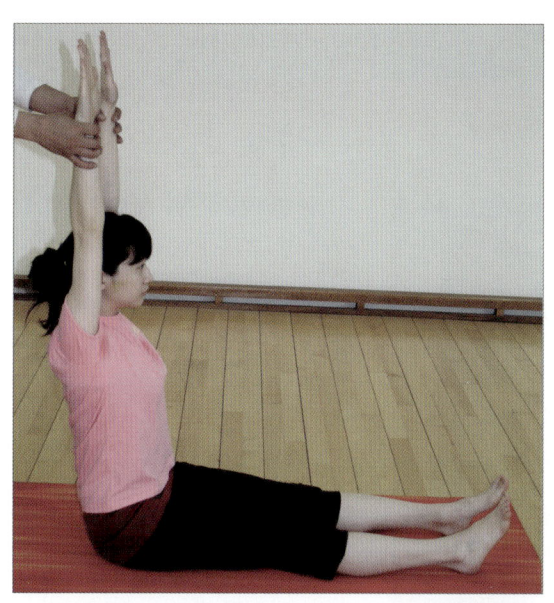

23) 어깨와 허리 정체를 위한 스트레칭

- 가슴과 허리, 다리를 펴고 앉는다.
- 가슴과 팔을 편 상태에서 양팔을 벌리며 위를 향해 민다

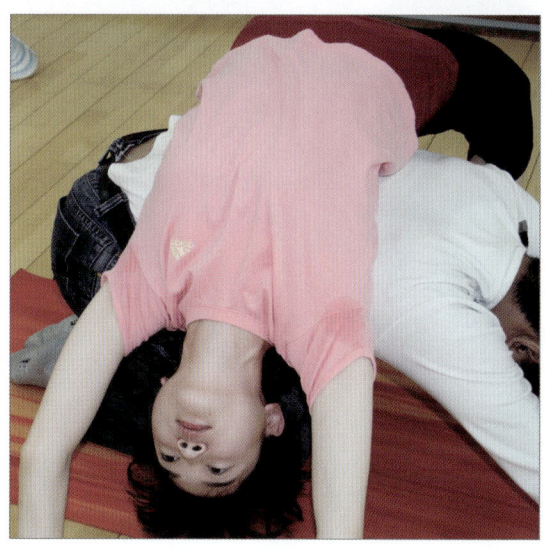

24) 등과 허리, 골반의 피로를 해소해주는 스트레칭

- 상대의 등에 지지해 복부와 가슴을 펴준다.
- 피시술자는 전신에 힘을 완전히 빼고 실시한다.
- 시술자는 균형을 유지하며 실시한다.

Section 3

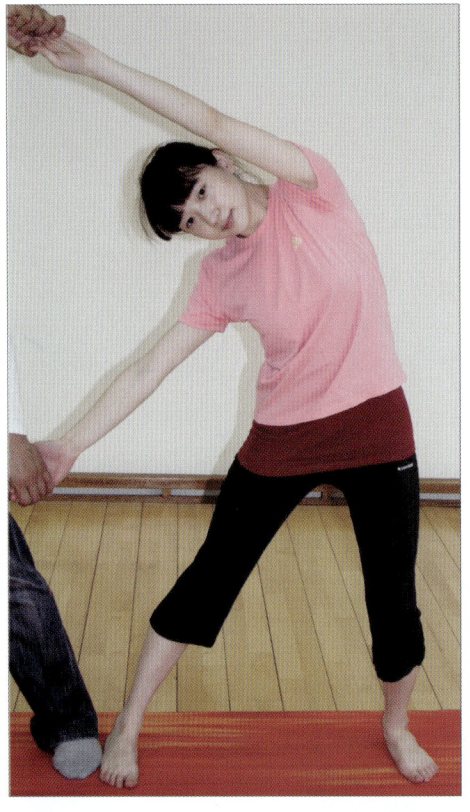

25) 옆구리선과 골반선을 살려주는 스트레칭

- 한 번에 두 사람이 서로 옆구리를 신전시키며 끌어당긴다.
- 끌어당길 때 어깨가 앞으로 숙여지지 않도록 유의한다.
- 끌어당길 때 안면부를 숙이지 말고 허리와 골반은 평형을 유지한 상태에서 실시한다.

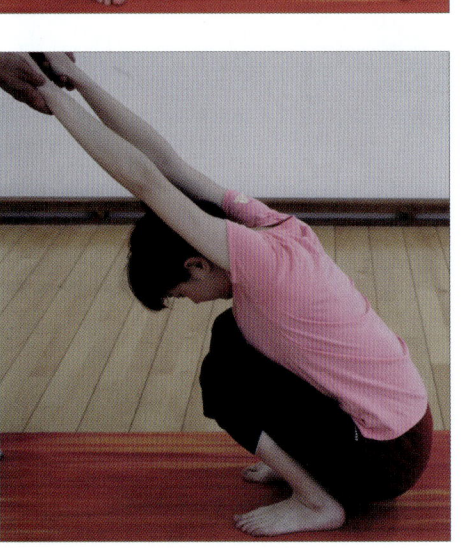

26) 등과 허리선을 살려주는 스트레칭

- 어깨넓이로 발을 벌리고 앉는다.
- 두손을 위로 뻗어 잡게하고 고개를 숙이며 지그시 끌어당긴다.

27) 어깨와 엉덩이선을 살려주는 스트레칭

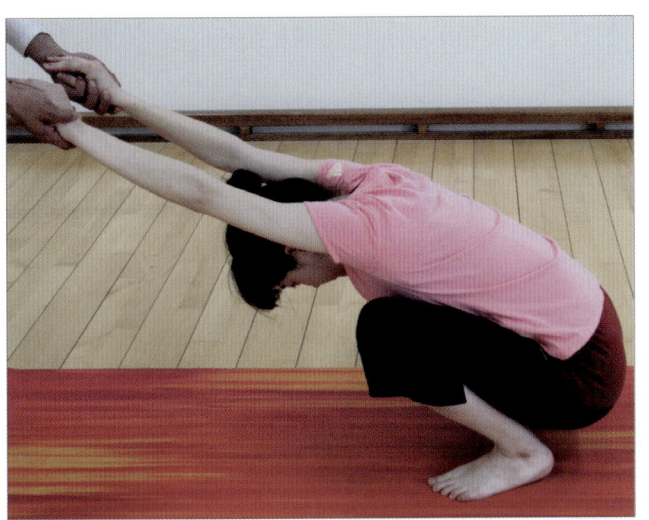

- 어깨넓이보다 약간 넓게 발을 벌리고 앉는다.
- 상배부와 하배부를 편 상태에서 지그시 당긴다.
- 고개를 숙인 상태로 실시한다.

28) 골반을 편안하게 해주는 스트레칭

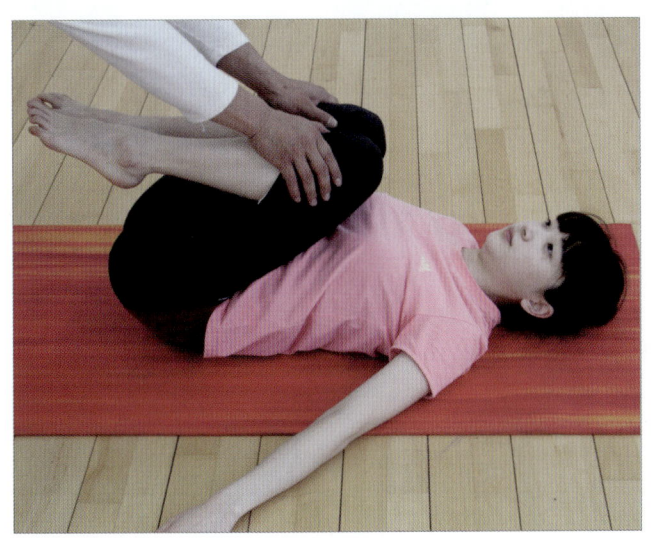

- 양쪽 무릎에 손을 대고 체중을 주면서 천천히 누른다.
- 무릎을 돌리면서 누른다.
- 피시술자는 양팔을 45도 정도 벌려서 지면에 대고 인체의 균형을 유지해준다.

Section 3

29) 골반과 정강이선을 살려주는 스트레칭

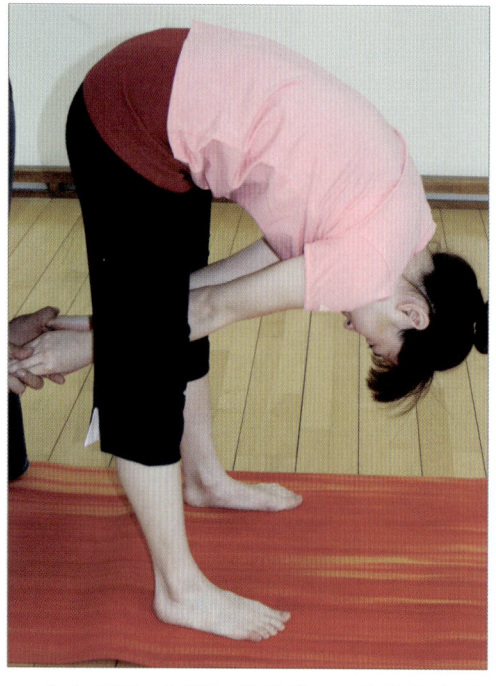

- 다리 뒤쪽 전체를 반듯이 편 상태에서 상체를 전방으로 전진시킨다.
- 무릎은 절대로 구부리지 않는다.

30) 골반과 대퇴선을 살려주는 스트레칭

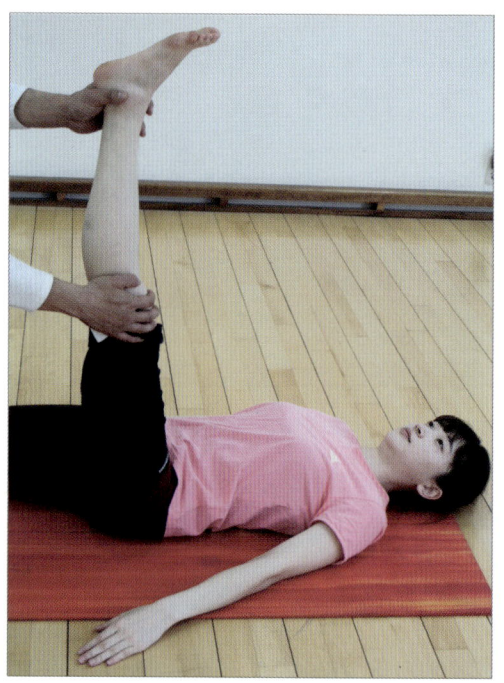

- 대퇴부를 골반부 중심으로 가볍게 회전시킨다.
- 이때 반대쪽 다리는 지면에서 떨어지지 않도록 유의한다.

31) 무릎과 대퇴부선을 살려주는 스트레칭

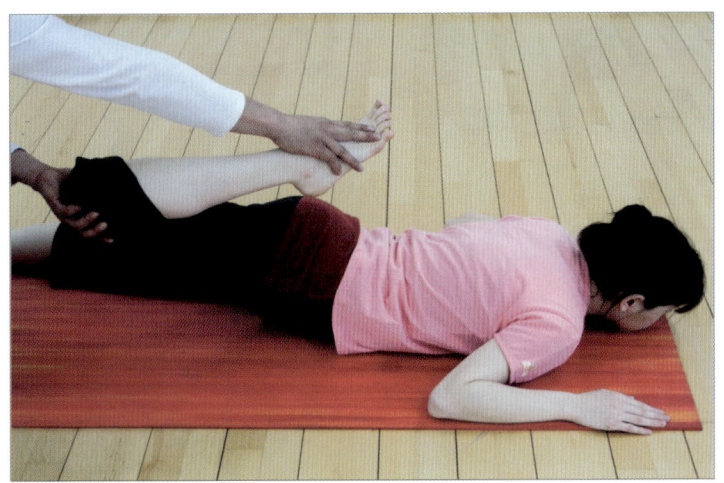

- 대퇴부를 대각선 방향으로 신전시키며 지그시 민다.
- 이때 골반과 허리에 힘을 빼준다.

32) 발목의 유연성과 근력을 강화하는 스트레칭

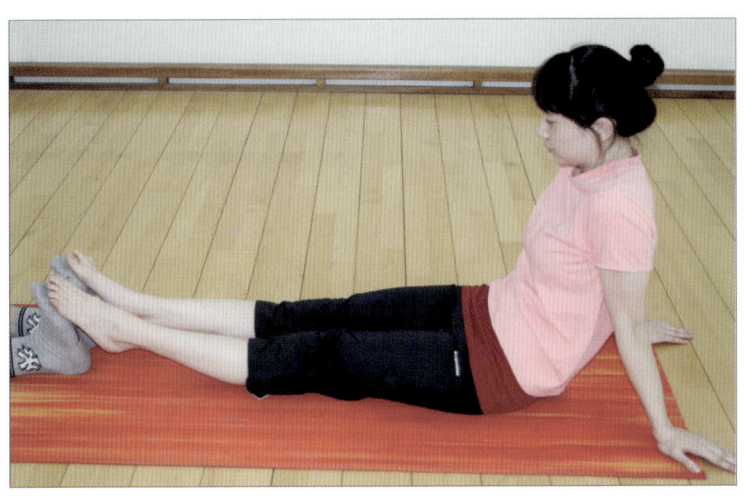

- 서로 발바닥을 댄 상태에서 무릎을 펴고 교대로 밀어낸다.
- 양손을 지면에 대고 양 발바닥을 붙인 상태에서 발목을 이용해 지그시 밀어주기를 반복한다.

33) 예쁜 어깨선을 만드는 스트레칭

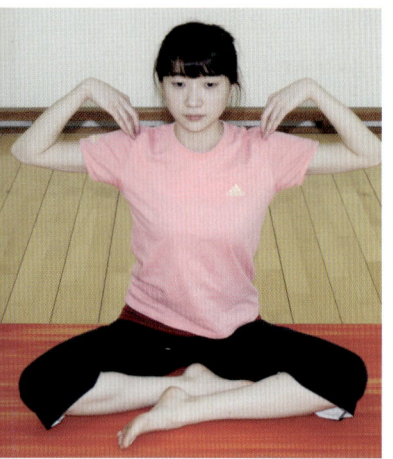
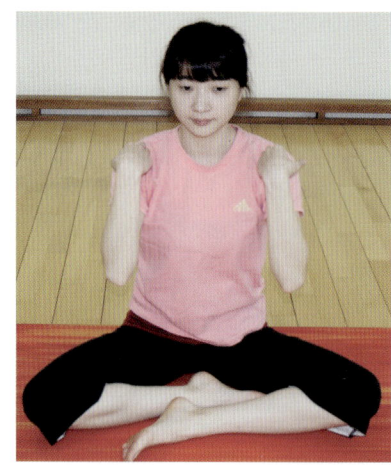

- 손을 어깨에 올려놓은 후 가볍게 돌리면 어깨결림과 두통을 해소할 수 있다.
- 바닥에 앉아 책상다리를 한다.
- 팔꿈치를 어깨 높이까지 올려 양 손가락을 어깨에 댄다.
- 팔꿈치를 빙빙 돌린다.
- 팔꿈치로 가슴을 스치듯이 움직인다.

34) 골반을 편안하게 해주는 스트레칭

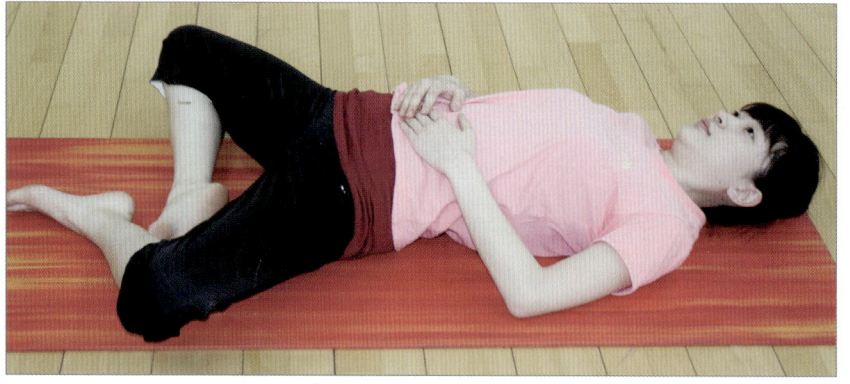

- 양쪽 다리를 가볍게 접고 자연스럽게 누워 골반을 뒤쪽으로 신전한다.
- 양 어깨를 지면에 대고 골반과 허리를 이용해 상하, 좌우로 움직여준다.

35) 허리선과 어깨선을 살려주는 스트레칭

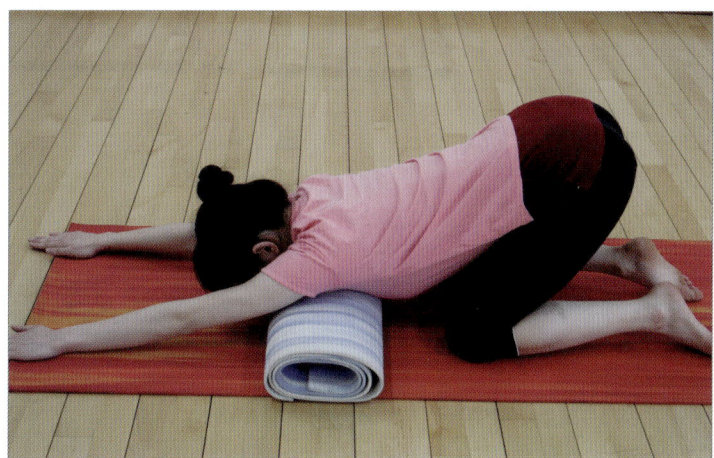

- 겨드랑이와 가슴의 결림을 풀어준다.
- 무릎을 꿇고 엎드려 가슴 아래에 쿠션을 둔다.
- 천천히 팔을 펴고 손과 팔꿈치를 바닥에 댄다.
- 어깨와 허리를 가능한 지면 가까이 지그시 눌러준다.

36) 허리와 엉덩이선을 살려주는 스트레칭

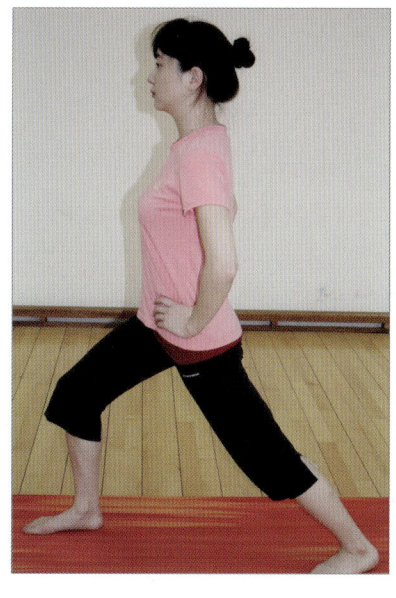

- 다리를 앞뒤로 적당히 벌린 후 손을 허리에 대고 골반부를 지그시 앞으로 민다.
- 앞으로 밀 때 상체가 숙여지지 않도록 한다.
- 뒷다리의 무릎을 구부리지 말고 지그시 앞을 향해 민다.

37) 요통과 변비를 예방해주는 스트레칭

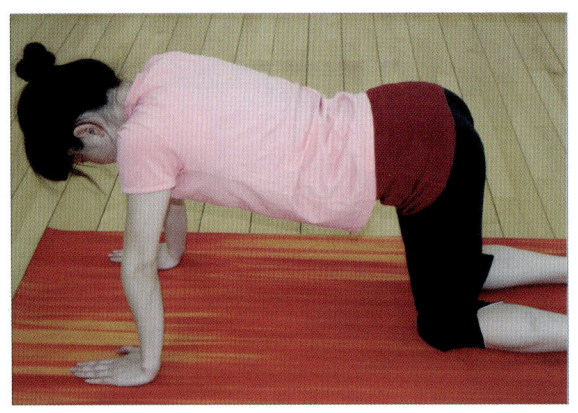
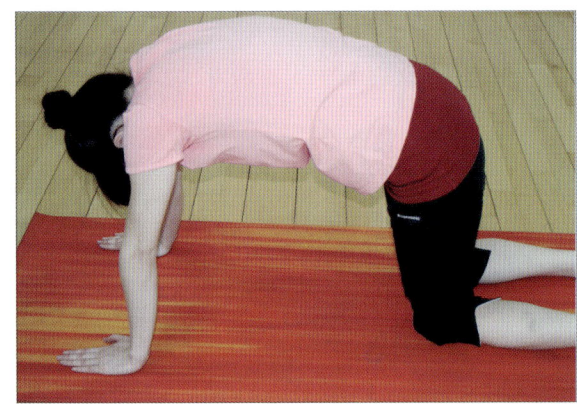

- 양쪽 무릎을 조금 벌리고 엎드린다.
- 숨을 들이쉬면서 등을 천천히 구부린다.
- 등을 올렸다, 내렸다를 몇 회 반복한다.

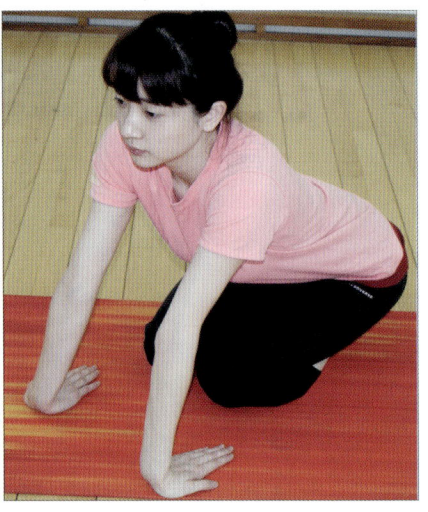

38) 팔과 손을 아름답게 만드는 스트레칭

- 손목을 몸쪽으로 향하도록 하여 바닥에 대고 무릎을 꿇은 상태에서 지그시 뒤로 이동한다.
- 이때 팔은 반드시 편다.

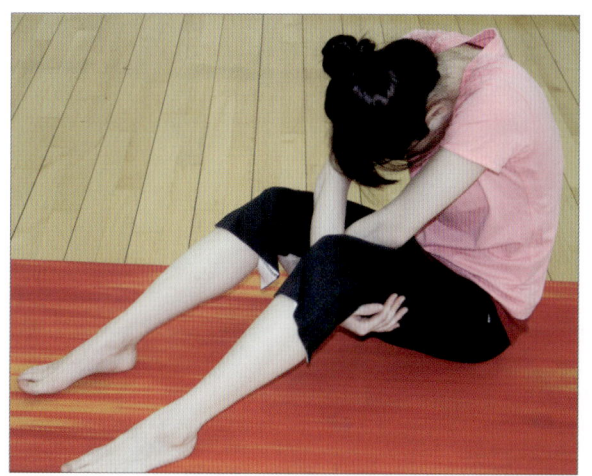

39) 어깨선을 살려주는 스트레칭

- 양손으로 대퇴를 잡고 고개를 숙이고 어깨와 등을 최대한 몸 안으로 당긴다.
- 이때 무릎의 위치는 변하지 않게한다.

40) 매력있는 허리를 만드는 스트레칭

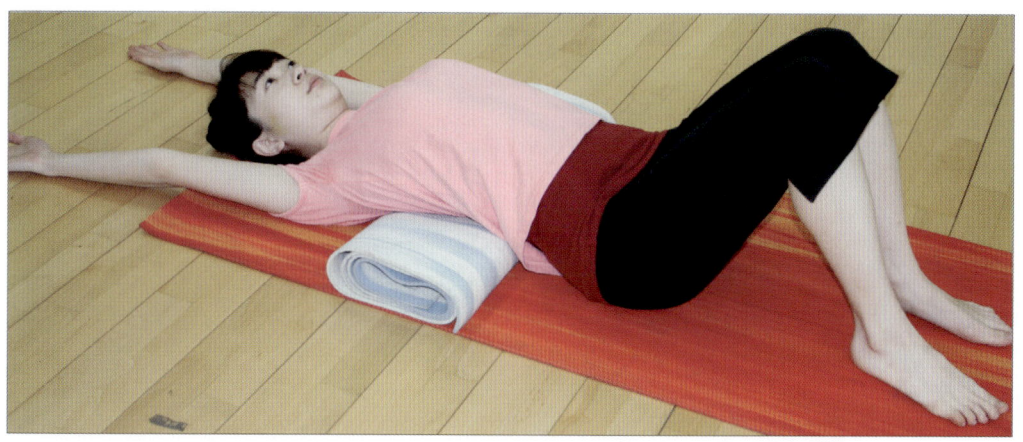

- 등에 쿠션을 대고 위를 향해 눕는다.
- 양쪽 무릎을 조금 벌리고 세우며, 양손은 만세하듯 기지개를 편다.
- 양손을 밀 때는 견갑근까지 최대한 밀어준다.

41) 고관절을 강화하는 스트레칭

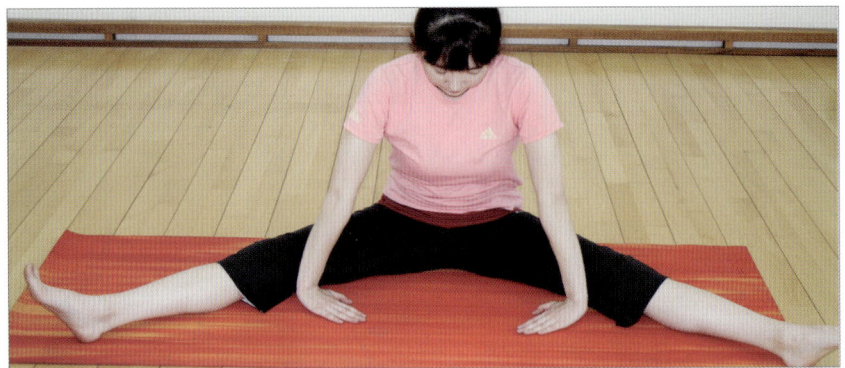

- 바닥에 앉아 다리를 크게 벌리고 상반신을 앞으로 숙인다.
- 양 무릎을 반드시 펴고 허리, 등, 상체 순으로 숙인다.

42) 예쁜 엉덩이로 바꿔주는 힙업 스트레칭

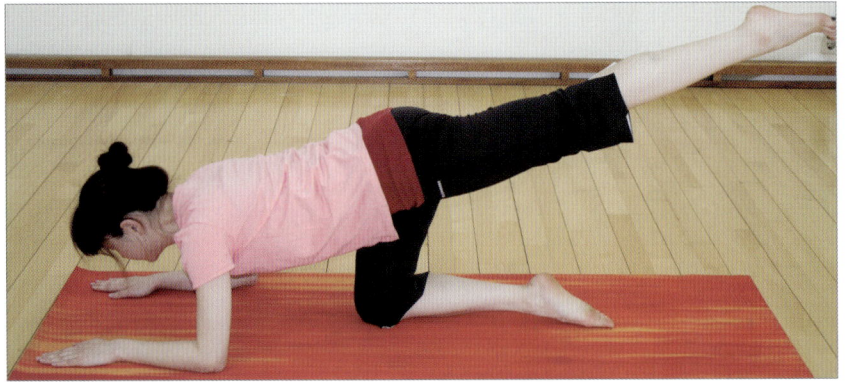

- 양쪽 팔꿈치를 대고 엎드린다. • 복부를 끌어올리면서 오른쪽 다리를 들어올린다.
- 위로 올린 다리는 발끝까지 완전히 펴고 위를 향해 지그시 민다.

43) 복부를 강화하고 허리선을 살려주는 스트레칭

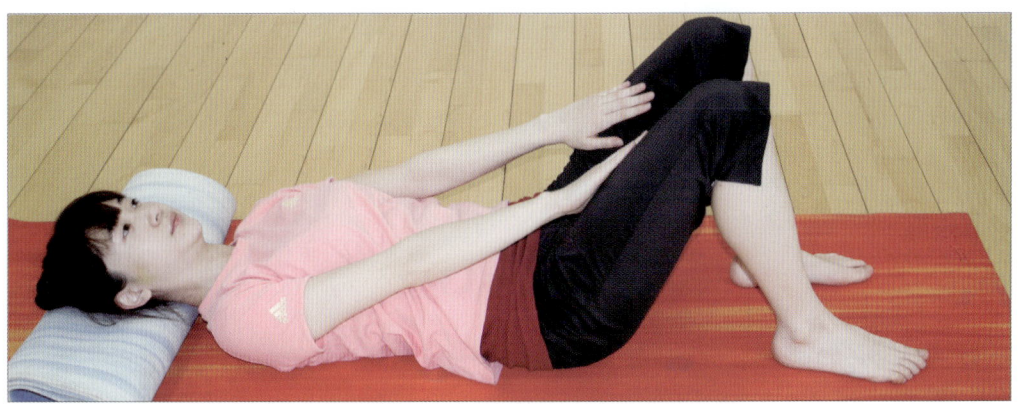

- 쿠션에 머리를 대고 양쪽 무릎을 세운다.
- 복부를 보듯이 등을 구부리면서 상반신을 천천히 일으킨다.

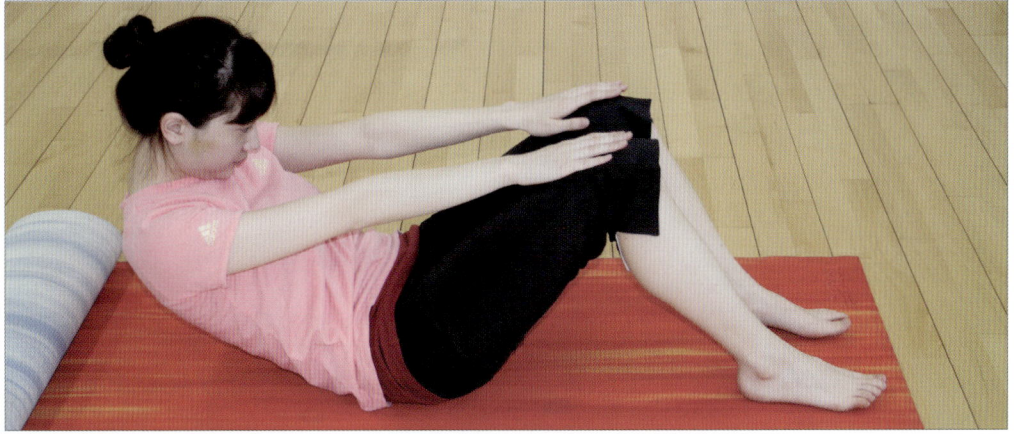

- 발바닥이 지면에서 떨어지지 않도록 한다.
- 무릎과 발간격을 일정하게 유지한다.

참고문헌

육조영 (1998). 운동후 Stretching과 Sports Massage가 피로회복에 미치는 영향. 한국스포츠리서치, 9(2).

육조영 (1999). 발관리요법. KSIDI 출판부.

육조영 (1999). 수면요법. KSIDI 출판부.

육조영 (1999). 피부마사지 요법. KSIDI 출판부.

육조영, 김명기, 이윤근, 임정일, 김석일, 김희선 (2000). 스포츠 마사지학. 도서출판 홍경.

Antoni, M.H., Goodkin, K., Goldstein, V., Laperriere, A., Ironson, G., & Fletcher, M.A. (1991). Coping responses to HIV-1 sorostatus notification predict short-term affective distress and one year immunologic status in HIV-seronegative and seronegative gay men [Abstract]. *Psychosomatic Medicine. 53*, 227.

Arkko, P.J., Pakarinen, A.J., & Kari-Koskinen, O. (1983). Effects of whole body massage on serum protein, electrolyte and hormone concentrations, enzyme activites, and hematological parameters. *International Journal of Sports Medicine. 4*, 265-267.

Armstronh, R.B., Warren, C.L., & Wyatt, F. (1989). The effects of massage treatment on exercise fatique. *Clinical Sports Medicine. 1*, 189-196.

Balnave, C.D., & Thompson, M.W. (1993). Effects of training on eccentric exercise-induced muscle damage. *Journal of Apple Applied Physiology. 75*, 1545-1551.

Barbach, L. (1983). For Each Other Doublenday Anchor Press.

Barlow, A., Clarke, R., Johnson, B., Seabourne, D., Thomas, & Gal, J. (2004). Effect of massage of the hamstring muscle group on performance of the sit and reach test. *Br. J. Sports Med. 38*, 349-351.

Barlow, Y., & Willouby, J. (1992). Pathophysiology of soft tissue repair. *Britigh Medicine Bullitin. 48*, 698-711.

Batavia, M. (2004). Contraindications for therapeutic massage: do sources agree? *Journal of bodywork and movement therapies. 8*, 48-57.

Berk, L.S., Nieman, D.C., & Youngberg, W.S. (1990). The effect of long endurance running on natural killer cells in marathoners. *Medical and Science in Sports and Exercise. 22*, 207-212.

Blalock, J.E. (1984). The immune system as a sensory organ. Journal *of Immunoligy. 32*, 1067-1070.

Brahmi, Z., Tomas, J.E., Park, M., & Dowdeswell, I.A.G. (1985). The effect of acute exercise on natural killer cell activity of trained sedentary human sebjets. *Journal of Allergy Clinical Immunology. 5*, 321-328.

Cafarelli, E., & Flint, F. (1992). The role of massage in preparation for and recovery from exercise. *Sports Medicine. 14*, 1-9.

Callaghan, M.J. (1993). The role of massge in the management of the athlete : a review. *British Jurnal of Sports Medicine. 27*, 28-33.

Carroll, K.K., Flynn, M.G., Bodary, P.F., Bushman., Choi, D.H., Weiderman, C.A., Brickmanm, T.M., Brickman, L.E., & Brolinson, B.A. (1995). Resistance Training and immune system function of young men. *Medical and Science in Sports and Exercise. 27*, S176.

Clarkon, P.M., & Newham, D.J. (1994). Associations between muscle soreness, damage and fatigue. *Advaned Experimental Medical Biology. 384*, 457-469.

Clarkson, P.M., & Sayers, S.P. (1999). Etiology of exercise-induced muscle damage. Canadian *Journal of Applied Physiology. 23*, 234-248.

Corbin, L. (2005). Safety and efficacy of massage therapy for patients with cancer. *Journal of cancer control. 12(3)*, 158-164.

Crenshaw, A.G., Thornell, L.E., & Friden, J. (1994). Intramusclular pressure, torque and swelling in the exercise-induced sore vastus lateralis muscle. *Act Physiology Scandinavian. 152*, 265-277.

Doershuckm, C.M., Allard, M.F., Lee, S., Brumawell, M.L., & Hogg, J.C. (1988). Effect of epinephrine on neutrophil kinetics in rabbit lungs. *Journal of Applied Physiology. 63*, 401-407.

Drew, T., Kreider, R., & Drinkard, B. (1990). Effects of post-event massage therapy on repeated ultra-endurance cycling. *International Journal of Sports Medicine. 11*, 407.

Edward, A.J., Bacon, T.H., Elms, C.A., Verardi, R., Felder, M., & Knight, S.C. (1984). Changes in the populations of lymphoid cells in human peripheral blood following physcal exercise. *Clinical*

참고문헌

Experimental Immunology. 58, 420-427.

Eisenberg, D.M., Kessler, R.C., Foster, C., Norlock, F.E., Calkins, D.R., & Delbanco, T.L. (1993). Unconventional medicine in the United States: Prevalence, coats and patterns of use. *New England Journal of Medicine. 328*, 246-252.

Ernst, E. (1998). Does post-exercise massage treatment reduce delayed onset muscle soreness? A systematic review. *British Journal of Sports Medicine. 32(3)*, 212-4.

Ernst, E. (2004). Manual therapies for pain Control: Chiropractic and massge. *Clin. J. Pain. 20*, 8-12.

Esperson, G.T., Elback, A., Ernst, E., Toft, E., Kaalund, S., Jersild, C., & Grrunner, N. (1990). Effect of physical exercise on cytokines and lymphocyte subpopulation inhnman peripherial blood. *Acta Pathology & Immunology Scandinaviam. 98*, 395.

Evans, W., & Cannon, J. (1991). Metabolic effects of exercise-induced muscle damage. *Exercise and Sports Science Review. 19*, 125.

Faulkner, J.A., Brooks, S.V., & Opiteck, J.A. (1993). Injury to skeletal muscle fibres during contraction : Conditions of occurrence and prevention. Physiological Therapy. 73. 911-921.

Ferrell-Torry, A.T., & Glick, O.J. (1993). The use of therapeutic massage as a nursing intervention to modify anxiety and the perception of cancer pain. Cancer Nursing. 16, 93-101.

Ferry, A., Picard, F., Duvallet, A., Weill, B., & Rieu, M. (1990). Changes in blood leukocyte populations induced by acute maximal and chronic submaximal exercise. *European Journal of Applied physiology. 59*, 435-442.

Field, T., Grizzle, N., Scafidi, F., & Schanberg, S. (1994). Massge and relaxation therapies' effects on depressed mothers. Manscript under reivew.

Field, T., Hernandez-Reif, M., Diego, M., Feijo, L., Vera, Y., & Gil, K. (2004). Massage therapy by parents improves early growth and development. Infant behavior & development. 27, 435-442.

Field, T., Morrow, C., Valdeon, C., Larson, S., Kuhn, C., & Schanberg, S. (1992). Massage reduces anxiety in child and aldolesscent psychiatric patients. *Journal of American Academic Child and Adolescent Psychiatry. 31*, 125-131.

Fitts, R.H. (1994). Cellulae Mechanisms of muscle fatique. *Physiololgical Review. 74,* 49-94.

Flankiln, G.A. (1993). The role of massage in preparation for and recovery from exercise. *Sports Medicine, 14(1).*

Fraser, J., & Kerr, J.R. (1993). Psychophysiological effects of back massage on elderly insstitutionalized patients. *Journal of Advance Nursing. 18,* 238-245.

Fulmer, J.E. (1994). The effect of pre-performance massage on frequency in sprinters. *Atheletic Training. 26.*

Galloway, S.D.R., & Watt, J.M. (2004). Massage provision by physiotherapists at major athletics events between 1987 and 1998. *Br. Sports Med. 38,* 235-237.

Goats, G.C. (1994). Massage : the scientific basis of an ancient art. Part 1. Yhe techniques. *British Journal of Sports Medicine. 28,* 149-152.

Gupta, S., Goswami, A., Sadhukhan, A.K., & Mathur, D.N. (1996). Comparative study of lactate removal in short term massage of extremities, active recovery and a passive recovery period after supramaximal exercise sessions. *International Journal of Sports Medicine. 17(2),* 106-110.

Hart, J.M., Swanik, C.B., Tierney, R.T. (2005). Effects of sport massage on limb girth and discomfort associated with eccentric exercise. *Journal of athletic training. 40(3),* 181-185.

Hinds, T., Mcewan, I., Perkers, J., Dawson, E., Ball, D., & George, K. (2004). Effects of massage on limb and skin blood flow after quadriceps exercise. *American college of sports medicine.*

Hoffman-Goetz, L., & Pederson, B.K. (1994). Exercise and the immune system; a model of the stress response? *Immunology Today. 15,* 382-387.

Howatson, G., Garze, D., & Someren, K.A. (2005). The efficacy of ice massage in the treatment of exercise-induced muscle damage. *Scand J. Med. Sci. Sports. 15,* 416-422.

Howell, J.N., Chleboun, G., & Conatser, R. (1993). Muscle stiffness, Strength loss, swelling and soreness following exercise-induced injury in humans. *Journal of Physiology. 464,* 183-196.

Hunt, M.E. (1990). Physiotherapy in sports medicine. In : Torg, J.S., Welsh, P.R. & Shephard, R.G.(Eds.). *Current Therapy in Sports Medicine. 2,* 48-50.

참고문헌

Hunter, A.M., Watt, J.M., Watt, V., & Galloway, S.D.R. (2006). Effect of lower limb massage on electromyography and force production of the knee extensors. *Br. J. Sports Med. 40*, 114-118.

Ironson, G., & Field, T. (1996). Massage therapy is associated with enhancement of the immune system's cytotoxic capacity. *International Journal of Neuroscience. 84*, 205-217.

Ironson, G., Field, T., Scafidi, F., Hashimoto, M., Kumar, A., Price, A., Goncalves, A., Burman, I., Tetenman, C., Patarca, R., & Fletcher, M.A. (2000). Massage therapy is associated with enhancement of the immune system's cytotoxic capacity. *International Journal of Neuroscience. 84*, 205.

Ironson, G., Friedman, A., Klimas, N., Antoni, M., Fletcher, M.A., Laperriere, Simonneau, J., & Schniederman, N. (1994). Distress, denial and low adherence to behavioral interventions predict faster disease progression in gay men infected with immunodeficiency virus. *International Journal of Behavior Medicine. 1(1)*, 90-105.

Jane, A.D., Richard, R.M., & Sarah, E.C. (1990). Effect of massage on serum level of β-endorphin and β-lipotropin in health adults, Physical therapy.

Jerrilyn, A., Cambron, D.C., M.P.H., Ph.D., Dexheimer, J., L.M.T., & Patrica Coe, D.C., C.M.T. (2006). Changes in blood pressure after various forms of therapeutic massage: a preliminary study. *The journal of alternative and complement medicine. 12(1)*, 65-70.

Jonhagen, S., Ackermann, P., Eriksson, T., Saartok, T., & Renstrom, P.A.F.H. (2004). Sports massage after eccentric exercise. *Am. J. Sports Med. 32(6)*, 1499-1503.

Kaye, A.D., Kaye, A.J., Swinford, J., Baluch, A., Bawcom, B.A., Lambert, T.J., & Hoover, J.M. (2008). The effect of deep-tissue massage therapy on blood pressure and heart rate. The journal of Alternative and complementary medicine. 14(2), 125-128.

Kendall, A., Hoffman-Goetz, L., Houston, M., & MacNeil, B. (1990). Exercise and blood lympocyte subset responses : intensity, duration and subject fitness effects. *Journal of Applied Physiology. 69(1)*, 251-260.

Kiecolt-Glaser, J.K., Glaser, R., Strain, E., Stout, J., Messick, G., Sheppaed, S. Ricker, G., Romisher, S.C., Briner, W., Bonnell, G., & Donnerberg, R. (1985). Psychosocial enhancement

enhancement of immunocompetence in a geriatric population. *Health Psychology. 4*, 25-41.

Kiecolt-Glaser, J.K., Glaser, R., Strain, E., Stout, J., Tarr, K., Holliday, J., & Specicher, C.E. (1986). Modulation of cellular immunity in medical students. *Journal of Behavior Medicine. 9*, 5-21.

Kuipers, H. (1994). Exercise-induced muscle damage. *International Journal of Sports Medicine. 15*, 132-135.

Langewitz, W., Ruttiman, S., Laifer, G., Maurer, P., & Kiss, A. (1994). The intergration of alternative treatment modalities in hiv ibfection-the patient's perspective. *Journal of Psyhosom Reserch. 38*, 687-693.

Leach, R.E. (1998). Hyperbaric oxygen therapy in sports. *American Journal of Sports Medicine. 26*, 489-490.

Lehn, C., & Prentice, W.E. (1994). Massage In Prentice W.E.(ed). Therapeutic Modalities in Sports Medicine. St. Louis, Mosby-Year Book Inc., 335-363.

Lewis, M., & Johnson, M.I. (2006). The clinical effectiveness of therapeutic massage for musculoskeletal pain: a systematic review. *Journal of Physiotherapy. 92.* 146-158.

Lewis, R.K. (1995). A Physiologic evaluation of the sports massage. *Athletic Training. 26*.

Longworth, J.C.D. (1982). Psychophysiological effects of back massage in normotensive females. *Advances Nurse Science. 4*. 44-61.

Mackinnon, L.T. (1989). Exercise and natural killer cells: what is the relationship? *Sports Medicine. 7*, 141-149.

Mackinnon, L.T. (1993). Exercise & *Immunology. Champaign.* IL, Human Kinetics.

Mackinnon, L.T., & Jenkins, D.G. (1993). Decreased salivary immunoglobulins after intense internal exercise before and after training. *Medicine and Science in Sports and Exercise. 25*, 678-683.

McCarthy, D.A., Snyder, A.C., Foster, C., & Wehrenberg, W.B. (1998). The leukocytosis of exercise, a review and model. *Sports Medicine. 6*, 333-363.

McKechnie, G.J.B., Young, W.B., & Behm, D.G. (2007). Acute effects of two massage techniques on ankle joint flexibility and power of the plantar llexors. *Journal of Sports Science and Medicine. 6*, 498-504.

참고문헌

Meek, S.S. (1993). Effects of slow stroke back massage on relaxation in hospice clients. IMAGE: *Journal of Nursing Scholarship. 25*, 17-21.

Moraska, A. (2007). Therapist education lmpacts the massage effect on postrace muscle recovery. University of Colorado at Denver and Health Sciences Center, Denver, Co.

Mori, H., Ohsawa, H., Tanaka, T.H., Taniwaki, E., Leisman, G., & Nishijo, K. (2004). Effect of massage on blood flow and muscle fatigue following isometric lumbar exercise. *Med. Sci. Monit. 10(5)*, 173-178.

Nieman, D.C., Henson, D.A., Gusewitch, G., Warren, B.J., Dotson, R.C., Butterworth, D.E., & Nehlsen-Cannarella, S.L. (1993). Physical activity and immune fuction in elderly women. *Medicine and Science in Sports and Exercise. 25*, 823-831.

Nosaka, K., & Clarkson, P.M. (1992). Relationship between post-exercise plasma CK elevation and muscle mass involved in the exercise. 25. 823-831.

Nosaka, K., & Clarkson, P.M. (1992). Relationship between post-exercise plasma CK elevation and muscle mass involved in the exercise. *International Journal of Sports Medicine, 13(6)*, 471-475.

Oshida, Y., Yamanouchi, K., Hayamizu, S., & Satto, Y. (1988). Effect of acute physical exercise on lymphocyte subpopulation in trained and untrained subjects. *International Journal of Sport Medicine. 9*, 137-140.

Pedersen, B.K., Tvede, N., Hansen, F.R., Anderen, V., Bendixen, G., Bendtzen, K., Galbo, Haahr, P.M., Klarlund, K., Sylvest, J., Thomsen, B.S., & Halkjaer-Kristensen, J. (1988). Modulation of natural killer cell cativity in peripheral blood by physical exercise. *Scandinabica Journal of Immunology. 27*, 673.

Pedersen, B.K., Tvede, N., Klarlund, K., Christensen, L.D., Hansen, F.R., Galbo. H., Kharazmi, A., & kalkjaer-Kristensen, J. (1990). Indomethacin in vitro and in abolishes post-exercise supperssion of natural killer cell activity peripheral blood. *International Journal of Sports Medicine. 11*, 127-131.

Prentice, W.E. (1990). Therapeutic ultrasound In: Prentice, W.E.(Eds.). Therapeutic Modalities in

Sports Medicine(3rd ed.). 255-287. St. Louis: Mosby-Yearbook.

Rinder, A.N., & Sutherland, C.J. (1995). An investigation of the effects of massage on quadriceps performance after exercise fatigue. *Complement Therapy of Nurses and Midwifery. 1(4)*, 99-102.

Robertson, A., Watt, J.M., & Galloway, S.D.R. (2008). Effects of leg massage on recovery from high intensity cycling exercise. *Br. J. Sports Med. 38*, 173-176.

Rodenberg, J.B., Bar, P.R., & De Boer, R.W. (1993). Realation between muscle soreness and biochemical and funcional outcomes of eccentric exercise. *Journal of Applied of Applied Physiology. 74*, 2979-2983.

Rodenburg, R.J., & Shek, P.N. (1995). Amino acid, dieting, glycogen, muscle injury, overtraining, reactive, and species : Heavy exercise, nutrition and immune funtion. Is there a connection. *International Journal of Sports Medicine. 16*, 491-497.

Russell, M. (2006). Massage therapy and restless legs syndrome. *Journal of bodywork and movement therapies. 11*, 146-150.

Sala Horowitz (2007). Evidence-based indications for therapeutic massage. Alternative & complementary therapies. 30-35.

Schillinger, A., Koenig, D., Heafele, C., Vogt, S., Heinrich, L., Aust, A., Birnesser, H., & Schmid, A. (2006). Effect of manual lymph drainage on the course of serum levels of muscle enzymes after treadmill exercise. *Am. J. Phys. Med. Rehabil. 85(6)*, 516-520.

Sellwood, K.L., Brunkner, P., Williams, D., Nicol, A., & Himman, R. (2007). Ice-water immersion and delayed-onset muscle soreness: a randomised controlled trial. *Br. J. Sports Med. 41*, 392-397.

Sherman, K.J., Cherkin, D.C., Kahn, J., Erro, J., Hrbek, A., Deyo, A.R., & Eisenberg, D.M. (2005). A survey of training and practice patterns of massage therapists in two US states. BMC *Complementary and Alternative Medicine. 5*, 13.

Sherman, K.J., Dixon, M.W., Thompson, D., & Cherkin, D.C. (2006). Development of a taxonomy to describe massage treatments for musculoskeletal pain. *BMC complementary and alternative* medicine. 6, 24.

Sims, S. (1986). Slow stroke back massage for cancer patients. Nursing Times, 82, 47-50.

Smith, L.L. (1991). Acute inflammation : The underlying mechanism in delayed onset muscle soreness? *Medicine Science in Sports and Exercise. 23*, 542-551.

Smith, L.L., Keating, M.N., Holbert, D., Spratt, D.J., McCammon, M.R., Smith, S.S., & Israel (1994). The effects of athletic massage on delayed onset muscle soreness, creatine kinase and neutrophil count: A preliminart report. *Journal of Orthopedatric in Sports Medicine and Physical Therapy. 19*, 93-99.

Smith, T.A., & Pyne, D.B. (1997). Exercise, training and neutropil function. Exercise Immunology Review. 3, 96-117.

Steves, R., MEd, ATC, PT (2005). Appraising Clinical Studies: A Commentary on the Zainuddin et al and Hart et al Studies. *Journal of Athletic Training. 40(3)*, 186-190.

Tanaka, T.H., Leisman, G., Mori, H., & Nishijo, K. (2002). The effect of massage on localized lumbar muscle fatigue. *BCM complementary and Alternative Medicine. 2*, 9.

Targan, S., Britvan, L., & Dorey, F. (1981). Activation of human NKCC by moderate exercise : increased frequency of NK cells with enhanced capability of effector target lytic interactions. *Clinical of Experimental Immunology. 45*, 352-361.

Tharp, G.D., & Barnes, M.W. (1990). Reduction of salva immunoglobin levels by swim training. *European Journal of Applied Physiology. 60*, 61-64.

Tiidus, P.M. (1997). Manual massage and recovery of muscle funtion following exercise : A lietrature review. Journal of Orthopedic Sports Science and Physical Therapy. 25, 107-112.

Tiidus, P.M. (1998). Radical species in inflammation and overtraining. *Canadian Journal of Physiological Pharmacology. 76*, 533-538.

Tiidus, P.M., & Shoemaker, J.K. (1995). Effleurage massage, muscle blood flow and long team post-exercise strength recovery. *International Journal of Sports Medicine. 16*, 478-483.

Viitasalo, J., Nieman, K., & Kaappo, R. (1995). Effleurage, Muscle blood flow and long team post-exercise strength recovery. *International Journal of Sports Medicine. 16*, 478-483.

Viitasalo, J., Nieman, K., & Kaappo, R. (1995). Warm underwater water-jet massage improves recovery from intense physical exercise. *European Journal of Applied Physiology. 71*, 431-438.

Vindigni, D., Parkinson, L., Walker, B., Rivett, D.A., Blunden, S., & Perkins, J. (2005). A community-based sports massage course for Aboriginal health workers. *Aust. Journal Rural Haelth. 13*, 111-115.

Vindigni, D.R., Parkinson, L., Blunden, S., Perkins, J., Rivett, D.A., & Walker, B.K. (2004). Aboriginal health in Aboriginal hands: development, delivery and evaluation of a training programme for Aboriginal health workers to pormote the musculoskeletal health of Indigenous people living in a rural community. *Rural and Remote Health. 4*, 281.

Weinrich, S.P., & Weinrich, M. (1990). The effects of massage on pain in cancer patients. *Applied Nursing Research. 3*, 140-145.

Weltman, D.L. (1999). The effects of massage on athletes' cardiorespiratory system. *Soviet Sports Review. 25(1)*.

Wood, S.A., Morgan, D.L., & Proske, U. (1993). Effects of repeated eccentric contractions on structure and mechanical properties of toad sartorius muscle. *American Journal of Physiology. 265*, C792-800.

Zainuddin, Z., Newton, M., Sacco, P., Nosaka, K. (2005). Effect of massage on delayed-onset muscle soreness, swelling, and recovery of muscle function. *Journal of athletic training. 40(3)*, 174-180.

Zeitilin, D., Keller, S.E., Shiflett, S.C., Schlerifer, S.J., & Bartlett, J.A. (2000). Immunological effects of massage therapy during academic stress. *Psychosomatic Medicine. 62*, 83-87.

인체의 경혈 (1)

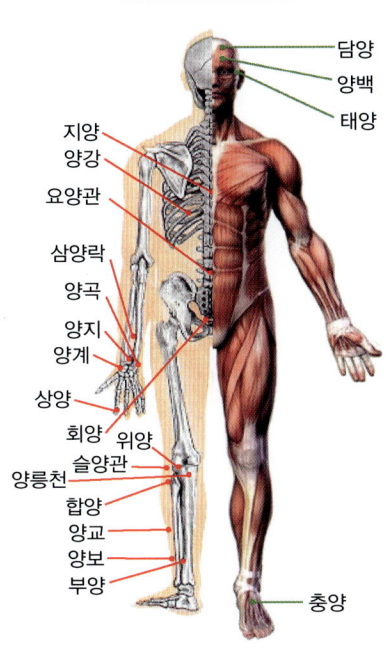

양자혈

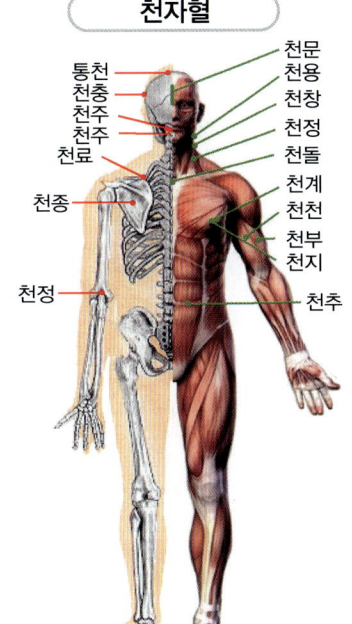

천자혈

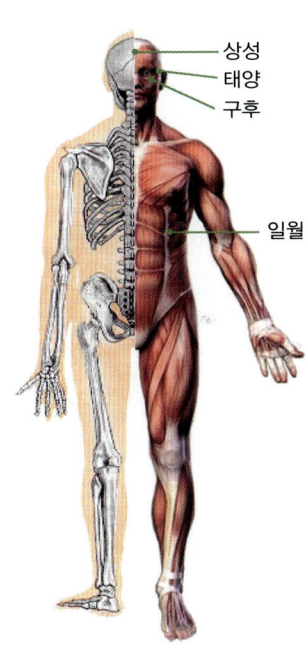

일월성구혈

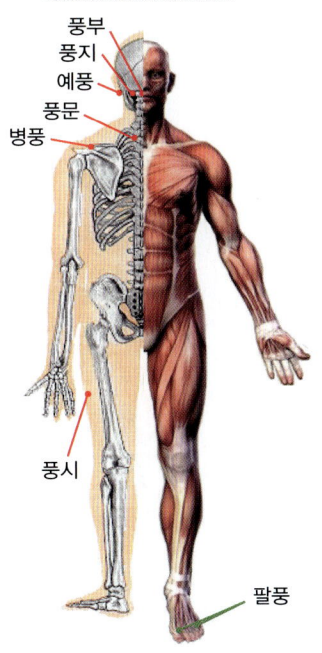

풍자혈

인체의 경혈 (2)

기자혈

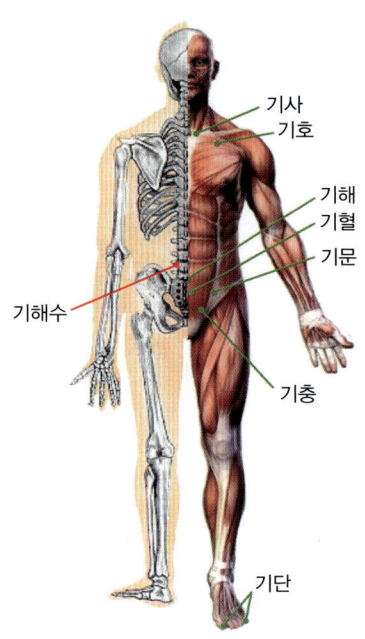

상자혈

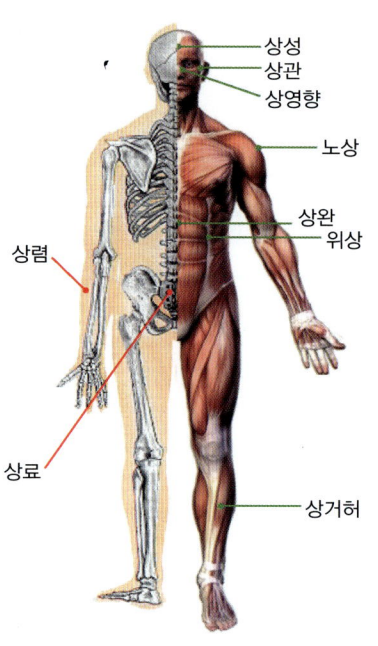

중자혈

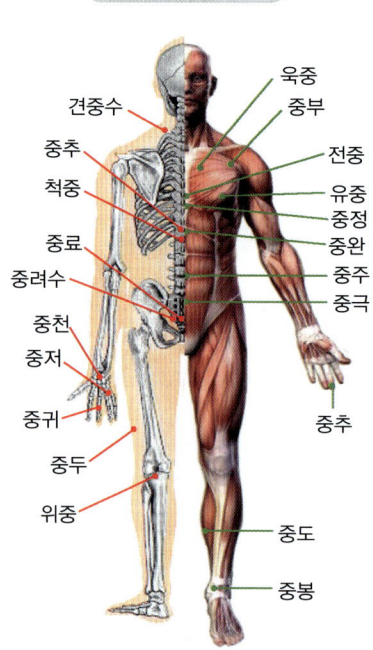

하자혈

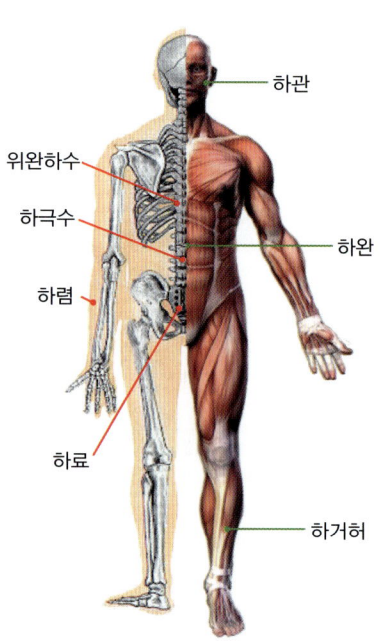

인체의 경혈 (3)

내, 외자혈
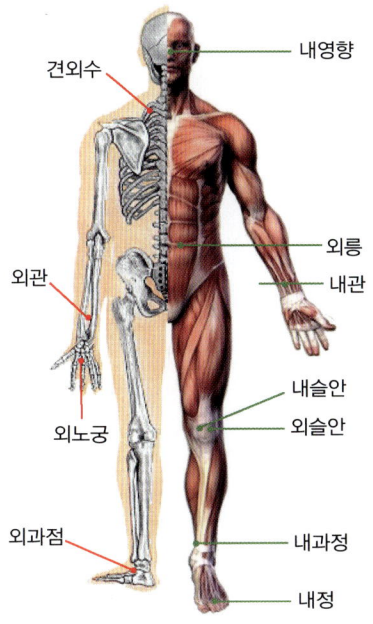

거, 돌자혈
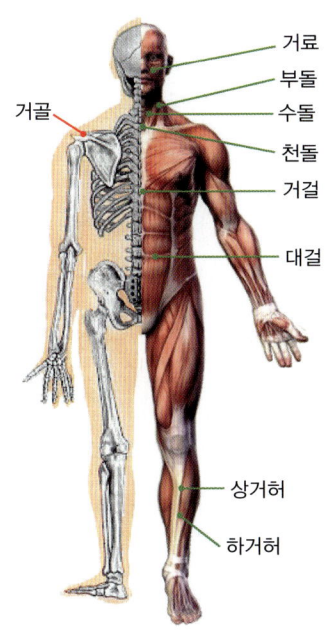

소, 소자혈
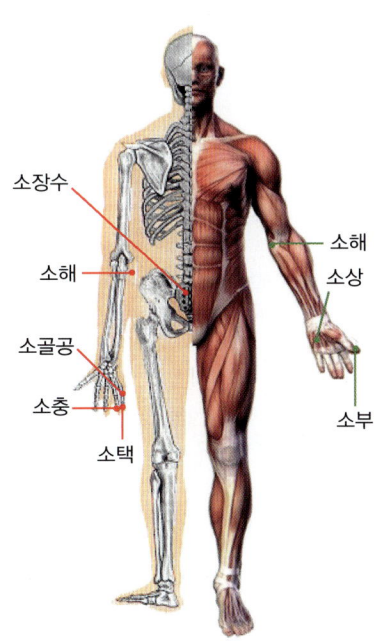

태, 대자혈
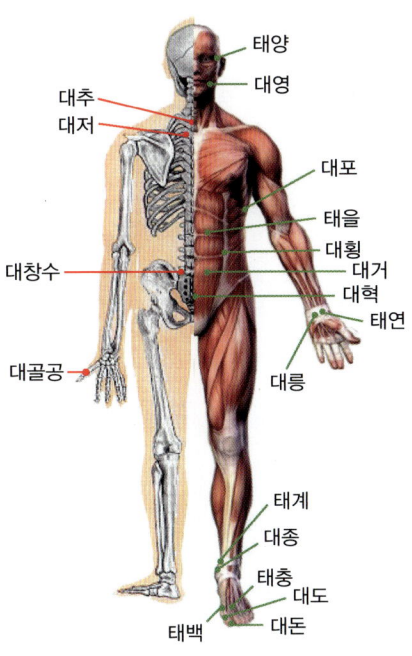

인체의 경혈 (4)

음자혈

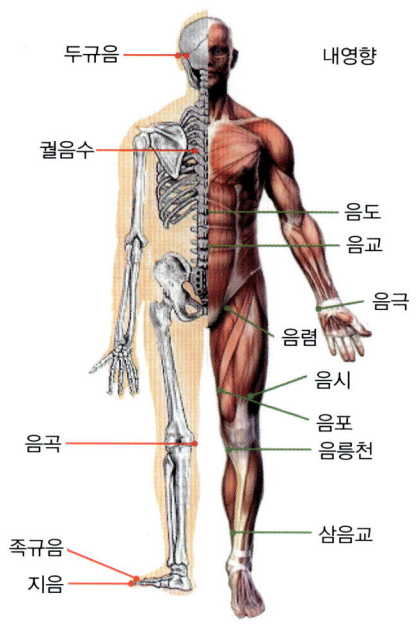

지, 연자혈

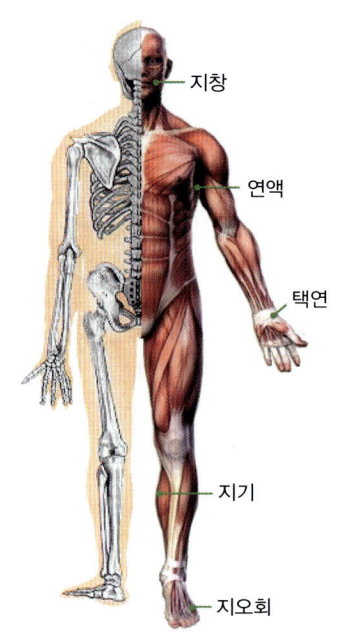

관자혈

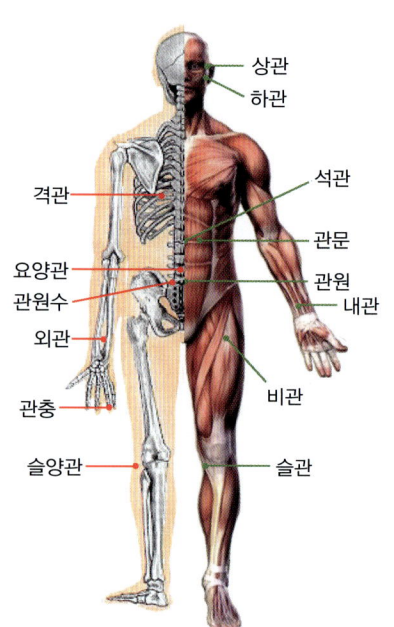

천자혈

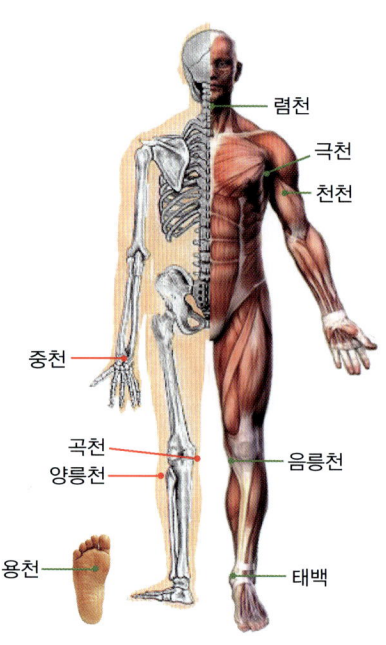

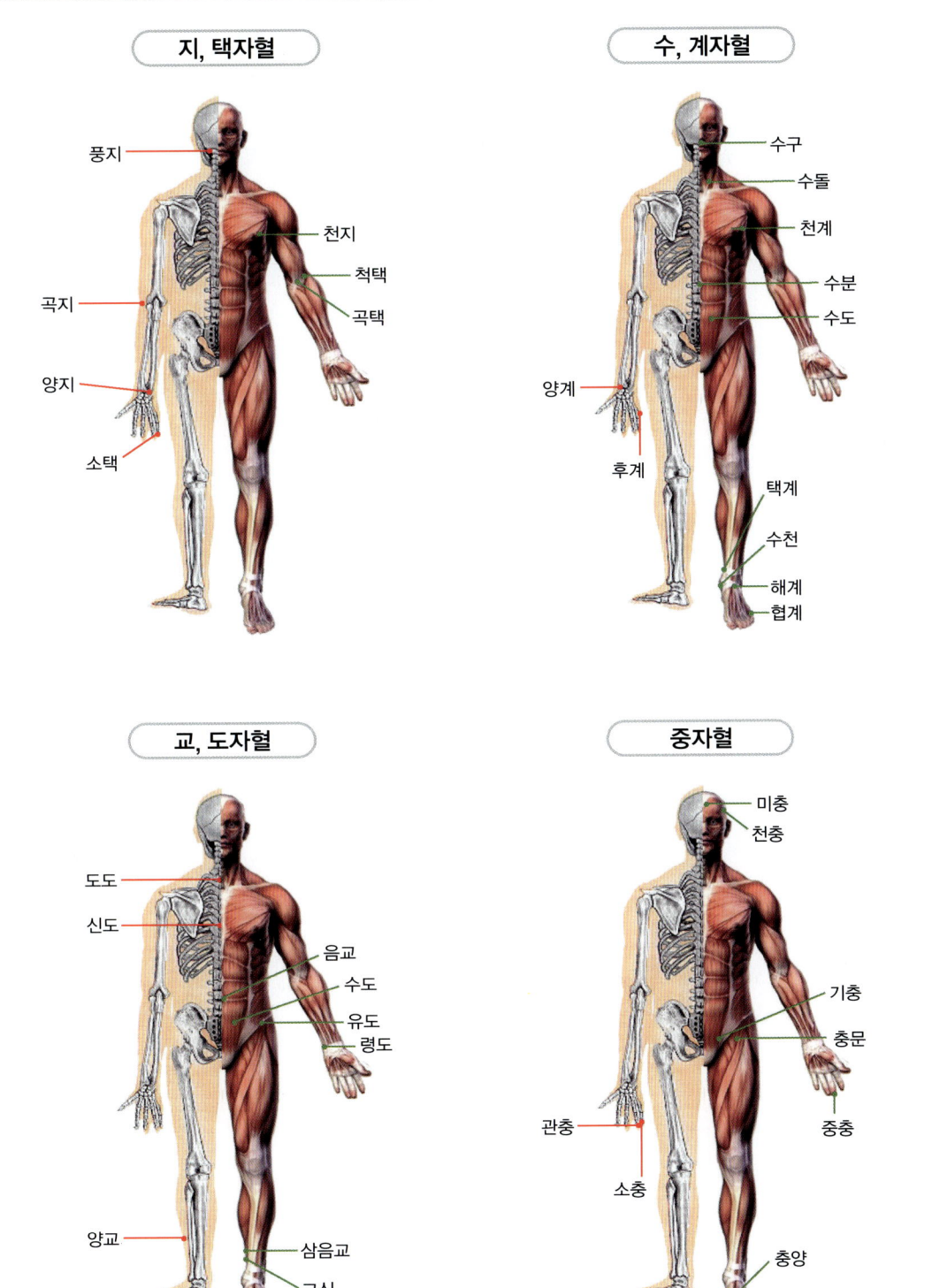

인체의 경혈 (6)

구, 릉자혈
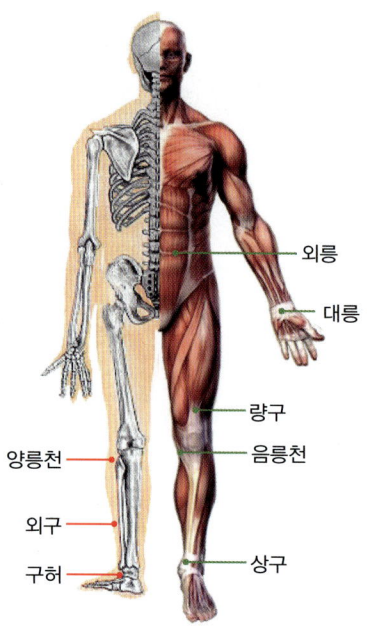

곡자혈
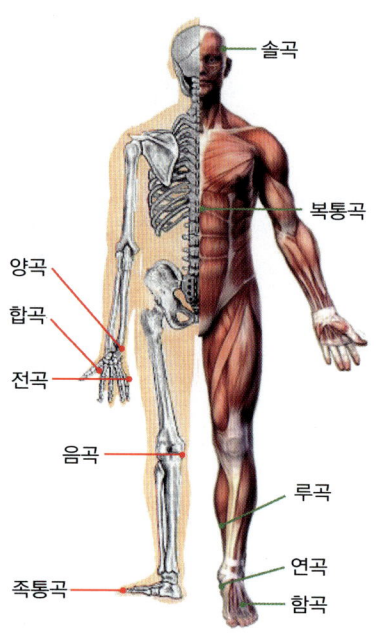

동물자혈
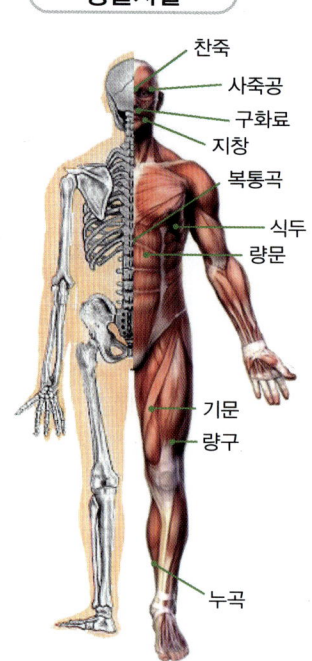

문자혈
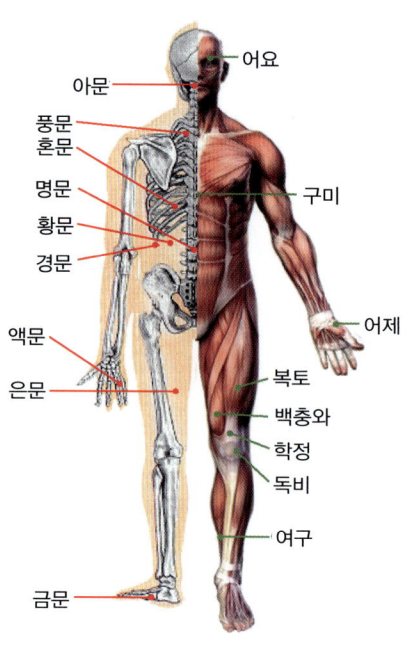

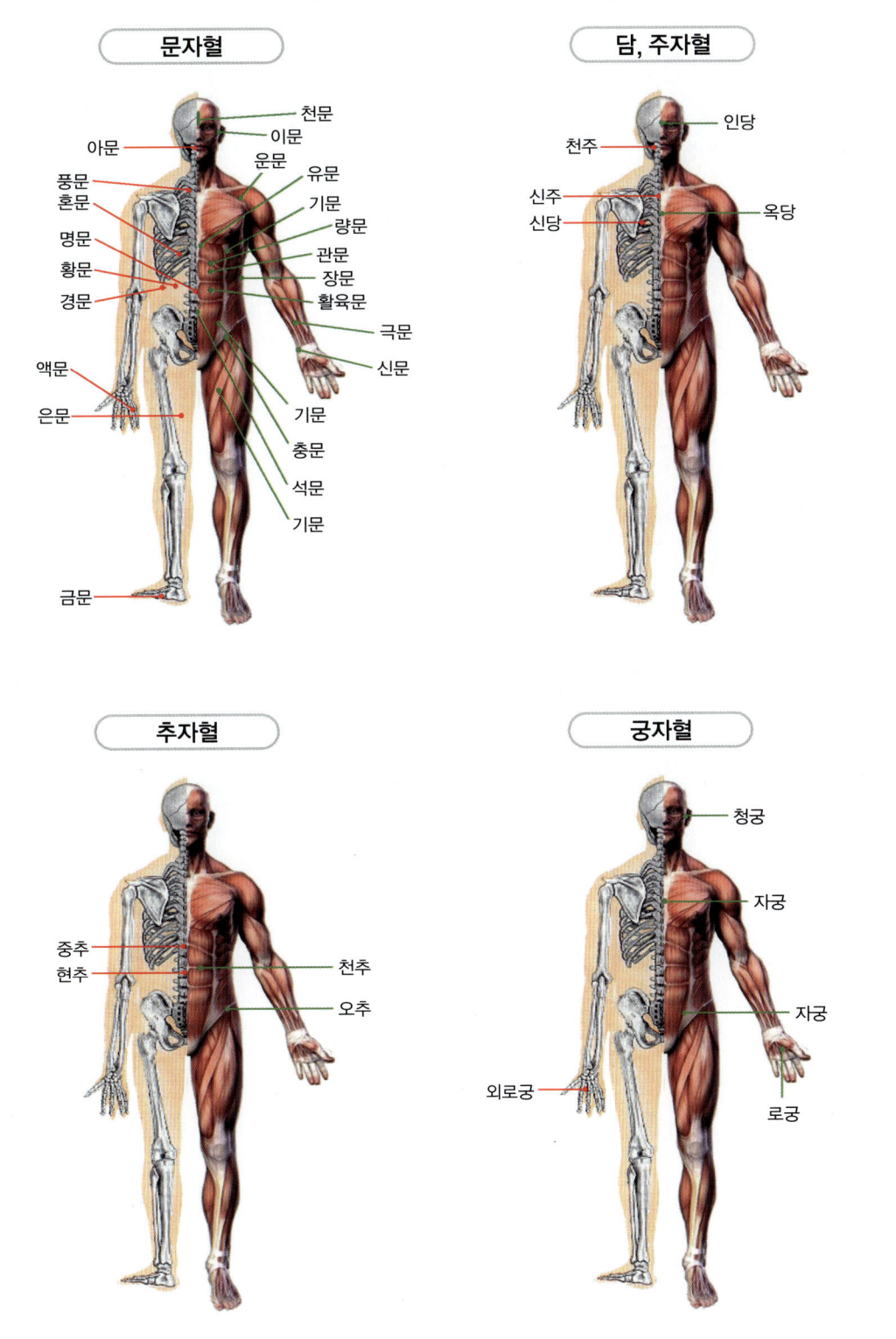

인체의 경혈 (8)

부자혈

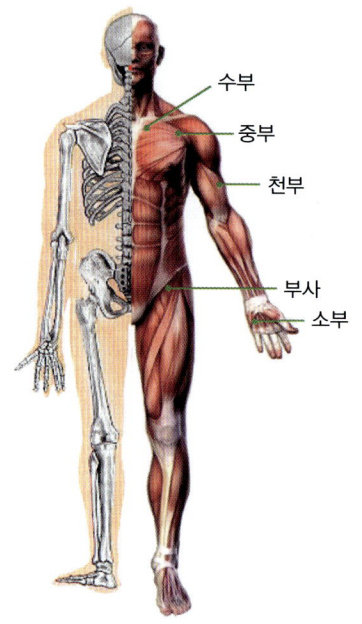

곡자혈

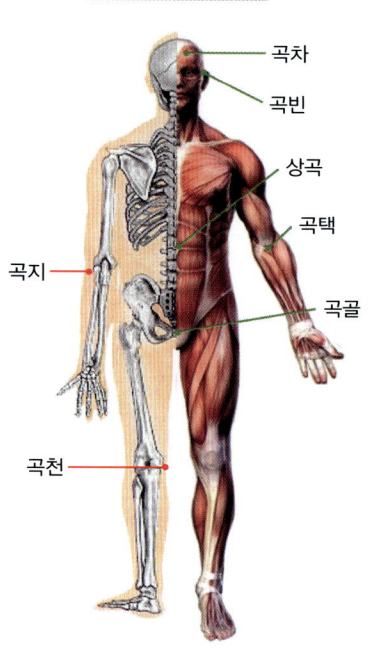

승자혈

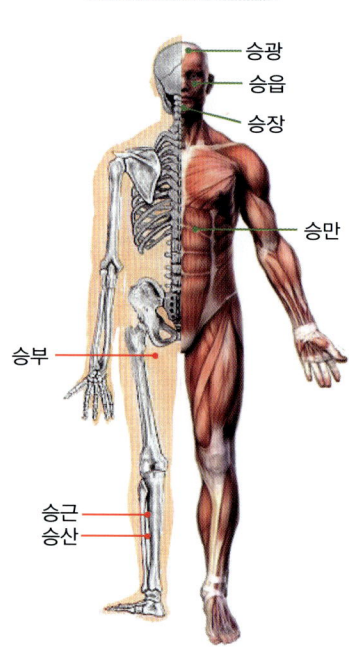

현자혈

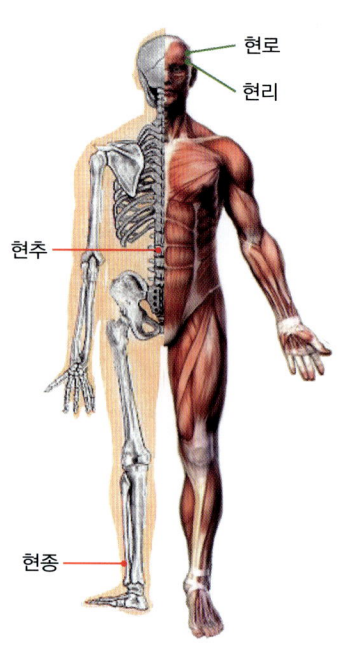

인체의 경혈 (9)

정자혈

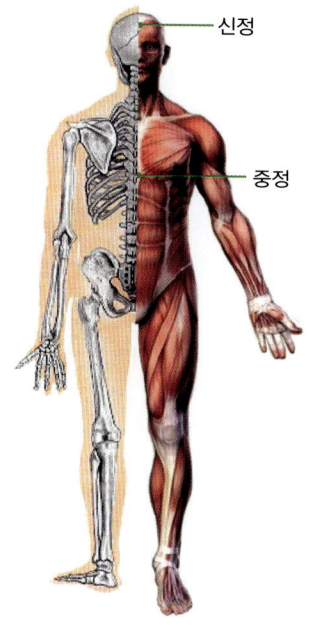

간자혈

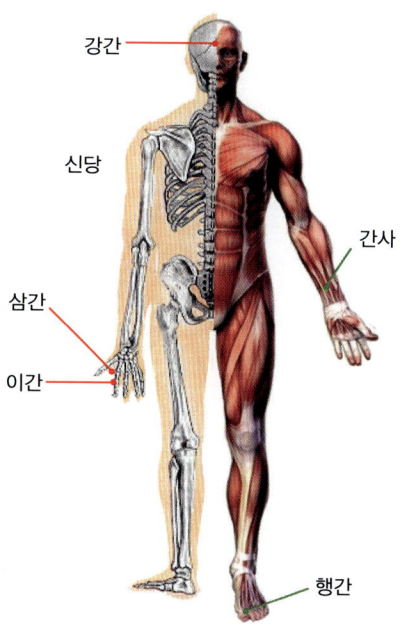

궐자혈

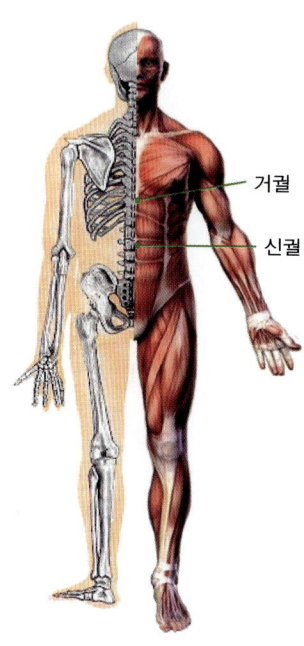

정, 창자혈

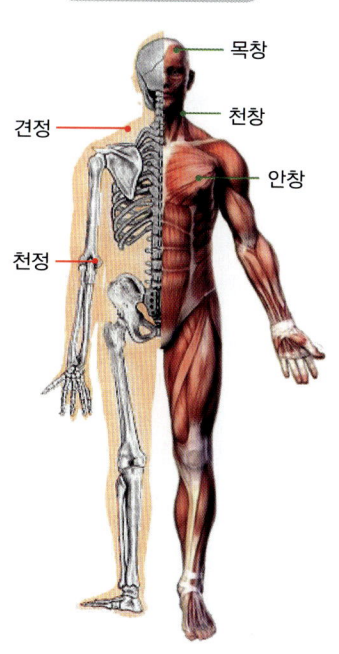

인체의 경혈 (10)

회자혈

견, 요자혈

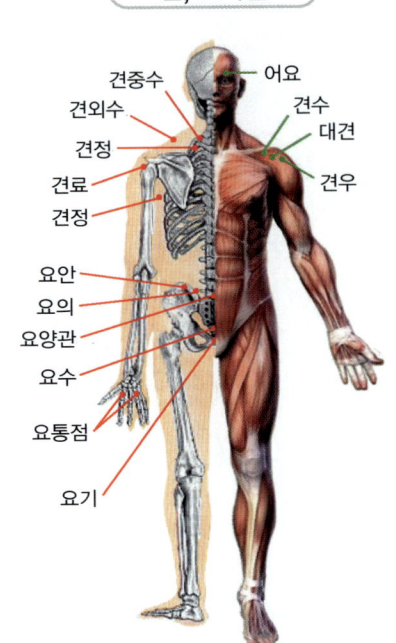

읍, 영자혈

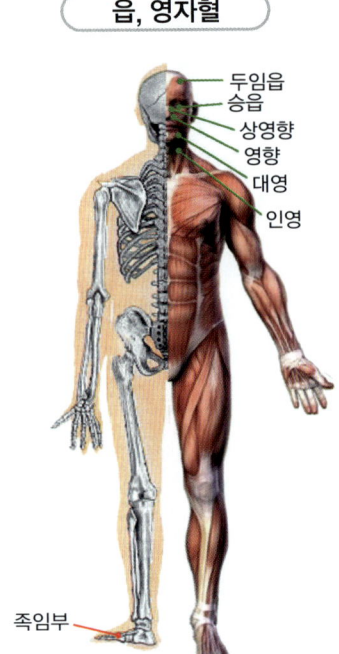

맥자혈

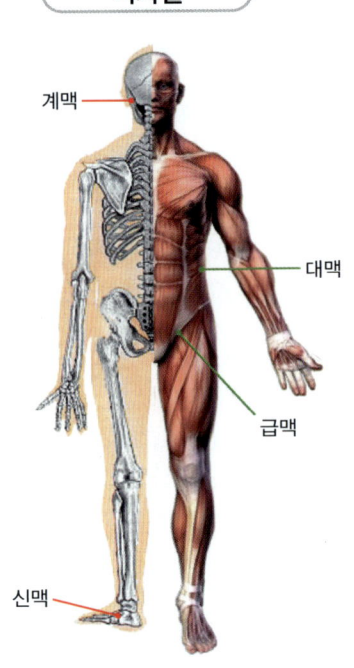

인체의 경혈 (11)

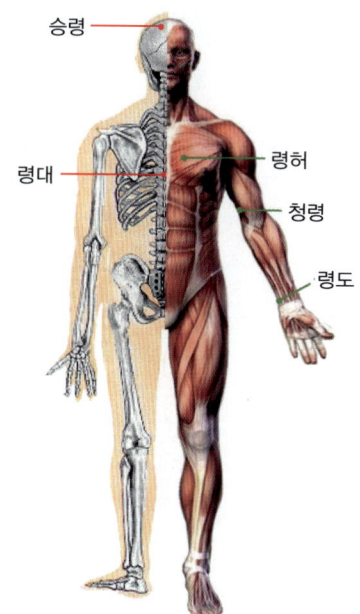

령자혈

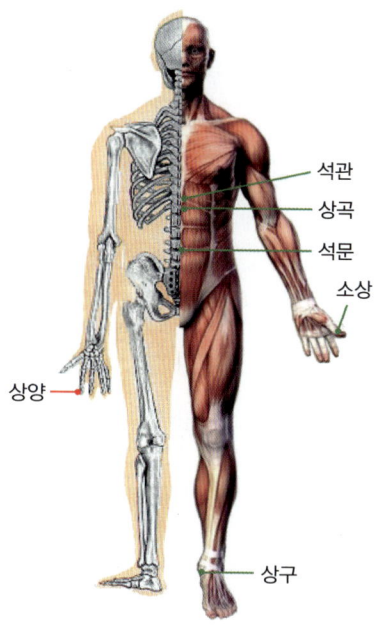

상, 석자혈

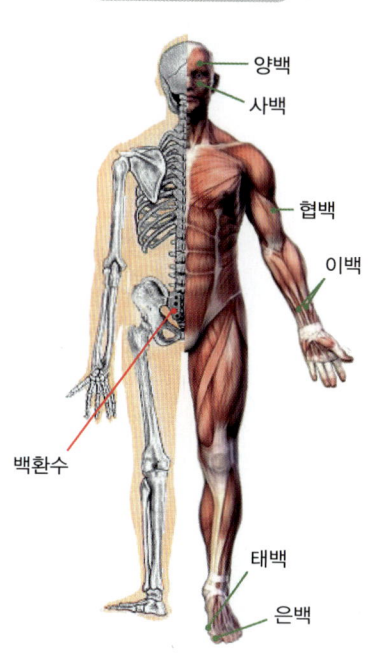

백자혈

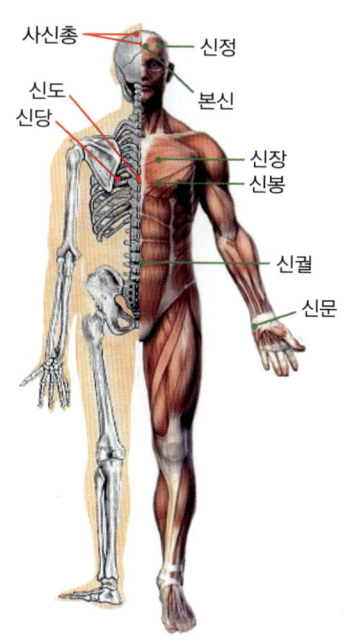

신자혈

인체의 경혈 (12)

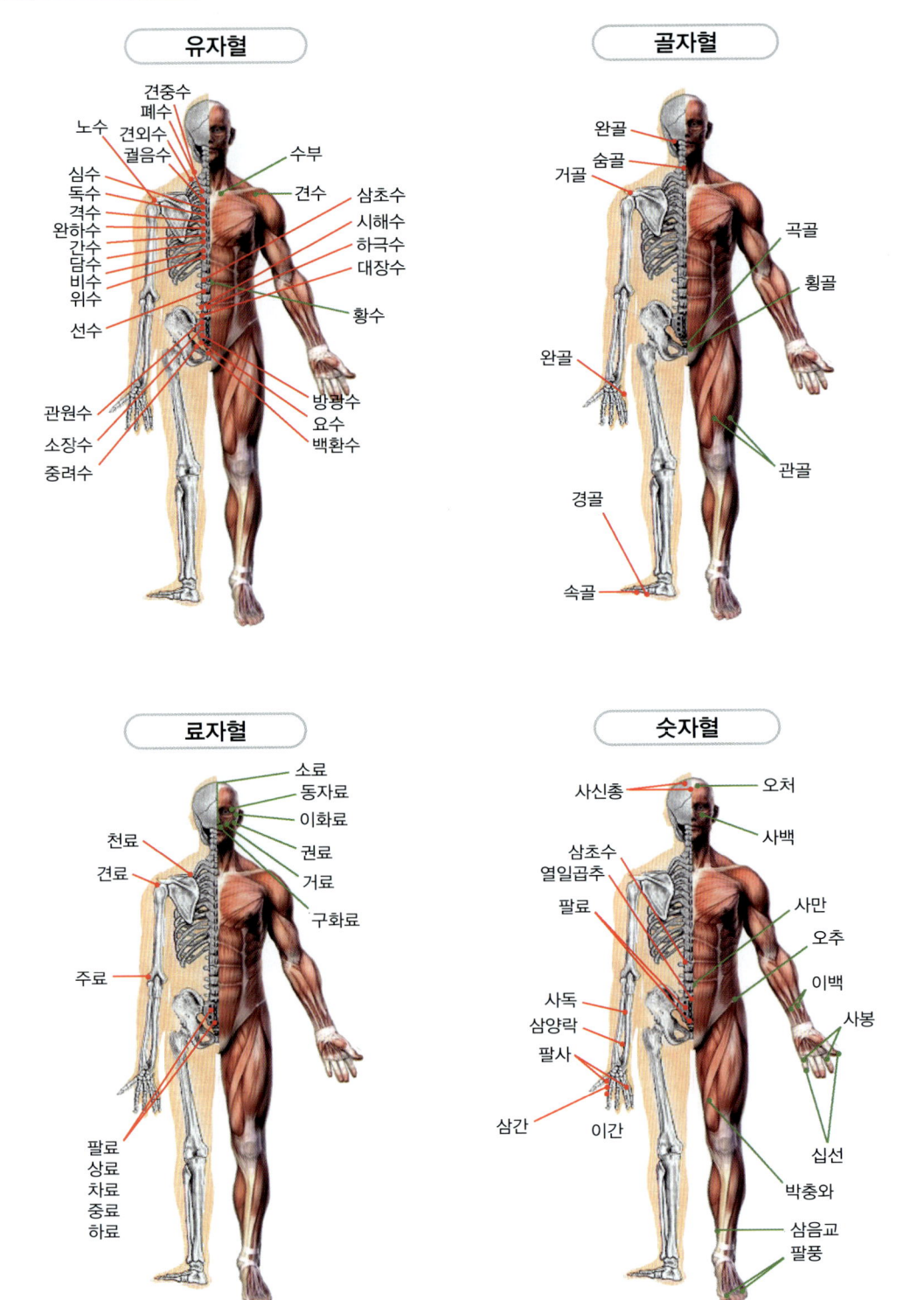

인체의 경혈 (13)

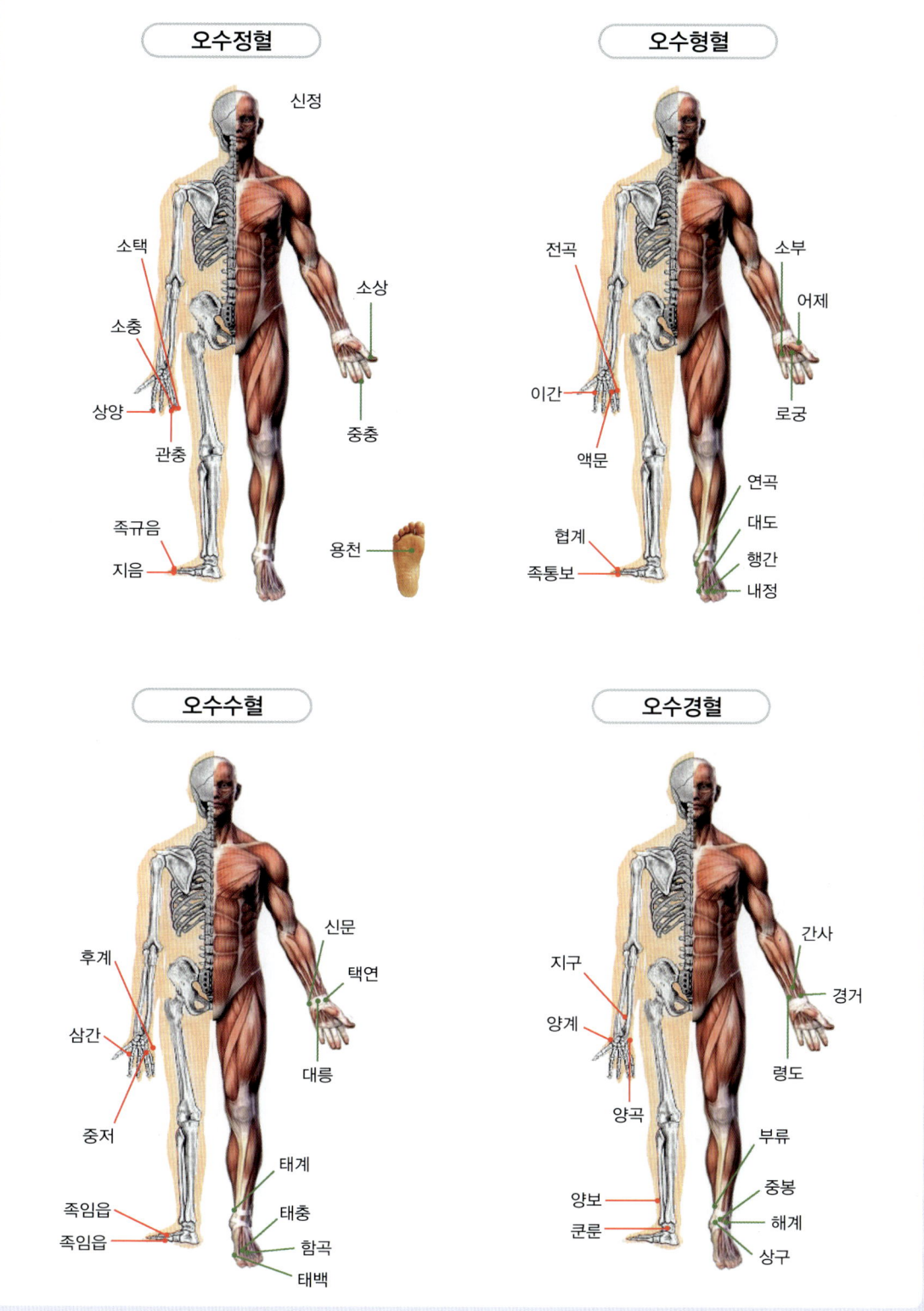

인체의 경혈 (14)

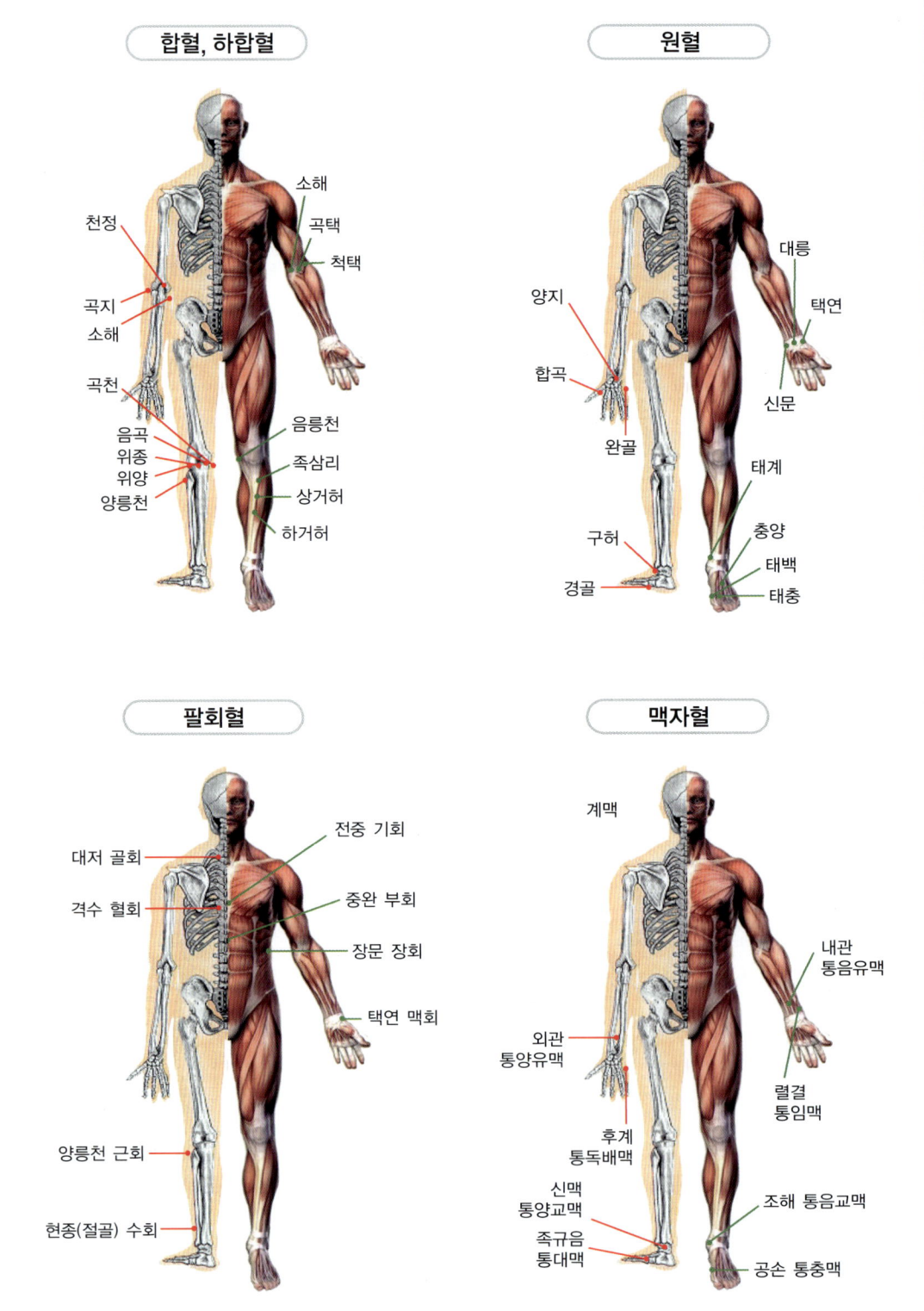

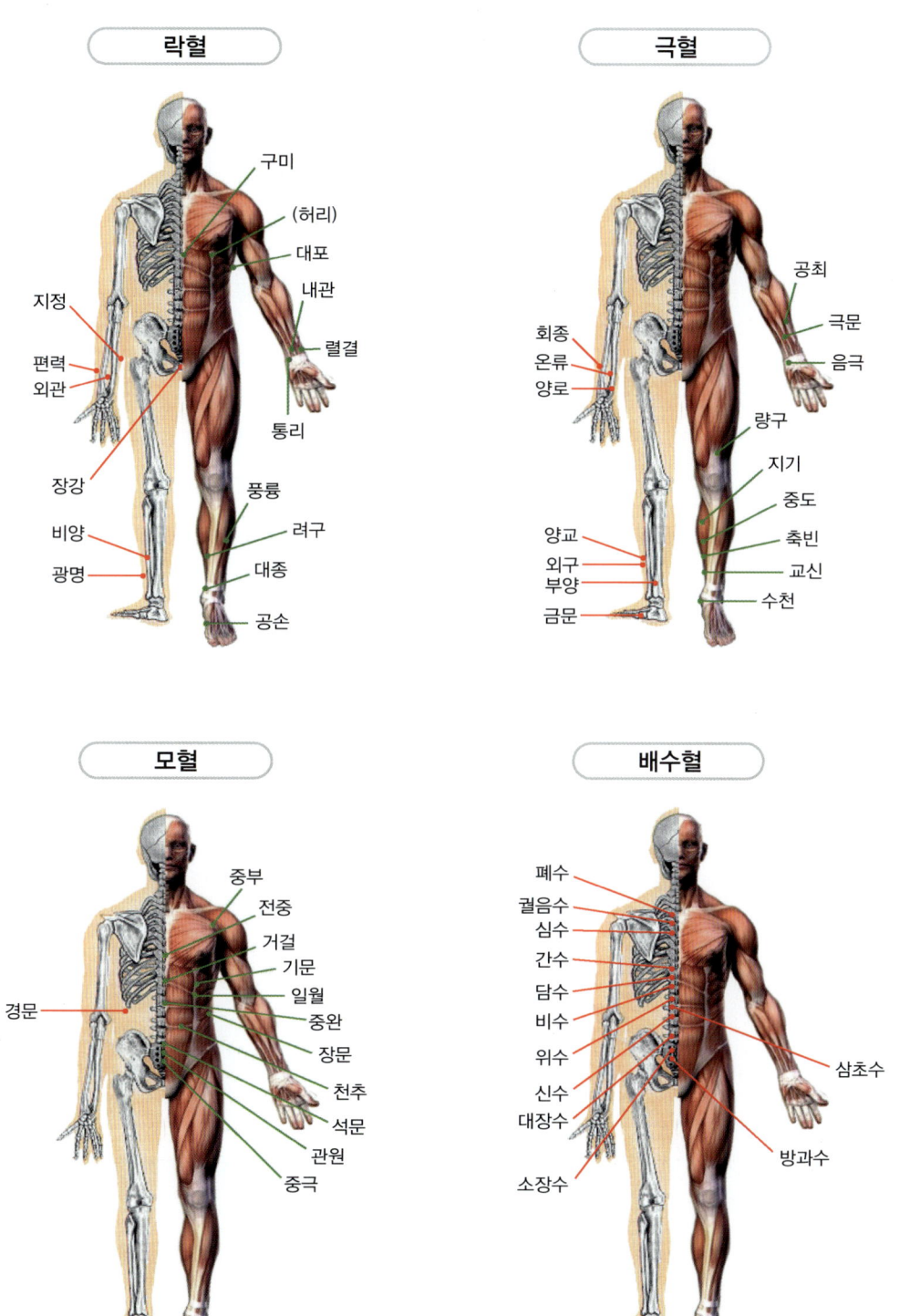